尋找藥師佛

尼泊爾的山居歲月

In Search of the Medicine Buddha

A Himalayan Journey

大衛・克羅
David Crow, L. Ac.

余慧敏 譯
洪啓嵩 導讀

導讀

佛法與醫學

洪啓嵩

一、從佛陀去SPA談起

二千五百年前，佛陀和弟子大眾在古印度的摩揭陀國教化弘法。當一天的說法行程告一段落，當地的大長者耆婆醫生就請佛陀帶領弟子大眾共同去作溫水「SPA」，以消除一整天的疲勞。

這不是電影回到未來的情節，而是《溫室洗浴眾僧經》的記載。佛陀接受了耆婆醫生的美意，並藉此機會為大家上了一堂讓身心容光煥發、青春健康的SPA課程。

一般的「溫室」是指僧坊中或公共、私人的浴室。由於印度氣候炎熱，居民較常淋浴，因此在印度各地，常有人隨處鑿池，以供行人自由洗澡沐浴之用。在義淨《南海寄歸內法傳》中就記載：「所在之處，極饒池水，時人皆以穿池為福。若行一驛，則望見三二十所，或寬一畝五畝，於四邊種多羅樹，高四五十尺，池乃皆承雨水。」

同書中亦記載印度著名的那爛陀寺就有十餘所大池，每至早晨，以鳴槌為訊號，集合僧人洗浴。在進入溫室之前，首先要將用具準備齊全。佛陀告訴弟子，SPA要準備七種物品，以去除七種疾患，並可獲得七種利益。

這七種物品分別是燃火、淨水、澡豆、酥膏、淳灰、楊枝、內衣。如果用現代SPA的觀點來看，適當的水溫，潔淨的好水，是基本的要件。這些都準備好之後，首先用「澡豆」洗去塵垢，這是用大豆、小豆、碗豆所磨成的粉，不但可以去垢，更有使皮膚光滑的功用。再來用「酥膏」塗身滋潤，接著用「淳灰」敷身，淳灰是以山桑的切木燒製而成，用這種灰敷身能使機能活化。

身體照顧齊全了，牙齒的健康美白也要注意，所以用「楊枝」來照顧口腔保健。楊枝即齒木（Neem），是清除口內臭氣用的木片，相當於現代用的牙刷，待全身上下都打理完畢之後，最後還要換上潔淨的內衣，才算大功告成。

從這裡我們可以看出佛陀對個人衛生及公共衛生的重視。

不僅如此，在佛陀常年駐止說法的祇園經舍，這個僧團共同生活居住的地方，更設有僧人專用的浴室和醫療研究中心——「天下醫方之院」，由此可見，早在二千五百年前的印度，佛陀對整體性的醫療就有完整的看法和作為了。

二、無上醫王——佛陀

磨揭陀國的耆婆醫生，是佛教醫學史的重要人物，其醫術神乎其技，傳說他當時甚至曾以巧妙的麻醉方法為國王進行腦部開刀手術。耆婆醫生對藥的觀點，充分表達了佛法法界萬象皆為因緣聚合而有，空無自性的因緣觀。

在耆婆學醫的過程中，有一次奇特的經驗。他跟隨老師學習七年，盡學藥理。有一天，老師教他去找一種不是藥的草木回來。

耆婆找了許久，竟發現找不到一種不是藥的草；原因是他善能分別這些草木的特性，他發現：只要用在適當的時機，每一種草木都可以作為藥。在《四分律》中描寫：耆婆於叉羅國中：「求覓非是藥者，周竟不得非是藥者。所見草木一切物，善能分別，之所用處無非藥者。」於是他空手而返。他的老師因此歡喜的認可他「醫道已成」。

耆婆對藥的獨到觀點，和佛法的因緣觀不謀而合。任何草木、物品，在恰當的因緣中，都可能是藥。而藥本身在不同的病因、節氣等氣候條件變化下，作用也會隨之變化。例如現代將奈米化科技運用在製藥技術上，所產生的驚人效果，就是一個最佳的例子。

除了對因緣的透徹了解之外，佛法對疾病與醫藥有更超越的觀點：佛陀認為，當疾病發生時已是「果」的形成，雖然能加以治療，但根本之道還是應從「因」上來斷除。這也就是為何在經典中處處可見佛陀對個人衛生、公共衛生如此重視的原因。

例如，在《梵網經》中記載大乘比丘隨身攜帶的十八種物品當中，就包括了「楊枝」、「澡豆」和「漉水囊」（用來濾過水中之蟲的布囊，相當於現代的隨身濾水器，過濾飲水中的雜質和細菌）。

而在佛教典籍中，也有許多和醫藥有關的記載，如：《南海寄歸內法傳》卷三載有「先體病源」及「進藥方法」二章，其中對於印度古來各種診察投藥之法，歸納為八類，即所謂的「八分醫方」。《大藏經》中更有許多醫藥的相關典籍，如《佛醫經》、《醫喻經》、《療痔病經》、《治禪病祕要經》、《能淨一切眼疾病陀羅尼經》等，都是佛教醫學中非常重要的史料。

佛法中對「病」的看法，比一般定義更加廣大深入，除了生理上的疾病，一切身心不和諧、不統一，無法圓滿成佛的一切障礙，都可說是「病」。

正如同世間的良醫，能善知種種眾病、病的起源、對治的方法，並能去除病根使其永不復發，佛陀也具足四種特德，而被稱為「大醫王」。在《雜阿含經》卷十五中說，佛陀對眾生老、病、死、憂、悲、苦、惱等痛苦的現象、痛苦的根本原因，都能如實了知，並有對治的方法，使眾生徹底斷除煩惱，到達涅槃安樂的彼岸，此四德更勝於世間良醫，因此被尊稱為「大醫王」。

在《佛說大乘菩薩藏正法經》中，更說如來大醫王以三種清淨法藥療治眾生三種毒熱煩惱：以不淨觀法療治眾生貪欲熱惱之病，以大慈之法療治眾生瞋恚熱惱之病，以緣起觀療治眾生愚痴熱惱之病。佛陀為救度一切眾生故，通達一切善法，為大醫王。

三、龍樹的醫學與科技

緣於眾生對遠離病苦的想望，通達醫療之理也就成為菩薩所必須具備的能力。而「醫方明」也成為菩薩必須修學的「五明」之一。

「五明」即聲明（語言學）、因明（邏輯推理）、醫方明（醫學）、工巧明（科技、工藝）和內明（經典）。這五明也包括了大乘菩薩所應修學的所有學問，等於含括了世間及修行的一切學問。

在《菩提資糧論》有人問龍樹菩薩：若菩薩於眾生中若要得力救度，當如何修行？龍樹菩薩回答：「諸論及工巧，明術種種業，利益世間故，出生建立之。」

菩薩由於了知緣起的實相，因此身處於每一個時代，他對當代最先進的科技不但不排斥，相反的，他能總攝其中的精要，加以整合，靈活運用，用之為人類創造出最大的生命利益。因此通達世間一切技術學問，可說是菩薩救度眾生的得力要件。龍樹菩薩本身可說是一個典型的代表人物。

相傳龍樹擅長養生之道，因而極為長壽。在《南海寄歸內法傳》中說，龍樹菩薩日常鼻中飲水一杓，必其鼻中不串，以其作為長生之術，這就類似現代的「灌鼻法」。《大唐西域記》卷十中也記載其「善閑藥術，餐餌養生，壽年數百，志貌不衰」。

除了長壽養生之外，龍樹菩薩對各種工巧明也多有研究，相傳其在年輕時曾研究隱身藥，塗之使人莫見其蹤跡。他並長於鍊金術，在《大唐西域記》中記載：有一次其弟子引正王為建精舍鑄金像，然財力不足，正在憂愁，龍樹菩薩便以神妙藥滴於林中大石，使其變為黃金，而圓滿其願。對於製香，龍樹菩薩也有深入的研究，在《隋書》中記載其曾著《同和香法》。

《隋書》中還提到龍樹菩薩著有《龍樹菩薩藥方》、《同養性方》等養生醫學之書，西藏《丹珠爾》中現存有龍樹的醫方著作《治療法一百》、《龍樹論師釋阿婆藥儀軌》。相傳他曾增補印度著名的醫書《妙聞集》，雖然在年代上不盡相符，但是我們可以推斷其對醫學必定有相當深入的研究。

四、藥師佛信仰的形成

在十方諸佛中，藥師佛特別以拔除一切眾生身心疾病苦痛為本願，除了個別的佛陀之外，藥師佛也可以說是一切如來無上醫王之特德具體化的表徵。

藥師如來梵名 Bhaisya-guru-Vaidurya-prabharajah（藥師琉璃光王），通稱「藥師琉璃光如來」。依《藥師如來功德本願經》所記載，東方過娑婆世十恆河沙佛土之外，有佛土名為

「淨琉璃」，其佛號為「藥師琉璃光如來」，領導著日光菩薩與月光菩薩等眷屬，化導眾生，並拔除眾生生死煩惱之病。

由於這個世界的眾生老化、疾病等苦惱，因此對於藥師佛的救度也就更加渴仰，這也是藥師佛信仰形成的原因。只是一般人稱其為「消災延壽藥師琉璃光如來」，單著重於藥師佛救度世間疾病的一面，卻不知道藥師佛最深的誓願，就是使一切眾生圓滿成佛，與其無異。

在藥師佛十二大願中的第一大願說：「願我來世得阿耨多羅三藐三菩提時，自身光明熾然，照耀無量無數無邊世界，以十二大丈夫相八十隨形好莊嚴其身，令一切有情如我無異。」藥師佛在此大願中說，當他成佛時，一切眾生在身相上都和他一般具光明熾然，具足三十二相八十種好的佛身，圓滿成佛。

但是在此有一個弔詭之處，因為藥師佛已經成佛了，為何我們還沒成佛呢？果真如此，藥師佛也無法成佛了。或是我們的一切煩惱、疾病，只是我們自我的催眠與執著幻化？還是我們集體的潛意識中，誤以為自身為眾病苦惱？

五、西藏醫學源流

《四部醫典》被認為是西藏醫學中最重要的經典著作，其全名為《甘露要義八支祕密訣竅續》（bdud-rtsi-snying-po-yan-lag-bugyad-pa-gsang-ba-man-ngan-gi-ygyud）。

「甘露」是指其宛如長生不死藥一般，「八支」是指其內容的八個部分。

本書的傳出，在《土派宗觀源流》中說是由掘藏師扎巴．恩協拔所取出的「伏藏」。「伏藏」（藏語 gterma）是指從地上或山洞挖掘出來的聖典。在西藏朗達瑪禁佛時期，佛教遭到嚴重的迫害，於是有的僧人就將經典埋藏在岩洞或地下，以免遭毀壞。而挖掘這些伏藏的人則稱為「掘藏師」，《四部醫典》即屬此類伏藏。

而本書是如何著述完成的？有說是藥師佛親自宣說的，但由於在西藏《大藏經》中，並未收入此書，因此是否為佛說並無確切的定論。

本書中敘述此書為藥師佛對其所化現的身、語、意、功德、事業五位仙人所宣說的醫經，可說是藥師佛自性的對話。

在《觀無量壽經》中說：「諸佛如來是法界身，遍入一切眾生心想中，是故汝等心想佛時，是心即是三十二相八十隨形好，是心作佛是心是佛。」《六祖壇經》中六祖也說自性具足佛、法、僧三寶：「自性迷即是眾生，自性覺即是佛，慈悲即是觀音，喜捨名為勢至，能淨即釋迦，平直即彌陀。」以此種理趣來思惟，再加以對密教五方佛的觀察，就更能了解其中藥師佛透過與自身化現仙人的對話，宣說法要的旨趣。

西藏醫學很顯然受到印度醫學的影響，二者雖相近，但西藏醫學並非印度醫學的全然移轉，在《漢藏史集》中即說西藏醫學中包含了十三種醫療法，如：印度、尼泊爾、漢地、突厥等各地的不同醫療法。可見當時西藏醫學已有獨立的一套體系，而非純然移植印度的醫學。

談到古印度醫學的源頭，就不能不提到「四吠陀」。這是古印度婆羅門教的四部根本聖典，分別為

（1）梨俱吠陀：讚頌明論，是雅利安文學最古且最重要的文集。

（2）娑摩吠陀：歌頌明論，係一部歌頌集，為婆羅門僧祭酒時所歌唱。

（3）夜柔吠陀：祭祀明論，為一部獻祭的禱詞。

（4）阿闥婆吠陀：禳災明論，乃控制神鬼之法。

四吠陀中，最後取得地位的是阿闥婆吠陀，其核心的內容是咒術，且廣泛涉及疾病與治療。在其中第六卷　第一〇五首〈治咳嗽〉，是一首有趣的詩：

像心中的願望，
迅速飛向遠方，
咳嗽啊！遠遠的飛去吧，
隨著心願的飛翔。

像磨尖了的箭，
迅速飛向遠方，
咳嗽啊！遠遠的飛去吧，

在這廣闊的地面上。
像太陽的光芒，

迅速飛向遠方，
咳嗽啊！遠遠的飛去吧，
跟著大海的波浪。

這是結合了想像的療病法。除此之外，《阿闥婆吠陀》有為治療熱病、白癩、骨折……之咒文。在印度稱醫生為「vidya」，義為「知道吠陀的人」，而醫學的傳授者也都強調醫學是吠陀的一個分支。

古代印度醫學——「阿輸吠陀」（Ayur Veda，本書另譯為「阿育吠陀」），則為阿闥婆吠陀的分支。

西藏醫學明顯受到印度醫學的影響痕跡，隨處可見。例如，阿輸吠陀的「三病素說」幾乎原封不動的被複製到藏醫的醫學理論中。此外，藏醫學認為人體有「七種基礎物質」和「三種穢物」，此種說法也同樣源於印度醫學。

西藏醫學的根本要典——四部醫典，和阿輸吠陀有密切的關聯，甚至有「四部醫典是阿輸吠陀的藏文遺本」的說法。

而四部醫典的講說處，據說為「善見城」，可能即帝釋天王因陀羅所居住之處。而印度醫學亦相傳為因陀羅所傳，這種關聯或許可視為西藏醫學體系在內在系統上與印度傳統醫學的緊密聯結。

四部醫典編撰者，西藏著名的醫藥學家宇妥・元丹貢布，受藏王派遣，曾三次赴內地五台山、打箭爐等地學習漢族醫學，三次到天竺等國家學習天竺醫學、波斯醫學，汲取這些醫學的菁華。由此可看出西藏醫學受到印度醫學與中國醫學的密切影響。

六、佛教醫學的理想

現代人比古代人長壽，享受著先進醫療科技的成果，卻非由自身的身心健康提升所致，這是一個警訊。

佛教對健康的觀點，並非消極的「不生病」，而是更進一步的讓身心更加生機蓬勃，在因緣條件中具足健康的活力，除了讓身心完全無病無惱之外，甚至透過各種因緣的修行方法，達到完全圓滿覺悟的境界，讓所有的病因、病根永遠不再發起。我們可以說佛教醫療不只是一種被動型的醫療，而且是一種主動性、自覺性的醫療，這才是佛教醫療的理想。

經典中的記載，佛深具足三十二種圓滿的形象，也就是所謂的「三十二相」。這些圓滿的身形特徵是由各種內在德行相應外顯而成。此種相好是由於佛陀持戒、聞法、精勤實踐所感得的相好，而從健康的層面來看，我們也可以發現由於佛陀身心完全放鬆，沒有執著，而使氣脈通達的相好。

佛陀所展現的人類圓滿進化，不僅是外相的圓滿，更是內在心靈的圓滿。

就好比同樣與佛陀具足三十二相的轉輪聖王，其圓滿的身相是由福報所來，而非由內在德行的圓滿外化而來，並不能說是圓滿的生命進化。

或許佛陀圓滿光明生命型態，正可以做為人類進化的美麗藍圖，而讓每一個人健康覺悟，是藥師佛的心願。

綜合以上的觀察比較，我們可以發現，由於佛陀的心安住在宇宙寬相的智慧，廣大的悲心及正確的見解，所以從最微細的心到呼吸、氣脈，乃至身體的每一部分構造都是很圓滿理想的，最後甚至能擴大到創造外境的圓滿，也就是淨土的圓滿。從心的圓滿、到呼吸、氣脈、身體乃至世間外境的全體圓滿，完全和諧，沒有對立。

洪啓嵩：

自幼思維生命的真諦，並參學各派禪法，尋求生命昇華超越之道。二十歲開始教授禪定，致力推廣禪定教育，從學者無數。

著述有：《坐禪之道》、《佛經修持法》、《佛菩薩的禪定》、《密宗心要》、《禪七與公案的奧祕》、《淨土・輪迴・三界》等百餘部。

目次

引言

我第一次搭機離開加德滿都，是一九八八年二月新月的那天。過去一年，我跟隨西藏僧醫阿旺・培傑醫師（Dr. Ngawang Chopel）學醫；往後十年，我還有五次離開喜馬拉雅谷地的經驗，每一次離去我都不知道是否還會回來。

就在五彩繽紛的藏曆新年（Losar）午後，我與年邁的老師交換禮物，衷心感謝他對我的精湛指導和慈藹的態度，然後悲傷地與他道別。我披著白色哈達離開他的寺廟，行囊中帶著的一袋袋的芳香草藥，最後一次朝鄰近的帕蘇帕提拿（Pashupatinath）樹木叢生的山頂走去。

我走近梯田上方，俯瞰濕婆群寺（Shiva temples）和巴格馬提河（Bagmati）沿岸的河階時，吊掛在母猴胸前的小猴子都齊聲尖叫了起來。一個哀傷的家庭圍著兩堆燃燒的柴，柴堆中央是一具等待火葬的屍首。開始下雨了，雨滴被林葉間流瀉而下的陽光照得閃閃發亮。我回頭望向山谷後的博達那（Boudhanath），那座村落曾有我的家園，而那白色的穹窿就是莊嚴的博達那大佛塔。遠處的大佛塔在陽光下閃閃發亮，陣陣催人入眠的旋律，伴隨著塔下稻田裡有節奏地幹活的農婦。從金色塔尖彎出的美麗彩虹跨過黃綠色的稻田，它宛若佛陀眼裡的一抹光，一座記憶之橋，也是指引我走向未知前方的希望之燈。

這眼前的景象就是尼泊爾的本質：一片輝耀著心靈歷史的妙土，一個辛苦工作的中世紀農奴，一個具有亙古永存文化資財的世界，以及一個充滿疾病和無常的地方。此時，正是我冀望到加德滿都追求傳統喜馬拉雅醫藥和佛法教誨的收穫時刻。我提起沉甸的行囊，帶走記載古方劑的木刻藥書、保存煉金祕密的手稿、塞滿草藥的絲囊，以及記滿老師智慧語錄的筆記，再把心念轉向美國。

一九八〇年，我申請就讀於舊金山的美國傳統中國醫藥學院（American College of Traditional Chinese Medicine），這裡也是亞洲醫療藝術之門開始向西方世界敞開的地方。那時的我企圖心不大，卻有著非比尋常的志向。我想仿效中國的「赤腳大夫」——那些主要利用針灸、艾灸和當地草藥，為偏遠地區窮苦大眾提供服務的輔助性醫療工作者。我希望的營生方式，是使用簡單卻有效的古老方法，和大家分享知識，助人舒適地過活。我當時不知道，自己即將步上與過去許多醫師相同的訓練階段，研究按摩、針灸、草藥方、飲食療法、淨化法和禪修治療等的藝術與科學。

穿越傳統中國醫藥的門檻，我進入了道家思想的世界。道家行氣是讓神祕流動的氣以潮水奔流或周天運轉的方式，流過身體的經絡和穴道。我看著師父的手巧妙地操作銀針和金針，把氣導入穴道。針柄上燒著艾草，於是金屬和火的熱氣，便傳過感染寒氣、氣血阻滯的穴道，這時我聞到細煙傳來一股刺鼻氣味。我看著季候在身體地景上的表演，星辰對血液的影響，子宮內的月之引力。我聽說森林隱士修練內丹的故事，他們藉由禪定導引呼吸以修練內丹，淨化意識時則靠丹藥延年益壽。我發現陶鍋中煮著家傳的祕方飲品，霓虹燈閃爍的街道上有成列的櫥窗擺著人參和鹿茸，老人在簡陋的地方幫人把脈，還有徒弟從老舊木櫃抓出遠山送來的藥材。

在舊金山學醫時，我認識了西藏佛教的一位神奇人物——卡魯仁波切（Kalu Rinpoche）。他投胎前曾託夢給未來的父母，要求造訪他們家；據說他出生時滿天都是虹彩。康省[1]的喇嘛認為，這位智慧超絕的小孩前世是個有特殊成就的修行人。他幼年即入寺生活，由於記憶超常、理解力強和修為過人，他的學業表現極為突出。他的上師為他取名羯磨・讓炯・昆察（Karma Rangjung Kunchab），乃「自生」和「遍在」之意。

卡魯二十五歲左右完成寺院訓練，隨即前往西藏東部的荒野修行。他效法偉大的「棉布」瑜珈修士密勒日巴[2]，過著簡樸的苦行生活。路過的旅人會看到他居住在露天岩架下，

1 譯注：Kham，西藏東部的省分。

2 譯注：Milarepa，約一〇三八—一一二二，生於尼泊爾的西藏高僧，以苦行聞名於藏地。

任憑北風吹襲，或是只穿著薄棉衫住在幽僻的山洞裡。他在雪山深處修練無上瑜珈[3]，以控制身心的意念。他持續冥想了十五年，由內心的安樂滋養著他，他也沉浸在覺悟的夢想中，內心中充滿對眾生的無限悲憫。卡魯四十歲左右，僧眾懇請他為了寺廟的利益回寺。不久，他就以禪定修持、了解實相而聞名於世。

我見到仁波切時不禁涕淚縱橫，他那強而有力的形象，喚起了我自己和人類的希望。年事已高的他身披金紅色僧袍，一身儒雅，沉著地主持夜間的西藏法會，聲音中迴蕩著他一生的所有祈請。他全身散發著溫暖，法會接近尾聲時，我還看見他神奇的頭頂發出光芒。舊金山那夜下了場不合季節的陣雨，第二天也是滿天虹彩，這難道只是巧合嗎？

然後他便離開了，回到大吉嶺煙嵐繚繞的寺廟。他不在的這段日子，我完成針灸學院的學業，開始了行醫用藥的生涯。四年後他回來主持法會、開示，也傳法給修法較久的學生，讓他們修習傳統的三年禪修。有一天我和仁波切（即尊者）坐在一塊，我便告訴他自己想學西藏醫藥。他耐心聽完後表示，到亞洲學習西藏醫藥固然很好，但最重要的是了解佛法，因為這才能將一切藥物化為修行的大悲大智。

妙事總會發生在那些心有如意寶的人。彷彿是回應了仁波切的無所不知，我發現自己從法會的曼荼羅[4]，走入博達那大佛塔的曼荼羅街坊。就在那迴蕩著咒語的蒼天下，我在一座圓形村落找到我的第一個老師阿旺．培傑。往後數年，我還認識了另外九個加德滿都的高明醫師，他們所受的訓練和經驗，蘊含著豐富的阿育吠陀[5]和西藏的醫藥知識。

其他將和我分享教導的人，還有比丘、比丘尼、仁波切、煉丹師、草藥技師、小沙彌、國王的占星家和靜靜吸著水煙筒的苦行僧。加德滿都自身就是最偉大的老師。雨季時綿長的久雨，磨人耐性；飢餓的乞丐和無家可歸的孩童撩撥人心之力，令雄辯滔滔的佛學論題相形見絀；街道上駭人的髒亂，需要最深沉的定力才能面對；此外，沒有比親自染病，更能讓醫師以同情憐憫之心來了解病患的苦痛。

我拜師之後，阿旺．培傑醫師便慷慨地把他對藥師佛（Sanga Menla）的所知傾囊相授。這位佛陀的化身是個神醫，同時也是西藏醫藥傳承源起的神話人物。祂住在淨土中，這片淨土的四周圍繞著植物財寶、有療效的動物和如意寶所組成的奇妙花園。我在學習和旅行時所接受並時刻沉思的法禮中，藥師佛的這幅圖像對我的影響最為深遠，祂體現了一個新的生態學世界，一個充滿愛和覺悟的世界。透過老師的慈悲教誨和我自己的努力修持，我理解到，儘管世間蒙受著無明黑幕的遮蔽，世間的本質還是一個善現（Sudarshan，Beautiful to Behold）的曼荼羅，也就是一個藥師琉璃光如來的王國。

人在觀想天神時，便有各種的形象流經人的意識，並按照時間先後和線性空間交織出一

3 譯注：highest yogas，密宗裡最高深、殊勝的修行法，其目的是要人能見性成佛。
4 譯注：Mandala，印度教密宗與佛教密宗中象徵宇宙的圖形，在舉行宗教儀式時使用，或作為修習冥想的方法。
5 譯注：Ayurveda，印度傳統醫學。

支原型之舞。當人訓練自己的心去看清淨的世間，天神的境界便會漸漸融入清明的覺知，創造出一個奇妙的時刻。這在喜馬拉雅山尤其如此。在這裡，聖境已經融入數世紀以來進行這種修行的尊者的心靈。好像是應驗了老師所說的藥師佛的植物仙境，各種植物隨即出現在我的面前。我的屋頂公寓不久就充滿了各種草藥。一束束草藥掛在椽上、種在地上的盆裡，窗臺下、壁龕裡的室內花盆長得密密麻麻的。這些草藥就收存在我家的罐中、架上或是在製作任何草藥時堆得到處都是。高架上擺著數百種提煉成的草藥香精，玻璃櫥櫃陳列手工製成的藥丸和藥粉，凡是可用的平面都被我隨便擱放一些實驗器材。房裡瀰漫著各種香氣，那是供養牆上的諸佛菩薩和提婆[6]的食物。

我種的藥不需苦等客人。人感謝植物珍貴的醫藥饋贈時，植物就會高興起來，進而努力完成它們最大的志業——參與人體的意識。植物吸引那些需要它們的人。加德滿都不缺疾病，也不短少讓你學醫用藥的機會，因為這裡幾乎人人都染有或重或輕的病。沒多久我就有客人光顧，業力把他們從各行各業、各個角落引到博達那，讓他們體嚐森林、高山牧地、河岸和農場裡各種滋味的益草。與此同時，我也走向他們，帶著一袋袋來自老師藥房和我自種的藥材，沿著小徑穿越雲間的迷霧森林，走向古來已存在的村落和鄰里。過後，我又把這些草藥之寶裝箱出口，寄給舊金山和洛杉磯的病患，讓西方人最終也能分享這些經驗。

我到尼泊爾尋找馳名且藥效甚佳的阿育吠陀和西藏草藥，它們都來自原始的棲息地。當我走過村落鄉野時，無論從峰頂俯望，或從塵土飛揚的街巷仰望，我看見的是遍及喜馬拉雅山區的環境惡化，在破壞森林和威脅珍稀植物物種的生存。我仔細記下老師們說的救治人類病苦的藥方，但我也知道這些藥用珍寶正在消失中。其中有許多動植物來自一個消失的世界，它們的棲息地遭受文明侵襲；它們的藥效是無價的，人類卻在藥物增值時猖狂地獵採它們。沒有花朵、樹木、藤蔓、禾本植物、灌木和野生動物，哪裡來的藥物呢？我有些納悶。在人類短暫的生命長河中，藥師佛王國所描繪的豐富植物正在消失中，而我們也逐漸失去和自然界不同物種共存共榮的夥伴關係。

開始旅行和學習的初期，我體會到，在缺乏食物、極度貧困和街巷充斥穢物的情形下，單憑一人之力想要減少疾病和減輕患者的不適，無疑是以卵擊石。當我往來於加德滿都和加州的診所之間，我不免越來越覺得，只注重表相的醫療是無濟於事的，因為就連在比較富裕的西方世界，仍有許多人找不出時間與必要的資源來解決他們的健康問題。整體醫療[7]有驚人、可靠且準確的療效，但若民眾負擔不起這類強身健體的療法、藥物或特殊的飲食，工作和家居環境仍在製造疾病，人始終無法休養生息，這些療法又有何用呢？若是水、土、空氣都遭受污染，以精妙的阿育吠陀解毒法解毒，又有什麼用呢？如果繼續污染地球上的營養元

6 譯注：deva，天神。

7 譯注：Holistic healing，一種醫療處理方法，其理論基礎是：生物體與無生命的環境共同起作用，猶如一個不可分隔的整體（holism）。

素，使它們變成致病毒素，那麼現代和傳統的上乘藥物，也終究一無所用。

隨著時光的飛逝，我見識了草藥的臨床效果，也和影響貧富、老幼等健康問題的困境搏鬥之後，我發現我心中的藥師佛曼荼羅漸趨明晰。我開始了解到，人類、植物和動物若再和諧共處，我們就可以為大家提供有意義的保健服務，也可以避免籠罩後代子孫未來的全球性貧窮、飢餓、時疫和生物絕種等的威脅。我們慈悲地照護一切生命，就能得到治病之藥、排毒和強身健體的食物、心靈的安樂和大地的和平。現在，善現的形象就如同煉丹師細心萃取的一滴純粹精油，緩緩地將我的覺悟化成重建這座花園的靈感和希望。這座花園一度是我們祖宗的天堂家園。

我慈藹的老師親切地道出他們的古典醫藥知識時，我不禁有些受寵若驚。不過尼泊爾卻是個嚴厲的老師，它是以令人意想不到的方式，讓人洞見生命和人性的實相。我發現自己面對許多諷刺、矛盾和費解的謎題。當西方現代社會逐漸接受這些良師所傳承的醫藥傳統時，為何這些傳統還在自己的文化中遭受忽略和壓制？假若這些醫藥系統是有效的，那裡為何還是疾病叢生？如果修行有益健康，為何禪師依然染上可以預防的疾病？為何各地的廟宇都祀奉女神，可是女性的地位卻不如男性，而造成整個社會嚴重的健康問題？假如誦經唸咒和宗教奉獻是社會結構的一部分，為何許多男性的心卻悲慘地變得麻木如磐石？為何當地文化要拋棄原來可以維生的生活方式，反而去擁抱西方毫無未來的消費主義文化？這好比是一個漫長而複雜的煉金過程，而我真正的教育才正要開始呢。就在這個充滿世俗和精神矛盾的加德滿都載體裡，我發現了祕而未宣的普遍醫療法則。

不了解煉金術，人就無法深入阿育吠陀之學；不久，就要面對汞了。我想了解汞的功效，而這來自蛇域的銀色液體果真了了我的心願。我的發現跟這元素一樣，是個矛盾的組合：它既是氣體、金屬，也是液體。喜馬拉雅煉金師說，汞是天神的精液，是一種可以類比為人類心靈、具有特別屬性的遍在本體：不純的汞可以致命，淨化後的汞卻是上乘的延年益壽和令人覺悟解脫的聖物。我們要謹慎、恭敬地對待汞，因為它的神祕、危險和好處，比我們想像的還要崇高、狡詐與難以捉摸。「它可以增加你的念力。」國王的煉金師告誡道，並交給我一小串神祕的固化汞。

煉金術喚醒人的想像力，激起人的好奇心，提振了人的神祕想望，也點燃人們求金的渴望。但汞一點也不好玩。它是一種會迅速積聚在腦和生殖器官，成為代代相傳的致命毒物。在人類對醫藥的無知中，汞已經成為最常入侵人體的外來物質，其複雜的毒素也污染了水土和食物鏈。但阿育吠陀有殊勝的解毒法，可清除組織裡的汞，修復汞所造成的生理功能破壞。阿育吠陀和西藏醫師以累積千年的實驗證據宣稱，只要有適當的提煉、混合和開藥的過程，汞藥反而能治癒對現代療法毫無反應的疾病。

我在矛盾不安下接觸汞毒和丹藥的課題。我見過汞所造成的痛苦，不過我的目的不是想發起運動反對該為誤用汞負責的工業，我想要探究阿育吠陀中治療汞毒的可能藥物。我也親眼目睹老師利用丹藥治病的功效，但在現代研究證實它們的安全性前，我並不主張使用它們。汞教會我對於自己找尋的東西，務必要小心翼翼。

儘管我不曾親睹死汞化金的過程，我對煉金術的象徵意義卻頗為欣賞。在心的指引下，人擁有清淨圓滿自性的超凡能力；一旦失去有情眾生的清淨智慧，心就被無明遮蔽，世間便頓成苦海。我們在煩惱中，以自己的神力將地球上賦予生機的元素化成可怕的東西，製造留予後人的疾病和生物的滅絕。就如同煉金師煉汞求財一樣，我們是以無明和貪婪之毒來毒害自己。但奇妙的心是顆如意寶，我們可以當下在心中造出疾病或治好疾病。除了覺悟之智、慈悲的真道和修行社群這一三寶之外，我們還能到哪兒尋找用來修持高層次煉金術的心靈智慧呢？

當我的夢想化成一趟生命元素的旅程後，就在路途的某個地方，這本書也開始成形了。種籽在雨季的燭光夜晚下蠢蠢欲動，那些異國素材、複雜的炮製法和老師靈驗的處方，點燃了我的想像力。這份手稿之葉在採藥之旅的暖陽下緩緩張開，供養它的是每一位新老師的情誼和對話。當我把他們的知識用於臨床實踐時，這份手稿便開了花，也在我冥想修行時結了果。當雨落在黑石板和博達那翠綠的稻米上時，我溫習著當天所學和逐漸寫滿的筆記本；此刻，我坐在這片加州海岸森林的寂靜中，本書已然完成，我要說的也只剩寥寥片語。

我因感念師恩而動筆寫作本書，我感念他們的博學和仁慈，我也想完成他們的悲願。這個世界需要阿育吠陀和西藏醫藥的好處，而這些傳統也需要世界的支持，才能生存和繁衍。傳統的醫療系統累積了千年的診斷和治病經驗，它們對當前迫切的醫療問題而言，是個充滿珍貴洞見的寶庫。它們有許多治療慢性和退化性疾病、提高免疫力、預防治療的方法，也有抗生素的替代品，以及排毒和抗老化的知識。更重要的是，這些整體醫療哲學告訴我們身體和地球的關聯、意識和物質的不可區隔性、男女的相互依賴，以及人類和植物間長期的演化關係。人類病了，與自然疏離了，我們渴望生命的神聖性；而崇敬眾生的阿育吠陀和西藏醫藥傳統，就是滋養智慧的豐富源頭。

傳統醫藥體系指出一條通向人類集體健康和全球生態健康的道路，因為植物在保存和恢復地球豐富生命資源的遺存物種上，扮演了重要的角色。當越來越多人意識到天然食品和藥物的重要性，對它們的需求也日益增加之時，我們促進有機農業的發展、永續的森林管理和草藥培植的機會也跟著增加。每個國家都有自己的植物遺產，這些植物都可以經由培植和銷售，來提升人民的生活品質、促進身體健康、培養社會和諧與提振人的靈魂。尼泊爾和印度擁有豐富多樣的地理、氣候、文化和傳統醫藥，提供了全世界所需要的罕見藥用植物。尤其是尼泊爾，它長久以來就是阿育吠陀和西藏醫師的草藥供應者，它可以成為一個由精神文明統領下維護生態環境的典範。這是我的老師們共同的憧憬，他們各自了解自己的醫藥傳統能減緩許多身邊的痛苦。

傳承以植物療病這種古老知識的老夫老婦正在逐漸凋零。他們一生飽看數世紀以來的各種結束的方式，以及這一文化千年來與自然界的關係。當這些老師和他們的傳人透過這些篇章跟我們說話時，讓我們一同分享他們的希望和夢想，請切記我們是這座寶貴花園的工友，讓我們把世間想像成一個醫療的神聖曼荼羅。他們傳下的知識之籽就掌握在我們手中，我們該如何運用這份生命的贈禮呢？

加州大南方岬
二〇〇〇年一月十二日

第一章 藥師佛

大智無言
出於內心的寧靜
心下謹記
以愛配製
乃是真藥

博達那大佛塔宛若如意寶般，屹立在加德滿都谷地以東。金色塔頂上飄動的亮絲布及颯颯作響的五色經幡，不斷召喚遠方的虔誠香客。塔的最上層是一圈抹上硃砂的石雕女神在小小的隔間中舞蹈，這裡因人們長年點燭供奉，所以薰得一片烏黑。塔冠下雅致的眼睛凝望著四方：北望受阻在喜馬拉雅山脈之外的西藏故園；南向佛陀走過的森林；西望蘇瓦揚布山（Swayambhu Hill）的佛塔和隱祕的地下迷宮；東對升起的朝陽。

每逢宗教慶典，僧侶就把優美的大佛塔穹窿粉刷得白燦燦，再妝點上番紅花水畫成的弧形大蓮瓣。在舉行儀式的夜晚，萬盞閃爍的酥油燈將庭院的露臺幻變成醉人的光徑，鑼聲和鈴聲響徹雲霄。在這歷史遺跡現場祈求解脫的祈請都能如願，所有許下的志向和期望也會實現。

流連在大佛塔四周的是流亡的西藏社群。他們的店鋪、家庭和寺廟俯瞰著一條熙來攘往的石街。從拂曉至深夜，無論老少都圍著神殿繞塔轉經輪，腳下跨過戲耍的孩童，口裡則低唸著咒語。漫步繞塔一周約需十分鐘——年長且動作不便者較費時，精力充沛的年輕人就快些。在這裡可以看見全世界：瘋子和覺悟的善知識、貧困的乞丐和富有的贊助人，少女、母親和瘦小枯乾的老嫗，來自各地的求道人，飽嚐世情和厭離世俗的人，所有人類的臉孔都在祈禱中一同移動，他們隨著腳步和呼吸此來彼往的，就好像一顆顆的念珠。

大佛塔好長一段時間以來不斷召喚著我。它拋出一張由雨季晨曦之光和喜馬拉雅山脈月光交織而成的網，並以海螺喇叭的吹奏和洪亮的誦經聲訴說它的心聲。它透過髹漆的女神和喇嘛的面孔凝望著我，那些喇嘛還毫無預警地出現於我遠在西方的生活中。我聽聞藏醫的聲名；我品嚐他們以草藥和寶石製成的藥，那是裹在絲布裡、加以封蠟的小藥丸。如同沙士曼荼羅是開啟通向啟蒙之域的門檻，大佛塔也織起它的天命之圖，將我引入它的懷抱。

博達那尋醫

我在春雨時節步出加德滿都機場，既未規劃也沒有事前的準備。「你無法改變尼泊爾，」出發前有人對我說，「但你的所有願望都能如願以償。」於是，我將忙碌的診所工作、舒適的家和所有家當拋在身後；當計程車駛向大佛塔時，展現在我眼前的，是條混亂且塵囂滿布的街道。我這個佛教香客，這個想從喜馬拉雅森林尋找藥方的草藥醫師，在疲憊和興奮中抵達了博達那。我來尋找願意教我西藏醫藥和阿育吠陀，願意和我分享知識、方法和訣竅的老師。我為了實現夢想而來。

我落腳在神殿的附近，住在一個充滿神聖與世俗矛盾，卻又色彩鮮豔且充斥異國情調的新世界。身穿橘色僧袍、頭戴黃色高頂帽盛裝出席法會的一列列僧侶，在我的窗外繞著莊嚴的白色寺廟吹長號、敲大鼓。在下方的庭院中，皺紋滿面的尼泊爾老嫗坐在烈日下淘沙，把石頭捏成砂礫。孩童努力爬上一袋袋洋灰堆垛成的陡峭階梯。在金色的神殿外，舉起雙手的痲瘋乞丐們，這一景象充分展現了佛陀苦諦的精神。大佛塔木然的眼睛望著我帶著虔誠的笑容，沿著石徑走過塵埃。

我踏進當地的藏醫診所，迎面而來的是山林草藥香味刺鼻的招呼。芳香植物裝在麻袋裡沿牆堆放，或放在大金屬碗中預備磨成粉末。有幾個書櫥擺著各式玻璃罐，分別裝入不同顏色的大小藥丸。外面的陽臺上，年輕僧侶談笑著準備處方。達賴喇嘛的大畫像下，坐著一位身穿褐紫紅色僧袍的老僧。他在聆聽病患的脈搏，他的雙眼藏在深色的眼鏡鏡片後。他始終專注地聽診，不因我的到來和現場等待看診的幾位西藏人而分心。這裡，就在這個房間裡，就是我遠道而來的目的。

前天早晨醒來，我渾身發燙，體虛力弱，只好成天躺在濕熱的混凝土房間裡，凝望窗外加德滿都飽受污染的棕色天空。在外面，未經處理的穢物留在古老的街道上，髒狗和漫遊的牛在腐臭的垃圾堆中翻找食物，空氣中瀰漫著煮食的煤煙味。那天夜裡，閃電劃過村落和村裡的旱稻田，然後寺院儀式的古老聲音就飄過晨曦的濃霧，進入我不得安眠的睡夢裡。我在頭暈目眩和頻頻作嘔的狀態下，走過惡臭難忍的狹窄巷弄，步向僧醫的住所。

每位病患的看診時間不超過十分鐘。阿旺．培傑醫師問一兩個問題確認脈象後，便和助手開出適當的處方。我坐在長木凳上，頭疼得很厲害。輪到我時，醫師輕輕拉起我的手腕，手指壓在動脈上。發熱的脈象很明顯，但沒有併發症。老醫師用藏語說了「赤巴（Bile）」，就數出開給我的藥丸。我起身準備離開時，表明自己想跟他學醫用藥，並徵詢他是否願意納我為徒。醫師的助手用藏語說明我的問題，醫師衷心地笑著點頭道：「你好些後再來。」

師從培傑醫師

我不諳藏語，醫師不懂英語，而且我們都不會尼泊爾語。索南．托布雅（Sonam Topgyal）是加德滿都最稱職的專業翻譯員。他在特里布文大學（Tribuvan University）教授藏語，也曾師從一位藏醫學醫六年。在和氣地討價還價和對照時間表之後，這位聰明的少年才答應加入我的求知之旅。索南認識這位老醫師，並且誠摯地尊稱他為尊醫（Amchi-la，Honorable Doctor）。他也很喜愛聽尊醫講學。

我們第二天在一所公寓大樓外面會合，這裡是培傑醫師的寺廟——謝爾卡靈（Shelkar Ling）的臨時寺址。午後的陽光烘烤著這些塵街埃巷；病後初癒的我還有些虛弱，但醫師的藥丸確實大有助益。有幾位僧侶站在陽臺上製藥。有一些男孩爭相跑下樓梯來跟我打招呼，再興高采烈地告訴我們醫師房間的位置。我們看到他坐在小診間裡替病患切脈。病患離開後，培傑醫師便拖步走到大廳，打開臥室房門請我們進去。

醫師的私人居室是典型的藏式格局：鋪著龍飾毛毯的小木床沿著三面水泥牆擺放，有玻璃窗的櫥櫃裡擺了身裹白布的諸佛雕像。高牆上列著諸神的唐卡，窗臺上有一排排銀製的供杯。培傑醫師所有的書籍和宗教用品，全都散置在木床床尾。沒有病患時，他就坐在這張木床看書或打坐。

老醫師整理好袍子後上座，授意我們坐上他左側的木床。他盤膝趺坐在鋪放橘色與紫色地毯的簡單木床上，一邊調整坐姿一邊差遣小和尚到廚房要茶。和尚用托盤端來瓷碗和兩個保溫瓶，我們可以選擇由奶粉、糖和茶沖泡而成的甜茶，或是西藏的傳統飲料酥油茶。我要了酥油茶，再當著培傑醫師、和尚和其他從門口偷瞧我的人面前呷了幾口。酥油茶有著雞湯般的顏色，口感卻像加鹽和牛油一起煮的茶。尊醫咧嘴一笑，問我好不好喝；僧眾則笑著跑下大廳。這一刻很美妙，茶也美味。

培傑醫師從櫃子裡拿出一份狹長的手稿，仔細掀開外面裹著的黃絲布。這部《四部醫典》（*Gyu Shi, the Four Tantras*）又稱《醫方四續》（*Expanded Treatises*），記載著西藏醫藥的精髓。醫師調整一下他的深色眼鏡，才開始講學。

「西藏醫藥的開山祖師是藥師佛。」這位老僧從容不迫地輕聲說著。他的聲音嘶啞、聲調高亢；接下來簡鍊的談話，蘊含了博大精深的學問。

藥師佛之謎

釋迦牟尼佛創立僧團制度之初，僧尼的主要行醫對象是宗教社群。佛陀的許多寺院清規如戒酒、一日一食等，雖然具有強身健體的功效，但佛陀的關注並不是純粹的健康問題。佛陀的教義強調禪定和得解脫這一使人免於疾苦的終極境界。

佛陀示寂後，醫學在佛教裡的地位逐漸提升。這主要歸功於後來大乘的哲學發展，它強調以服務眾生來增進個人的修持。職是之故，古典醫藥知識和行醫用藥之法在全亞洲的散播，僧尼可謂居功厥偉。在醫療藝術融入佛陀慈悲教義的同時，也就出現了幾位得悟解脫、受人尊奉的醫師菩薩。最先出現的是藥王（King of Remedies）和聖醫（Supreme Physician），但他們的聲望都不及後來的藥師如來（Bhaisajyaguru, Master of Remedies）。這位住在仙境的藥師如來，就是培傑醫師現在說的藥師佛。這位佛教的新菩薩在亞洲有眾多善信，後來才正式被西藏的醫藥學派納為《四部醫典》的開山祖師。《四部醫典》就是我新拜的師父面前桌上擺著的法本（root texts）。

培傑醫師解釋道：「由於眾生沒有福報直接看到佛陀的本相，於是佛陀便進入禪定，化現成肉眼可見的化身來救度眾生。」

在傳統醫藥的奇妙世界裡，歷史、神話和故事原型的界限模糊，而且人醫、聖醫和隱世之醫也和天界神靈糾纏不清。由於西藏醫藥史裡聖俗相混的特點，所以便出現許多關於藥師佛是誰、是什麼神明的傳說，而且這也是數世紀以來人們研究和論爭的課題。

西藏哲學有一個特殊的說法：在佛陀「轉法輪」、演說令人解脫得悟的佛法時，是以仙人的形相出現；與此同時，世間也化現成一個相應的聖境，成為這位仙人的住所。歷史上對於釋迦牟尼佛於何時何地化身為藥師佛演說醫藥之理有各種說法：有人說在印度的西北方，有人把它描繪成其中一個天界。

培傑醫師繼續說著：「藥師佛禪定時，祂的心房發出的佛光，能滌去普周法界一切眾生深沉的無明和邪念，治好他們的病，滌淨他們的貪、嗔、痴三毒。」

我的新師父現在描述的是佛陀每次開示前，從祂的覺心裡所化現出來的一系列天界之事。修習密宗的人觀想自己和本尊的能量中心發出各色光芒，就是在重新創造這幕景象。禪定者以發出的光來淨化自己的身、口、意，而那些想像中來自本尊的光芒，便進入禪定者的身體，進行各種皈依。

《四部醫典》

培傑醫師又說：「從藥師佛心房放出的光明裡，化現出尊者明智大仙（Rigpe Yeshe）。這時出現了許多實語者[1]，還有無數男女天神、人和其他生命，既有佛家子弟也有外道。明智大仙端坐空中對眾說法：

> 諸位法友，汝今諦聽，若要防治疾病，就當習此醫藥之理。若要延壽、遵法從事、求財富、得安樂，就當習此醫藥之理。若要解脫無明，滌除六道眾生之苦，就當研究此醫藥之理。若要受人尊敬、成為領袖，研讀此經也會有這種成果。

這時，藥師佛的舌面上發出千萬道各色光芒，普照十方，滌淨眾生的邪語，治療人體體液失衡所造成的疾病，以及平定邪魔。」

培傑醫師繼續說著：「因為信眾中沒人能提問，於是藥師佛的舌便化現出一個叫『意生』（Yi Le Ge）的仙人。意生繞著藥師佛頂禮、五體投地後，就請藥師佛賜教。」

培傑醫師停下來闡釋醫典的意義。他說：「這篇經文的形式，是藥師佛的意和口的化身相互間的問答。」我發現這部西藏醫藥聖書的緣起敘述有趣極了。我呷了口鹹茶，仔細記著筆記，默想著自己有幸能聽聞這場由天神的舌和心化現出來的兩位聖者的對話，而這位天神又是佛陀禪定時的想像。

「意生問：『如果這都是真的，那該如何學習這些祕訣呢？』明智大仙答道：『透過學習醫藥之學的《四部醫典》就行了。』」

培傑醫師解釋道：「《四部醫典》的全稱是《甘露要義八支祕密訣竅續》。」

他繼續說道：「甘露是諸神用的水。它有三種特色：使病患無藥而癒、延壽長生、使人消除執著離苦得樂。醫典的本文就有例證能說明這三種特色。要義乃指甘露的『本質或精髓』。八支祕密指醫療的八個分支，即生理學和內科、小兒科、婦科、邪魔病科、傷科、毒科、長生不老學、壯陽補精學等。」

「祕密，意味著醫典本文只給有資格的人聽和看，沒資格的人不行。那些沒有資格的人

1 譯注：Trang Sung，指說真實、不虛不妄之語的佛或修行者。

包括：純粹為體驗或實驗而學習的人、想利用這種知識傷害他人的人，以及那些求名利、求富貴的人。訣竅有許多意義，其中之一是『有益的話』。它是正確行事的指南，說明什麼事該做，什麼事不該做。訣竅也指『珍貴的勸誡或教誨』。一般而言，當我們勸告或規勸某人時，不免有個人的好惡偏見，但醫典本文卻沒有任何好惡的分別。」

培傑醫師停下來閱讀文本，再扼要地說明經文前面典型的開場白。「第一節獻給藥師佛，頌揚祂的功德。藥師佛被尊稱為『精確無誤地闡述或解說醫典精義之人』，之後作者就匍匐在地行禮。」

淨土景象

醫師接著闡釋醫典文本的主體。第一部分描述藥師佛向天神演說醫療法時四周的淨土景象。「藥師佛說法的地方國土清淨，不僅環境幽美，令人心曠神怡，而且遍布真理。這裡有一座以藥用珍寶建成的宮殿，這些藥能治一切疾病，使熱症轉涼、寒病轉溫，使一切願望盡皆實現，並驅除邪魔。宮殿四周種植了各種藥用植物：各種藥物應有盡有，有花、樹、草、礦泉、珍寶和動物。藥師佛端坐在宮殿中央的寶座上，四周圍繞著天神、仙人、信徒和外道等弟子。藥師佛為要消除無盡的病苦而進入甚深的禪定。」

藥師佛的禪定周遍虛空法界的一切眾生。祂額上發出的白光可洗去焦慮，解去心道和呼吸道的毒素。這些光能消除貪苦，使人獲得內在的平靜、知足和擁有和諧的關係。祂喉嚨中發出的紅光可淨化血液，消除瞋苦，增加福報，完成志向。他的心射出的藍光可去除身心所造的惡業，增加覺智，增強正向的吸引力。

這一複雜的醫療壇城充滿精心繪製的精細圖像，既有供學生和醫師鑽研的系統化重要醫藥訊息，也有能提振病患心靈、增加病患活力的美麗象徵。

在我的心眼裡，能照見老師所說的那片土地：北方寒冷的雪山（Snowclad Mountain）具有月亮的威力，生長著檀香、樟腦、龍膽草和甘草。這些藥功效清涼，能治熱症。南方的雷霆山（Thunderbolt Mountain）蘊含太陽的威力，生長胡椒、肉桂、薑等性熱的藥物，能治寒症。東方的香山（Fragrant Mountain）上種植著各種能治百病的訶梨勒[2]。西方的涼山（Cool Mountain）上，有肉豆蔻、丁香、番紅花、礦物、靈脂、溫泉等良藥。孔雀、大象、老虎、鸚鵡和熊等各種動物住在森林和牧草地，牠們的身體是珍貴的藥材。醫師在藥師佛的宮殿四周從事崇高的醫療行為、種植藥用植物、調製治病的甘露、診斷病患和進行治療。

藥師佛長駐在這個國度的中央，祂遍知的心流過慈悲的深海。宮殿是由金銀珍寶和各色珍珠建成，藥師佛端坐在殿中的琉璃寶座上，這個寶座的法力能消除妨礙健康和安樂的障

2 譯注：myrobalan trees，使君子科欖仁樹屬的落葉大喬木。其樹皮含丹寧成分，可以提煉染料。其種籽稱訶子或阿嚕喇果，可調理三元體液，又能解毒，是印度、西藏、蒙古的常用藥物。

礙。祂深藍色的身體是內外明澈的虛空，宛若亮麗的彩虹，展現出無邊的智慧和對眾生無私的愛。完美的祂盤膝趺坐在象徵自制的蓮座上，身穿象徵內在溫暖德行的藏紅色僧袍。祂的琉璃指尖流出賜福之泉，祂開示時口中撒出連串火花。祂的左手擱在膝上結正定印，手持盛著甘露的樸素藥缽；右手結施願印，施與自然界的治療和再生之禮，亦即萬能醫藥樹上的枝椏和果實。

藥師佛是西藏醫藥的守護神、醫師和學生的典範，也是為病患療病的活水源頭。醫師在準備處方時都會唸誦藥師佛真言：開藥和診療被視為供佛的表現。西藏的醫藥學院每天都須唸誦藥師佛儀軌和演奏法樂，以祈求藥師佛的庇護。學生接受的教導是：藥是藥師佛的贈禮，善知識是祂的化身，書籍和教導是祂的福音。長久以來，亞洲各地的藥師佛寺始終吸引著那些尋求健康的人。

「佛慢」

藥師佛是西藏醫藥傳統的神話淵源。祈請本尊庇護的本尊相應成就法（Sadhana），就是在重演這一超越歷史的緣起。在鼓、號角、鈴、海螺的陪伴下，儀軌敘述藥師佛如何從代表佛陀之心的神聖音節中慢慢浮現。本尊、珍寶宮殿、十方護法、參加法會的天神扈從、自然界藥物的曼荼羅等，都在唱誦聲中一一浮現，以協助行者在心中完成這一觀想的過程。佛陀累劫以來大放的光明，為了利益眾生而再度出現。修持本尊相應成就法的人在觀想後持咒或結手印，然後入定，凝神專注於這一相續的或同時具在的治療之光、咒語的音節、面前的想像中的本尊等，再觀想自己即是本尊。最後唸誦更多醫療祈請文，觀想本尊進入行者的身體，並盡量維持這種專注於禪定的狀態。

這種恪守儀式、法會和多面向的禪定法，是西藏佛教的特色之一。它對世間的精神修持有極大的貢獻，也是祈神賜福和根本治療的緣起。

痛苦和疾病跟心性不定直接相關。心念繁多、抑鬱不暢，影響生命力在脈管裡的流動，造成生理的失調。藉由正確的禪定姿勢、順暢的呼吸、逐漸增加的穩定觀想，能把煩擾的心導向自在的流動狀態，從而恢復生理的平衡。妄念止息帶來的許多正面效果，會促進身體健康，增加福樂，感知更深的存在，去除痛苦。當心專注於一個令人信賴且悟性更高的象徵（比方像天神），同時在振人心弦的咒語聲的撫慰下，上述的效果會更明顯。在放鬆的專注狀態下，譬如在觀想本尊時，便能引起體內有益的生理變化，包括減少緊張、覺得輕鬆舒暢、促進循環和提高體溫等。

更微妙且可能更深遠的利益，則是自我感知的改變。這種自我感知的變化，是發生在想像肉體消解、被虹彩般的天神之體取代的過程裡。在第一階段的修法中，行者觀想肉體化為空幻的虛空，再觀想自己是天神，並由天神來進行本尊相應成就法的主體部分。相應法的最後階段是重複以上的過程，先是讓觀想的本尊進入自己體內，然後定著於我、虛空般的開放覺知中，最終再融入自己的身體。這種脫離日常感知、進入虛空、具現為天神、再從虛空回歸肉體的方法，能使恆常執迷於攀緣外在無常假象的心獲得解脫。最後，這種禪定的目的，是為了獲得精神上的自由：將意識再三投入和抽離人身與神體，禪定者便從中認識到「色」即是空、「色」由心造的本質。

本尊法是觀想自己和本尊合而為一，進而從內在心力化現出一個象徵性的新形象，使自己獲得加持。在本尊相應成就法中（以藥師佛的本尊法為例），外在的儀式和內在的專注創造了想像的神話世界，進而喚醒靈魂的活力和它神奇的變化能力。

觀想一尊裝飾著吉祥象徵、被自然祥瑞影象包圍、以清淨的光福祐眾生的本尊，可以正面地影響人的精神狀態；不僅增進病患的健康，也為醫者帶來奇妙的智慧。全心專注於本尊的凝想，禪定者便學會把外在世界想像成醫藥的淨土，把身體想像成天界的宮殿，自己的心是本尊之心。這就是所謂「佛慢」（Divine Pride），即把自己理解為天神，把外在世界理解為自己投映出來的淨土。

耆婆的故事

培傑醫師說：「學習西藏醫藥的學生，首先要把世間的一切當成藥。我們所受的訓練，是把世界看成藥師佛的壇城，任何東西都能炮製或提煉成藥。」接著醫師說了一則耆婆[3]的故事，他是古印度最高明的醫師之一，也負責照顧佛陀和佛陀的僧團。

「耆婆年少時代備受老師和同學的愛戴，他有過人的記憶力和理解力，他的研究和學問也幾乎無人能繼其後。有一天，老師決定考一考他主要的幾個學生。他召來大家，跟大家說道：『我派你們四個人去做研究，請到世界各地帶回不是藥的東西。』」

「幾天後，第一位學生帶回一種沒見過的植物。他說：『我找到這種植物，我相信它沒有藥效。』老師聞一聞、嚐一嚐之後，就教學生如何把它製成藥。」

「一星期後，第二個學生帶回一段動物的腐屍。他說道：『我帶回這段動物屍體上沒用的部位。』結果老師教他如何烹煮與去污，把它製作成藥。」

「兩個星期後，第三個學生帶回一顆石頭。他說：『我找到這顆石頭，我相信它沒有藥效。』老師便指導他把石頭和礦物提煉成有藥效的甘露。」

「很久很久以後，耆婆終於空手而回。他說：『我找遍各地，始終找不到不是藥的東西。』他在這次測試中，又展現了過人的判斷力。」

從踏入培傑醫師的辦公室，到他宣布結束當天的課程，總共花去四個多小時的時間。我和索南舒展抽筋的腿，到門口穿鞋，再向醫師致謝。他用色彩豔麗的絲布輕輕將醫典裹上，

3 譯注：Jivaka，佛陀時代虔誠信佛的名醫，曾經擔任兩任國王的御醫，平常也為世尊和佛弟子治病。

一邊若無其事地揮手示意我們離開，還叫我明天同一時間過來。

外面的世界有孩童在街上戲耍，有人站在門口和走道聊天，偶爾也有一隻晃盪而過的牛。一陣閃電劃過山谷的邊際時，我在小巷的盡頭，看見向晚時分聚集在大佛塔四周的人群。我向索南道別後，便決定加入繞塔、轉經輪的隊伍。

夜幕低垂時分，我和善信們一同虔誠地繞殿而行，我的心縈繞著西藏神話和西藏醫藥的豐富意象。當我沿著黑石板路走過安放經輪的壁龕時，心下想著老師最後的評論。他說，有些數世紀前流傳至今的故事，其內容就是述說那些親自見過藥師佛的人的故事。藥師佛直接化現在這些幸運者的面前，送給他們即時祛病的神奇萬靈丹。

我看一看四周的人。有些人在憤怒護法大黑天[4]的壇前祈禱，其他人則向金身雄偉的彌勒佛祈禱，或者在沿著鵝卵石街道分布的神殿燒香。老尼在石板上做大禮拜（五體投地），母親幫孩子點酥油燈，僧侶看著經文誦經。我們不難想像尊醫所說的遇見藥師佛的情形。在這片神人共居的土地上，任何事情都有可能發生。

佛陀轉法輪時，世間便成了天神的居所。祂的智慧力令在場者超越世俗，進入了本然清淨的自性和恆常圍繞著我們的虛空。出現在祂四周的曼荼羅是人類未來的可能圖像：用覺心和自然界和諧相處，為眾生的利益尋求福祉。這是一個純樸的原型世界，裡面的眾生住在一個精神成就的黃金時代裡：世間的天堂。這是我們的世間：覺悟之光洗淨無名黑暗和心中塵染，也把大地當成醫藥的神聖花園，如此就能恢復過往的自然界之光輝繁茂。

4 譯注：Mahakala，密宗的護法神，色黑現憤怒相。火髮豎立，三面六臂，以髑髏為瓔珞，以蛇為臂釧，趺坐在圓座上。印度教則認為祂是毗濕奴的化身。

第二章　知識樹

菩薩初學修菩提時，當知病為最大障礙。若諸眾生，身有疾病，心則不安。豈能修習諸波羅蜜。是故菩薩，修菩提時，先應療治身所有疾。

——《華嚴經》

培傑醫師的辦公室跟一般鄉村診所大同小異：一張簡單的桌子、水泥地、櫃裡排列裝滿藥丸的瓶瓶罐罐。除了一屋子從容器中流溢而出的自製藥品香氣，這裡布置簡陋，幾乎毫無裝飾可言。醫師的看診程序很簡單，主要是以脈診決定處方。尊醫盤坐在桌子後方的長椅上，背後是可以俯瞰稻田的窗戶。他的神情嚴肅而和善，病患的反應是平和謙遜。通常醫師會一邊從架上的藥罐拿出藥丸配藥，一邊提供病患一些實際可行和修行上的建議。

這些藥丸是西藏古老的傳統藥物，它們取自大地，以代代相傳的醫藥知識手工製作，而且還有祈禱的加持。這些藥方都有久遠的歷史，有些甚至傳自數世紀之前。保存這些醫藥知識的藥典，是一卷卷木刻書籍，它們就堆在一袋袋藥材旁邊。這些藥材，常用的有容易取得的香料和藥草，罕見的有珍寶或植物。至於藥方，有些是只有幾樣藥味的單方，有些是含上百種藥味的複方。

至於其他的藥方，則含有淨化汞、硫、鐵、珊瑚和珍珠等經過提煉的藥味，古代醫師從各種想像得到的水晶、鹽、寶石和礦物中萃取它們的療效。這些原料需要利用代代相傳的工具和複雜的技術來提煉，有些物質需要耗費幾個月的時間，才能完成徹底解毒的過程。煉金的醫師和學徒為此冥思默想，日夜在實驗室裡與研缽、杵、研磨器、蒸餾器、鐵鍋、泥甕、窯和壁爐為伍。

製藥的過程是：以石杵仔細搗磨取自大地脈管和海底的珍寶，讓它們慢慢和其他礦物、植物成分充分混合；如果每個過程都出現它應有的功效，那麼調製中的藥物就會釋放出另一種毒物，必須把毒物從混合物中沖洗或蒸餾出來。搗磨的粉末要一再蒸餾和混合，這些步驟有時須費時數月，萃煉出來的精華加上其他藥味，才是最後的處方。歷經數世紀的實驗、臨床實踐與觀察，培傑醫師架上的小藥丸裡，其實蘊藏著極具啟發的洞見、意外的收穫和天賜的啟示。這些藥是親自製藥的古代醫療化學師[1]承繼古老傳統製成的多重風味的產物。

培傑醫師年輕時曾到荒野親自採集並帶回藥效最好的草藥。不過，目前他只能倚靠加德滿都市阿珊托（Asan Tol）的草藥市集已有的草藥。跟以前一樣，把植物原料製成藥物的這個大工程，是由寺廟的喇嘛和學徒負責。要補充方劑時，醫師會以大秤稱出草藥，再把草藥倒入金屬碗裡；接著將芳香植物放入研缽磨成細粉，再用篩子過濾。現代許多生產西藏和阿育吠陀藥物的藥廠，往往利用機器加速研磨的過程。然而傳統的草藥專家都知道，機器研磨產生的熱會破壞植物容易揮發的成分，因而降低藥效。

搗碎的草藥加水或其他熬成液狀的原料，調成黏稠狀，再以特製量匙量出每顆藥丸所需的含量。培傑醫師的僧侶助手坐在一起，一邊談笑一邊搓藥丸。搓好的藥丸全數放在柳條編成的托盤上，然後拿去曬乾。幾天後藥丸變硬了，兩個喇嘛會把它們倒入帆布內來回滾動，再將布的兩邊疊在一起摺成管狀，以延長藥丸的存放期限。最後清點藥丸的數量，再倒入醫師桌子旁的藥罐裡。

1 譯注：iatro-chemist，以化學原理解說或治療疾病的醫師。

每次送來特別的原料——裝在西藏小袋裡的純金，尊醫就會通知我。這是「大淨月水晶丸」（Great Purified Moon Crystal Pill）的藥材。這種特殊的藥方由三十四種藥材組成，有番紅花、肉豆蔻、提煉後的礦物和金屬，還有像是大象膽石的動物藥材。大淨月水晶丸可以用來中和毒性、消滅寄生蟲和治療長期的熱症。培傑醫師解釋道：「很難完全遵照古法來製作這些藥，因為許多原料都沒有了，尤其是那些西藏特有的珍奇藥材。」如同其他面臨重要藥材短缺的草藥專家，培傑醫師不得已時也要使用代替品，或者調製缺少主要藥材的藥方。

尊醫的上好藥房裡，充滿了我想尋找的藥物。老舊的阿華田（Ovaltine）罐裡裝著龍膽和其他苦澀的根製成的黑色小藥丸，這可以治療肝膽毛病和肝炎。另一個阿華田罐內裝著沉香木（aquillaria wood）和溫和藥材製成的棕色大藥丸，它有鎮定心神的功效。其他還有石榴種籽和石灰製成的藥丸，它們的功效是清除胃的黏液；也有甜檀香（sweet sandalwood）和具解熱功效的花所製成的退燒藥。醫師的架上排了許多瓶子，但是仍有許多一袋袋的藥物堆放在房間的角落或櫃子裡。

醫師的手肘附近放著珍貴的藥丸，有些是印度的西藏醫藥機構（Tibetan Medical Institute）寄來的，有些是別人從拉薩的醫院穿越喜拉馬雅山脈帶過來的。每顆藥丸都裹上豔麗的絲布，繫上線，再用蠟封起來。有治療癲癇和癱瘓的名藥「如意寶丸」（Wish-Fulfilling Gem Pill）、解消化系統之毒的「大積丸」（Great Accumulation Pill）、治眼疾的「大鐵丸」（Great Iron Pill）、減輕肝炎的「老綠松石丸」（Old Turquoise Pill）和治療大腦和骨頭熱症的「珊瑚25」

（Coral 25）等。其中最罕見的當屬上百科藥材調製成的「大黑冷丸」（Great Black Cold Pill）。

這簡陋的診所裡有我熟悉的氣味，空氣中瀰漫著來自喜馬拉雅山區和樹林、印度熱帶雨林與尼泊爾山坡地的植物氣味，還有它們祕而未宣的藥效。這讓我想起自己的診所，以及診所內收藏在舊式中藥店大木櫃裡的各種東西方植物。這個櫃子很像我在唐人街當學徒時店裡的木櫃，當時是我第一次正式拜師學習中國醫藥。

唐人街中藥舖

玻璃櫃臺後面放著一堆裹著棕色紙張、繫上細繩的菊花磚。光顧藥店的老太太們很喜歡這些菊花沖泡而成的甜菊茶，她們都有自己使用菊花的家傳配方。店裡的中醫師以毛筆開藥方時，會加入菊花來解熱和消除眼睛發炎的症狀。每隔數週，店裡放置散裝菊花的容器就會越來越少。這時就得拆開每一包菊花磚搓一搓，讓緊實的菊花散開。散陳在棕色紙張上的黃色花粉，如同從雲間照射而下的輕柔日光，散發出一種隔海而來的芬芳。每逢添加菊花時，藥舖裡就飄著一股中國花園才有的芬芳。

拆菊花磚這種簡單的雜活還挺有趣的，通常得費個一小時左右。這種雜活通常交由新學徒負責，所以理當讓我這新來的人負責處理。我拿起第一包磚剪斷細繩，打開包裝，開始了我的草藥學習之旅。

藥舖老闆余孟生醫師（Dr. Man Sang Yu）在華裔社群中頗有名聲。余夫人告訴我說，余醫師並不想收我為徒，經我不斷地登門造訪，又經常購買仁生公司（Yang Sang Company）各種裝在大罐和成排抽屜中的外國藥，醫師這才拿我莫可奈何，讓我加入櫃臺後方的抓藥行列，依他所開的藥方抓藥。

余醫師也為我這白人男孩安排了其他雜活。我們倆言語不通，他有時就拿起掃帚指指地板，叫我掃地。舖子沒客人時，他和助手就打開大藥櫃的抽屜拿出藥材，教我認識藥材的名稱。當中有位年紀較長且諳英語的男夥計為我解說藥效，說些「清潔系統」、「對女性有益」或「止痛」之類的話。我總是細心地記下筆記，但我的好奇心既令大夥發噱，也讓他們有點惱火。

一星期後，我升等做切人參和切當歸的工作。我必須把人參和當歸放在烤爐上，緩緩加熱到有點軟但又沒有烤焦的狀態，再把每根人參和當歸準確地擺在大鍘刀的刀刃上，迅速地切成薄片。這些根含水量高時，會散發出有益身體的氣味。我切的是紅色的韓國參，它的包裝是色彩鮮豔的紅色馬口鐵罐。呈黃色半透明狀的參片，散發出一種屬於泥土的溫暖氣味，它們的售價很高。當歸則呈纖維狀，富含彈性，切開後味道刺鼻。它們是上等的中醫補藥，滋補功效世界聞名。

我不抓藥、不拆解裝運來的藥材、不研磨「龍」牙化石、不洗碟子時，就去探究店舖內部隱祕的抽屜和容器：藥用的黃蜂窩（medicinal wasp）、蟬蛻（cicada）、蛇皮、蛤蟆液

（toad venom）、香料、海馬乾、閃亮的水晶，還有那些常見且大量出售的商業藥材之外，令人驚訝的怪東西。有位抓藥師父告訴我，醫師辦公室的保險箱還藏了更珍貴的藥材，譬如寶石粉和珍珠粉等。這真是個醫藥的仙境。

幾個月後，我帶朋友和同學來看病吃中藥。醫師問了幾個問題，把一把脈後就開出藥方，叫他們去櫃臺抓藥。我在當學徒期間抓過上百包的藥，也幾乎全部記下醫師開出的藥方。這些都是典型的中藥處方，以滋補為主，也有些特效藥，偶爾還有味道令人作嘔的藥。儘管我和醫師不常溝通，我還是逐漸領會了這些藥材最重要的特性：氣味、熱性或寒性，以及重要的用途。多年以後，當我開始配製自己的藥物時，我才充分體會到這位沉默寡言的醫師所開的藥方之複雜。

登頂巴爾坪

「明天我要帶僧侶上山參訪聖地和做禮拜[2]，你何不一道去見識見識？」培傑醫師合上經文，從深色眼鏡後盯著我。「我們明早搭計程車去，在大佛塔的大門集合。」

在黃色的朝陽下，我們在通往大佛塔圓石圈那個鬆漆明亮的入口集合。水果攤老闆忙著

2 譯注：puja，印度教中祭神的儀式之一，有簡單的家常儀式，也有隆重的寺廟儀式。

開張，上班族吹口哨招呼計程車進城。公車和卡車不久後就會吵鬧地來來去去，把所有東西都蒙上一層塵埃。年輕的僧侶聚在一起，手拿著裝鹹茶的熱水瓶，以及盛裝食物、經文和樂器的布袋；年長的僧侶則跑來跑去忙著租車隊，跟尼泊爾司機討價還價。我們的目的地是加德滿都谷地以南一座名叫巴爾坪（Par Ping）的山，曾有佛教聖人在這裡的山洞修行，而通身漆黑的卡利女神[3]那座面南的神殿，就位在這裡三條河的交會處。

我們的小車隊蜿蜒地駛過市區。狹窄的街道上人山人海：搬菜籃的農夫、開門的店主、筋疲力盡的老翁和憔悴的婦女、青春短暫的少女、在塵埃中嬉戲的黝黑孩童。騎機車的男子載著身穿沙麗、額點緋紅色幸運痣的妻子在車陣中穿梭。這裡有戴著墨鏡、在令人窒息的煙霧中抽菸的無聊男子，弓腰扛重物的工人，彼此挽臂走著的男學童，以及漫遊在小販和商品迷宮中臉色發白的旅客。狗在排水溝裡覓食，鴿子從雕飾華麗的遮板和寺廟屋頂後方的家園飛來，停憩在晨間晾曬於太陽下的衣物上。到處都是聲音和氣味：腳踏車的鈴聲、三輪車的喇叭聲、穿梭在攤販間不斷鳴響的汽車笛聲、香的味道、污水的味道和菸草的氣味、乾咳聲，還有尼泊爾的樂音。牛站在路中央，對周遭的噪音置若罔聞。

進入郊區的我們駛入一座深谷，並朝臺拉區（Terai）蒸氣氤氳的南方平原駛去。根據加德滿都早期的歷史記載，在本區的保護神文殊師利（Manjushri）以祂火熱的佩劍在群山間斬出一條裂隙前，這個谷地本來是座湖泊。現在這裡有一條河從峽谷間奔湧而過，流經一幢幢建在岩石臺地的紅土房舍。這片臺地在雨季來臨前總是一片乾涸。

我們大約兩小時後抵達巴爾坪，然後沿著很陡的階梯登上峰頂，俯瞰西藏喇嘛寺的金色屋頂。僧侶們揹著物品哐啷哐啷地登上梯級，上方的坡面是一片松林和杜鵑花林，每棵樹上都垂著或新或舊、或鮮豔或褪色的經幡，四面八方都是諸佛菩薩的真言和形象。我們解開包袱，拆開一大捲新旗來掛；不久微風便把我們的祈禱吹入空中。

我漫步到一處隱密的地方，坐著遙望下方雜亂分布的屋宇。谷地裡傳來農場動物的聲音，從柴堆飄出的裊裊炊煙消失在遙遠的朦朧中。我的腦海裡頓時閃過一幕鄉村生活的景象：男人揹著包袱爬上陡峭的石階，女孩在泉水旁洗衣，婦女在田裡幹活，所有的人都背負著中古農業時代的沉重包袱。在北方遙遠的某處就是白雪皚皚的喜馬拉雅山脈，它終年俯瞰著這片土地上的富饒與新生、疾病與死亡。不久之後，挾帶著驚人閃電、雷霆和傾盆大雨的雨季，就會使莊稼重獲生機。四處一片泥濘，靠水傳播的疾病也會到處蔓延。最後一場雨之後，冬季即將來臨前，這片土地將會充滿生機和翠綠地等待收割。冬天逐漸降臨，你將看到只以薄圍巾抵禦寒霧的人。

在下方的暗處，古老宗教的女神站在河道交會處，手握慈悲斷我的憤怒之劍；據說祂偶爾還會開口說話。山腳下，蔚藍的泉水滴下紅色的岩石峭壁，再奔流過一連串的小潭。魚兒

---

3 譯注：Kali，又稱「時母」，象徵死亡、暴力、性和母愛的印度教女神，裸露的胸前掛著髑髏環，腰繫斷手串成的腰帶。常見的形象是和丈夫濕婆的共舞。

穿越片片浮葉和上方樹木的倒影，泅游在暗藍綠色的世界裡。老樹的盤根從懸崖向下延伸，繞在突出的圓石上；數世紀來的落雨在根的表面留下五顏六色的鈣化物質，把它們變成盤來繞去的巨蟒。寒冷的石砌庭院通向古老的禪洞，那是隱士潛心修行的地方。其中一個洞穴裡，有一位西藏喇嘛就著煙霧瀰漫的油燈唱誦儀軌；另一個洞裡是一位垂著白色鬚髮的老印度巴巴（baba），一動也不動地專心打坐，禁食苦行而骨瘦嶙峋的他身上只繫一塊纏腰布。前輩們在岩穴牆上留下的印記，說明了他們對外相的掌握——留在硬石上的手印和腳印，穿越時空提醒我們：色不過是一場空。

我靠在舒適的林地上，陶醉在這支永恆和無常的舞曲裡。下方的斜坡上，眾僧忙著做禮拜，以誦經、吹號角和敲鐃鈸來祈求佛陀的福祐。我想著過去數週來的生活，還有老師和我分享的深刻道理。培傑醫師最初便闡述過去的醫師對植物界的淵博知識。在以前，甚至現在某些地方的醫師，是在山嶺和叢林間採藥的。

古代醫師的角色

古代的醫師也是能辨別植物物種、棲息地和植物功能的植物學家。他們把草藥和礦物帶回工作室和實驗室後，便搖身一變成忙於萃取、提煉、把有效物質製成藥物的化學家。身為煉金師，他們以途中採集的金屬、礦物、寶石和毒物進行複雜的提煉過程，來研發延壽與增長智慧的長生不老藥。許多醫師同時也是僧尼、巫師和哲學家，他們了解眾人所不察的那些自然界最深沉的活動，也因為禪定而獲得精神的開悟。他們的許多治療工作都跟儀式和崇拜有關。

從擁有豐富植被的熱帶雨林到廣袤的大草原，從沿岸山脈到沙漠地帶，在每個年代的每一塊大陸，歷史上的每一個文化都倚賴植物王國作為基本的藥物來源。醫師們曾經在挖掘植物的根時，讓自己的衣物和手沾滿有益健康的泥土。在尊醫的世界中，他們曾走過安娜普納山（Annapurna）濕漉漉的杜鵑樹林，把袋裡裝滿新摘的植物。隨著季節的更遞，他們遊走在寧靜的索羅古布（Solokumbhu）山谷，尋找具有神奇功效的珍稀藥材，以及雖平常卻具有確實功效的普通藥材。

長久以來，西藏廣袤的林地、緬甸和印度的茂林，以及喜馬拉雅山脈煙霧瀰漫的山麓，都是學生追隨老師外出採藥的戶外教室。他們在荒野裡禪定、誦經和刻苦地工作。回到藥局和實驗室，就負責照料慢慢熬藥的小火，看著原料逐漸變成煉好的藥材。他們的智慧來自數世紀以來和周遭環境的密切接觸，也來自文字和口頭的傳承。

尊醫認為，每位醫師都得熟悉生長藥物的荒野。他說：「藥效跟植物的生長環境有關。某座山谷裡的植物，跟另一座山谷或山坡上的植物，性質會非常不同。這是土質、周遭植物和日月光照不同的緣故。經常曬太陽的植物火氣偏盛；反之，生長在背陰和濕地的植物就水氣偏盛。」

尊醫接著敘述這些元素如何改變草藥的藥性：「在西藏的醫藥裡，所有藥物的味道都來自五種元素，這五種元素的特性會影響味道的特質。不同元素的結合，讓植物有不同的味道，也決定了它的功效。土水偏盛的藥物味甘，火土偏盛的味酸，水火偏盛的味鹹，氣水偏盛的味苦，火水偏盛的味辛，土氣偏盛的味澀。藥物的性質和功效跟個別原料的味道、效力和性質有關。」

尊醫的教導出自印度的數論[4]。數的意思是「細數」，乃阿育吠陀和西藏醫藥的哲學根本之一；它研究的是宇宙的元素，也就是組成世界和指導世界活動的本原力量。這種古老的冥想科學包含許多理解生命的要素，千年來在醫師、哲學家和神祕主義者的內心喚起他們對造物過程的洞見。這是一門不須技術，只需要覺悟和感受的藝術，因為自然活動的大宇宙模式已經織入人體和感覺的小宇宙中，只等待人的發掘。

對醫師而言，四大元素[5]是一套用來表述體液平衡與否、身體健康與否的語言。就草藥師而言，四大是植物成長過程依季節而變化的活力，它們讓根和葉具有獨特的味道，以及生物化學上的反應。對煉金師而言，四大的不斷變化顯示出物質內在屬性的祕密。對占星家而言，四大是天體變化對人類生命的影響。對神祕主義者而言，思考四大可以導致對真理的覺悟，而所謂的真理，是流轉於一切事物中相互聯繫的整體；了解四大的本質和源起，人便能進入徹悟和不生不死之境。這一火、水、土、氣和空的深奧哲學永遠無法窮究，它只能點出一條無限寬廣的覺悟之道。

培傑醫師告訴我：「在過去，學生跟老師外出採藥能學會許多東西，幫助他們辨別最好的草藥，知道植物的不同部位能治什麼病症。不同的植物部位，採集的時節不同：春夏採集花和葉，秋天採集根和籽。學生該時常跟植物相處，從親嚐百草與採藥之中體會什麼才是最好的草藥。最偉大的醫師，是那些了解荒野，並知道環境中有哪些特殊植物的人。」

醫師即博物學家的生活模式，已經消失在過往的生活裡。植物的採集越來越由村民代勞，他們在市場販賣採集來的藥草，又透過中介賣給草藥公司。而醫師也越來越仰賴成藥來治病。像尊醫這種由醫師和工作人員負責調製所有藥物的診所，已經所剩無幾；而由醫師遵照古法親自採藥、調治藥材的診所更屬罕見。這種趨勢，將讓我們失去珍貴的植物物種和無價的醫藥知識。

我心裡正想著培傑醫師的採藥經驗時，只聽他說道：「我們曾經策馬入林，在那裡停留好幾天。採藥之前必須做火供[6]、獻祭與誦經。採來的藥清洗後先收起來，帶回寺裡曬乾與調製。當地農夫會送草藥和不同作物到廟裡；我們也從商人手中，買到許多印度和中國的重要草藥。」

---

4 譯注：Sankhya，印度的六大哲學之一，以原質和原人的觀念來解釋宇宙的存在。

5 譯注：mahabhutas，指構成物質現象的基本要素，即：地、水、火、風。

6 譯注：fire puja，將食物或各式物品放入火中燃燒的供養方式。

採藥和手工製藥，曾經是基本的醫藥實踐。在荒野的美麗和莊嚴中過著勞動體力、祈禱和孤獨的生活，有益於醫師的身體和靈魂，就好比草藥有益於病患的健康一樣。醫師在採藥和調製處方的藥味時，以口嚐滋味、鼻聞香氣的方式了解植物的療效，自己也能獲益良多。這些活動形塑了醫師的世界觀，也影響了他們與自然界和社會的關係。醫師為眾人尋找植物時必須膝蓋著地、手握植物的主幹，他會發現，是大地和一個生命以自己的身體，無私地為病患付出自己。想到自己的渺小，有智慧的醫師，就了解自己去除深層疾病的力量有限，但他們採集的那些神奇植物，其醫藥成分卻蘊藏了自然界生命力的精髓，正要為需要的人付出自己。毫無疑問地，植物是造物者至高之愛的體現。

尊醫鮮明的記憶，讓我了解到傳統草藥學，還有古代醫師以深廣的大地資源知識為基礎所過的精神生活。我發現至尊至上的藥，是自然界的慷慨、辛勞、智慧和慈悲的完成。那些親自製藥的人，知道這份工作是高尚的藝術兼科學。

午後的陽光穿越杜鵑花樹，射下一束束塵光，我不再沉思默想，轉而注意僧侶在下方山坡上的活動。做完禮拜的他們收拾著長喇叭、鐃鈸、鼓和儀軌。我們向下走到大路，在黃昏的籠罩下等待歸家的公車。車子在鄉間奔馳時，年少的僧侶邊笑邊叫，探頭到窗外看看坐在車頂上的我們是否會被低垂的枝條颳走，或是當車子在峽谷U轉時突然被拋下車去。回到博達那時天色已黑，天空布滿沉重的雲。我站在陽臺望向村落，潮濕的風迎面而來，不久就下起一陣溫暖的雨。

知識樹圖譜

我跟隨培傑醫師的學習生活，持續到雨季時節。向晚時分壯觀的閃電化為夜間的傾盆大雨，然後又轉為白天的陣雨，直到整個博達那和博達那大佛塔全都籠罩在一片飄移的雨幕裡。從我家的窗戶向下望，許多家庭都在田裡插秧。拖步的水牛拉著犁，男人使勁推著沉重的木犁，女人則站在及膝的爛泥裡一邊唱曲、一邊屈身將秧苗栽入犁過的田地。灰色天宇下的莊稼綠油油的一片，偶爾還會有搶眼的雨傘移過滑溜溜的田隴。

我每天下午離開公寓，走下三段樓梯到孩子們嬉戲的圓石庭院，推開高高的鐵門去上另一階段的課。我踩過泥濘，跨過住在塑膠布和報紙堆下的瘋子——他正喋喋不休地同看不見的友伴說話。在頂果欽哲仁波切（Dhilgo Khentse Rinpoche）的金色廟宇下，水流從氾濫的梯田流過小徑。我停在索南家詢問他的去處，再沿著一條兩旁是綠色植物、垃圾和磚牆的窄道前進。到了創古仁波切（Trangu Rinpoche）的住處，我便轉進一條繁忙的通道走向謝爾卡（Shelkar）喇嘛的水泥屋，那裡通常會有一些少壯的喇嘛淘氣地懸在陽臺的圍欄上。

培傑醫師繼續教授《四部醫典》：「《札居》（*Tsa Gyu*）是《總則本集》[7]，舊版有六章；《協居》（*She Gyu*）是《論述本集》[8]，有三十一章；《門阿居》（*Men Ngag Gyu*）是

---

7 譯注：*Root Tantra*，又直譯作《根密續》。

8 譯注：*Explanatory Tantra*，又直譯作《釋密續》。

《密訣本集》（*Teaching Tantra*），有九十二章；《其瑪居》（*Chi Me Gyu*）是《後續本集》（*Later Tantra*），有二十五章。此外，還有一章簡介，一章用以規勸學生的結語；因此，《四部醫典》總共有一百五十六章。這些文本是西藏醫藥的根本，行醫的人一定要了解它們。」

「研讀西藏醫藥，學生必須先學《根密續》。《根密續》也叫《心密續》（*Mind Tantra*）。它是『種籽』，沒有種籽就繁衍不出東西；沒有這部密續，就沒有其他的醫藥學說。它的解說鞭辟入裡，蘊藏了許多道理。」

培傑醫師稍作停頓，伸手入櫃拿出一塊捲上的布。他慢條斯理地打開布，裡面是一張很華麗的圖。「藥師佛是至高至上的良師，」他說，「為了使學理淺顯易懂，他便以樹木的樹根、樹幹、枝椏、樹葉為喻。札居冬森（Tsa Gyu Dong Trem）是《總則本集》的一張簡圖。這張樹圖，是為了傳授西藏醫藥時方便記憶而設計的。它好比一片土地，是所有醫藥資源的源頭。據說熟悉本圖譜的人，就能了解醫藥的基本原則。」

醫師把彩圖擱在桌上，指著這棵有樹幹、枝椏和樹葉的知識樹。這幅彩圖線條流暢、風格古雅，還有精美的字跡。「這是西藏帶來的古老唐卡，」他說，「我這裡還有另一張，不過是最近畫的。」相較於筆工精細、色澤暗淡的古老原件，新掛圖就好比一張色澤粗糙的簡圖。

「三棵樹表示種在三種不同土壤的《根密續》，」尊醫繼續說道，「三支主根長出九棵不同的樹幹。因此，總共有三支樹根、九棵樹幹、四十七根枝椏、兩百二十四片樹葉、兩朵花和三顆果實。這些全都畫在西藏的醫藥唐卡上，也就是描繪西藏醫藥體系的卷軸。」

培傑醫師正在描述一系列特殊的掛圖，那是達賴喇嘛五世的攝政總理桑結・嘉措（Sangye Gyamtso）託人繪製的。這七十九張掛圖，是用來說明《四部醫典》的注疏本——《藍琉璃》（*Blue Sapphire*）的內容。本書由桑結・嘉措完成於一六八八年，系統化地解說《四部醫典》的醫藥內容。數世紀來，西藏的《四部醫典》就等同於古代中國、希臘、波斯和印度等地偉大而廣博的醫藥著作。這部醫典和依《藍琉璃》內容繪製、形象精美的掛圖，始終是西藏醫藥哲學和藏醫教育的根本。我現在看的掛圖是九根樹幹畫在一起的縮圖，原圖是三幅各畫上三根樹幹的掛圖。

培傑醫師開始解說這棵知識樹的樹幹、枝椏跟醫藥實踐的關係。他說：「第一支樹根叫做『身體正常狀況和病因之根』，負責解說健康身體的生理機能和體液不平衡時的影響。」

「這支樹根有疾病和健康的兩棵樹幹，左邊是有三根枝椏的健康身體。第一根枝椏說明三種體液的活動：藍色葉片代表龍（Air or Wind humour，即氣或風）的體液，黃色葉片代表赤巴（Bile，即膽）的體液，白色葉片代表培根（Phlegm，即痰）的體液。身體的形成得依賴這些體液，疾病的形成也是如此。這三種元素最初是形成身體的因，中間階段是疾病的因，最後又是疾病發展和死亡的因。」

老師指著第一棵樹幹的優美曲線時，我仔細盯著葉片上細小的文字和圖像。葉片上有或立或坐的人，人體上還畫上三種體液的運作情形。三種體液各有五片樹葉，表示每種體液的五種生理區別。

第二組樹葉是身體的各個部位，包括肌肉、骨骼和血液、精液等液體。這組樹葉上有另一根枝椏，畫出小解、排便和流汗的人。「第二根枝椏是身體的構成，包括血液、肌肉、脂肪和骨髓，」尊醫解釋道，「第三根枝椏是身體的排泄物。人體由這些元素組成，也依靠它們而生存。因為身體是由這些元素組成的，所以是無常的。人的生死都由這些元素決定。這三根枝椏也互有關聯。」

樹冠上有兩朵鮮豔盛開的大花，花瓣中央有七彩的果實。培傑醫師說：「這兩朵花代表沒有病苦的長壽和健康。果實是佛理的體現，它供給我們精神和物質的健康，也令我們進入極樂光體的大徹大悟中。無疾無病時，我們便能憑身體和生命來享受佛法、財富和安樂，也預備來生時再享有這些東西。」

這種闡釋終極治療目標的說法多妙啊，把精神的解脫、生活的安樂和終極至道結合在一起。但是「進入極樂光體」是什麼感覺呢？我看著以明亮的礦物和植物顏料繪成的花朵，心下甚是好奇。開放的花就像充滿啟示的迴旋新星，綻放出慈悲的萬花筒似的光波。據說，那種感覺就像穿越一片不可言詮的珠寶雨滴，從死亡的世界中醒轉過來。

老師俯身向前指出第二棵樹幹，繼續說道：「右邊的樹幹是病理之幹，它的樹葉象徵各種不同的疾病。」有一組葉片說明特定脈管受體液紊亂影響後的情形：跳舞的骷髏表示骨骼受到龍的影響；蹲踞排便的婦女表示培根對排泄物的影響。另一根枝椏說明體液偏盛時各個階段的生活：畫一個拄杖的老頭的葉片，表示年老是體內的龍偏盛；另一片畫採收稻穀的人的樹葉，表示赤巴在秋天偏盛的情形。另一根枝椏上畫著因凶器致死、因熱病而憔損的身體和患邪魔病的人，這是「造成死亡的枝椏」。這根樹幹下面的枝椏有兩片樹葉，一片是被烈火吞噬的婦人，一片是被冰冷的藍水包圍的男性，這是所有疾病最終的兩種狀態：非冷即熱。

這棵樹幹有六十二片樹葉，每一片樹葉代表一個完整的口傳教導和評釋的主題。我的心沉醉在這以樹木為喻的美麗象徵，也不禁懷疑自己多久後才能了解這些象徵的意義，例如拔劍格鬥的兩個男子、滿頭亂髮的魔鬼在打坐的瑜珈信徒前跳舞、擁抱的男女、白雲籠罩的高山，還有懸在這棵知識樹上令人好奇的各種意象。

三元體液論

《總則本集》是西藏醫藥哲學的核心，由此衍生出來的學問包含醫藥、神祕思想、禪定和心理學。這套學問的歷史久遠，歷經無數代醫師的研究、推崇和評論。尊醫利用他從西藏帶來的美麗掛圖，以及他的臨床實踐、學術的訓練、禪定的成就和生活的經驗，來教導這部古典的論著。時間一小時一小時地過去，書頁一頁頁地翻過，接連好幾個月裡，我將要學習這部有關生死、苦難、醫療和精神解脫的醫學著作，其中充滿深刻、具有洞見、令人興奮不已的評論。老師在這些午後的教導，相較於過往我所接觸過的傳統醫療知識，更能滿足我的心靈，影響我的醫療工作和世界觀，也令我對它的實際用法充滿好奇和求知的欲望。

培傑醫師對「病根之枝椏」精確且充滿同情的指導，令我了解到痛苦和生理不適，都是無明和情緒困擾所致。當老師告訴我氣候、飲食、行為和心理等次要因素，如何造成體液增減而影響健康時時間又過去好幾個星期了。當雨季的雲在天上飄移時，尊醫耐心地解說「發病途徑之枝椏」，增加我對疾病入侵身體的知識。他繼而解說三種體液的「生活起居之枝椏」，再來則是「疾病傳播之枝椏」的十五片葉子。當我們討論到複雜的「疾病轉變之枝椏」時，培傑醫師以深入而重要的洞見，說明誤診如何造成疾病的變化。而我也體認到，許多常見病症其實是抑制症狀的結果，譬如說以合成藥物鎮壓發燒和疼痛。這些和其他許多教學內容，全都建立在這九棵樹幹上。

「檢驗和診斷疾病之根」開啟我的另一個學習方向。培傑醫師開始指導我西藏的診斷法。在討論「望診之幹」時，老師仔細描述如何檢驗患者舌部，來判定三大體液和內部器官的情況。這種技術是傳統中醫重要的一環，也是最近西方醫師的標準診斷法。觸摸手腕橈骨動脈的脈診，也是各文化的醫師常見的診斷法。我學習的西藏版脈診，是以「觸診之幹」為依據。這些教導還包含許多描述過往尊醫技能的傳奇故事，比方說根據親屬的脈象診斷患者的病症、斷定患者確實的死亡時間、斷定腹中胎兒的性別等。在聽老師的描述時，我既驚奇又害怕；假如我無法確實辨別最基本的診斷需求，亦即辨別脈象是龍、赤巴或培根，我怎能期待自己學會這些東西呢？

在許多冗長的講述後，我們進行到第三支樹根，即「療法之根」。它有分別描述各種療法的四棵樹幹：「飲食之幹」，規定恢復健康所應吃和不應吃的特殊飲食；「活動之幹」，解說有利治療的行為舉止和生活環境；「藥物之幹」，解說不同的草藥方劑；「輔助治療之幹」，解說艾灸、放血、按摩和藥浴等療法。

培傑醫師傳授給我的大量知識，不僅巧妙地介紹了《總則本集》的西藏醫藥基本概念和知識樹，也包含印度阿育吠陀醫學的重要原理。《根密續》的許多內容跟三種體液有關，它們也是阿育吠陀的診斷和治療法則。

阿育吠陀的三元體液論（Tridosha theory），是傳統亞洲醫藥對世界醫藥最重大的貢獻之一。它起源於早期的吠陀哲學，是一種把身體視為一個獨特、實質的整體的方法；並且還以解剖學作為實際的理解基礎。「三元體液」（three humors）的譯名不很精確，因為體液（doshas）是互有關聯但生理功能又不盡相同的生物實體（biological entities）；體液可供我們把病症和徵兆整合成清晰範式的系統，加以診斷與治療。三元體液把草藥、食物和療法的影響分門別類，適當地應用於體液失衡的治療。三元體液論逐漸在西方流行的原因之一，是在於它把個體分為生理和心理的兩種典型。這是阿育吠陀的重要觀點，把每個患者都視為特殊的個體，因此每個不同個體的診斷、治療和預防疾病的方法，都有不同的基本認識，這也是現代醫師行醫用藥時經常忽略的基本原則。

體液醫學的概念和阿育吠陀的其他觀點，在西元七百年左右由學者和醫師傳入西藏，整個傳播歷程約長達數世紀。這些概念，和印度與中國的神祕主義者所傳入的佛教世界觀，加上當地既有的原始草藥和巫術治療系統後，就成為西藏醫藥體系診斷和治療的準則。西藏醫師認為《本則總集》的作者是藥師佛，學者則推測可能是古代西藏醫師根據印度的體液哲學寫成的。三元體液論和其他阿育吠陀的學理，影響了所有亞洲傳統醫藥的理論，也以不同形式出現在希臘、波斯和中國的醫藥裡。儘管這些醫藥理論非常分散，也受到舊世界[9]諸多文化發展的影響，但它們的源頭很可能是在古印度。

三元體液論既簡單，又非常複雜精妙。在這一醫藥模式下，身體的功能受到三大程序的控制：第一是龍，即呼吸和消化系統的氣體，也包含控制行動、循環和壓力的神經系統；第二是赤巴，即集中於肝臟和小腸的消化液，也包括生熱[10]、酵素催化和分解的活動；第三是培根，即集中於胃和黏膜的黏膜分泌物，也包括形成結構、合成代謝和液體調節等功能。體液會因偏盛、偏衰或紊亂而流入錯誤的脈管，或者受到阻礙和停滯不動。從觀察症狀和人的外在表現，進而了解這些體液、氣體和酵素變化的內在反應，順利地把它們導回平衡狀態的這門學問，是一生的修持，其複雜性不亞於任何現代的科學方法。

「風」之研究

我的體液研究始於婆多（Vata），這個字通常譯成「氣」、「風」和「流」。它源於早期的吠陀信仰，相信一切宇宙活動都是風不可見的力量作用下的結果。依照培傑醫師的說法，它的作用模式，跟過去我學的中醫所說的「氣」有許多雷同之處。於是我開始觀察與分析阿育吠陀、中醫和西醫的異同與相似之處。

培傑醫師解釋道：「要了解風引發的疾病，一定要檢查症狀。風對身心都有影響。風對心和情緒有影響，譬如會無端端地不快樂，尤其是入夜之後；而不快樂又造成失眠，尤其是在大清早時。也會時常嘆氣、意氣消沉、易怒和無法集中精神。」

「風造成不同類型的痛症，主要出現在胸部、上背部、關節（尤其是膝蓋和手肘）和腰部一帶。風也會造成肌肉僵硬或四肢緊繃，引發肝臟或骨頭內的疼痛。游移的痛是風的特徵，其他的症狀還包括打呵欠、四肢扭傷、睡眠品質不佳、暈眩、突發性耳鳴、未發燒而打冷顫、輕微乾咳而痰液多泡沫、頭暈、昏睡、反應遲鈍和視覺模糊。」

有一天下午，尊醫教導一篇西藏診斷和草藥處方的教材，我們在討論呼吸、循環和血壓之間的關係。尊醫說道：「『血風』（Blood Wind），是血和風聚集在上背部和肩膀一帶所引起的疼痛和血壓高。它具有一般的風的症狀，也有上背部疼痛和呼吸的問題。形成的原因可能是任何干擾身心的活動，也可能是曬太陽、體溫過高後大量飲酒，或從事過量的體力活動。這些因素會使得穢血增加，當穢血擴散且被循環壓送達身體的上半部時，就會出現疾

9 譯注：Old World，指發現美洲前的世界，即歐洲、亞洲、非洲等大陸，尤指歐洲。

10 譯注：thermogenic，指動物體內生理過程所產生的生熱作用。

病。穢血和風衝突的結果，便造成呼吸急促和胸背血管的阻塞。」老師又接著解說調治降血壓處方的方法。

有時，培傑醫師描述我不熟悉的症狀，我不禁懷疑它們是否只出現在西藏。然而，一週週的時間過去之後，我才赫然發現，許多的體液症狀，其實是一套可以清楚診斷與治療西方的慢性退化病和醫源性[11]疾病的方法。當我發現這古老的醫藥傳統對現代人的潛在好處和急迫的適用性時，我便時時想起家鄉的病患和西藏醫藥對他們的幫助。我每學一樣新東西，就越理解西藏醫療人員的醫藥認識和成就，對老師的智慧就更為激賞與尊敬，也更想與那些尋求取代不健康的現代藥物治療者分享之。

培傑醫師對《總則本集》的教導，讓我對整個西藏醫藥體系有了廣泛的概念。此外，他對臨床應用的細節也講解得很深入。這些內容有許多跟我所學的中國醫藥大致相當，我將來在阿育吠陀草藥哲學中也會再次接觸到它們。儘管《總則本集》記載治病的一般原則，但它的內容仍然是專屬於西藏的：這套描述疾病和療法的語言、象徵和隱喻，是只有在印度巫術和煉金術、佛教哲學、原始巫教的魔鬼信仰和道教生理學充分結合後，才在「雪域」發展出來的產物。我吸收這些重要醫藥訊息的過程，也等同於我對西方病患的關懷；這將是我必須長年持續且非常希望能完成的挑戰。

11 譯注：iatrogenic，因為醫師的診斷、態度或醫療所引起的疾病。

第三章 婆羅門的指導

聖人去找諸神和天堂仙人的醫師——德罕溫塔里（Dhanvantari），向祂祈禱說：「哦！天神！各種痛苦都來自身和心。我們很遺憾看到足智多謀的人類，在遭遇疾病和災難時仍然顯得很無助。他們態度漠然地呼喊出絕望的話語。我們希望向您學習阿育吠陀，以治療這些想遠離病苦得到快樂的人，並保護我們的身體與造物主的利益。」

德罕溫塔里回答說：「很高興見到你，親愛的學生。你精通很多技藝，是足以接受這門知識的優秀學生。阿育吠陀是治療疾病和維持健康所必需的。」

——卡瑪德．嘉醫師（Dr. Kamadev Jha）

什麼是阿育吠陀？越了解這門醫療哲學，我越發覺得它深不可測。

阿育吠陀是阿育（ayus）和吠陀（veda）這兩個字根的組合，前者意指「生命」，後者意指「學問」；阿育吠陀的一般譯法是「生命之學」。因此，這種古老的知識，可以簡單地界定為「印度的古典醫藥學」或「印度人的傳統醫療體系」。它的源起，在於攻克印度的雅利安婆羅門種姓的宗教典籍裡。

阿育吠陀是一種全面的療法，能非常有效地治療身體的疾病。不過，建立這門學問的古印度醫師和聖哲，他們的眼光卻不僅止於治病。阿育吠陀強調疾病的預防，這意指行為舉止不得妨礙身體的健康、社會生活與家庭生活要和諧、環境要整潔和精神生活要健康等。阿育吠陀也坦承，疾病有時是生活不可避免的部分，但它也提供了精神上的指引，引導人們進入人體本自具有的內在自由和超越病苦的智慧。生命之學的極致不僅是為人類謀求福利，因為它的知識觸角還延伸至關懷植物、土壤和動物，也涉及植物學、農業、森林、害蟲管理和家畜畜養等課題。「阿育吠陀是為一切眾生的」，我在求學過程中時常聽到這種說法。

然而，即便這樣的敘述也仍然無法傳達這一生命之學的深度和廣度，也無法揭櫫它歷經黃金時代和其後衰退時期的漫長歷史。人們得以體驗阿育吠陀藥物和療法的神乎其效，得以聆聽阿育吠陀醫師述說的智慧，得以深入鑽研阿育吠陀的訣竅，可是卻無法確實知道它是什麼。對深受現代醫藥學洗禮的心靈而言，阿育吠陀最初顯得過於簡單甚至幼稚，然而，它其實是非常高深複雜的學問。

儘管有眾多文獻記載阿育吠陀的核心概念和方法，但因為有許多實踐者的詮釋和運用，所以這一生命之學還以諸多形式出現；這些人對阿育吠陀意義的詮解差異極大，既有抗拒現代化、只相信煉金術的保守婆羅門長者，也有剛畢業但拒絕傳統神祕面貌的年輕醫師——他們更感興趣的是利用西醫對抗療法的藥物治病，以及用現代實驗器材分析草藥處方。

近來，阿育吠陀一方面在發源地受到抵制，另一方面卻在現代世界大受歡迎。這兩種發展讓它在知識的保存、傳播和詮釋上起了空前的變化。西方世界雖然刺激了阿育吠陀的復甦，但是擁有自身科學世界觀和經濟目標的西方世界，卻也賦予生命科學以新的定義。以保存這一傳統療法為榮的傳統印度和尼泊爾醫師可能會發現，幾代之前的阿育吠陀，跟他們現在實施的阿育吠陀，有許多根本上的差異；他們肯定也會發現，自己摯愛的醫療體系相較於西方正在推廣的所謂阿育吠陀，更遠離注重潮流的商業精神。

瑜珈的影響力

阿育吠陀難以界定的困難之一，在於其範疇跨越或融入許多其他的相關學科。瑜珈術是阿育吠陀的一種物理療法；但瑜珈術本身也是個完整、自成體系的學科，它反倒進而借用了阿育吠陀的理論。這門生命科學和神話、歷史、印度次大陸與喜馬拉雅一帶的世界觀糾結甚深，因此它的分支也跟占星術、巫術的宗教儀與神祇崇拜，以及煉金術交纏在一起。因此，想從交織纏繞的阿育吠陀大掛毯中理出不同的經緯線是不可能的，因為每一條線都有它獨特的貢獻，但它們彼此間又非常緊密地結合在一起，甚至難以分別。

瑜珈術這一與天神結合的修行法，對阿育吠陀醫藥有極深遠的影響，二者都以數論作為哲學的基礎。瑜珈術這門精妙的學問，是阿育吠陀生理學和診斷學的基礎，它描述了從隱晦的絕對（Absolute）至五大元素所形成的一切現象。所謂五大元素，是人類粗糙的外在感官所感知的五種元素。瑜珈術也對阿育吠陀醫藥提供了重要的療法。阿育吠陀診所裡使用的許多淨化法，原來都是瑜珈行者研發出來的。他們認為，把毒素排出體外不僅能防治疾病，也能促進修行。

瑜珈行者的鍛鍊既簡單又省時省力，但它的功效卻能深入器官，排除穢物，活化器官的生理功能。只須飲用稀釋鹽水，加上一系列腹部的伸展活動，就能依序張開腸胃道上的瓣膜和彎曲處，亦即致病廢物堵塞的地方，去除附著在腸胃道上的「海螺殼」（conch shell）。瑜珈行者以嘔吐或吞食棉花捲的方法，來消除胃中過多的培根，以避免消化和呼吸的病症。瑜珈行者利用鼻腔吹氣來活化腦部、增加腦血循環，以便治療各種眼、耳、鼻、喉的疾病，並增加腦容量。他們從一邊的鼻孔倒入溫鹽水，再從另一邊的鼻孔導出鹽水，以活化鼻腔以及鼻腔和腦部的接通管道，增加身體對外在病原體的免疫能力，減少過敏現象。瑜珈行者的數息法會造成生理變化，增加人的禪定能力。阿育吠陀醫師採用這種數息法並加以改良，以控制氣喘病的威脅。

阿育吠陀診所經常利用這類養生療法，而且哈達瑜珈[1]的姿勢和對健康的益處現在已經聞名於世。其他方法雖然不怎麼知名，但卻神祕而離奇，譬如可令人長生不老的身體再生術（kaya kalpa），據說長期練習，能使頭髮、牙齒和皮膚等老化組織完全脫落並長出新的組織，使身體恢復青春。

怛特羅[2]是滋養阿育吠陀土壤的另一條大河，它更複雜，是一種可以淨化內在蘊集的黑暗的瑜珈修行術。這種內蘊的黑暗能造成無明和痛苦，但淨化後的意識就是解脫後的靈明覺慧。為了完成這崇高的目標，只消把尋常外相想像成神聖的觀想境，把尋常音聲想成咒語真言，那麼凡心就因融入神祇的意識而被淨化。

這些怛特羅記載的變化方式，非常具有煉金術的特色。人體好比煉金士的蒸餾儀器，是個承載小宇宙的載體生命的氣息（prana）則依照根深柢固的自我習性在體內循環。許多控制這些生命之流、釋出它們受縛潛能的觀想法，都是純粹的煉金術般的過程。比方像點燃太陽神經叢內的神祕火焰，以提煉和溶解來自腦部的「極樂甘露」，從而滌淨心識中或粗或精的塵垢。煉汞也是怛特羅的一部分；服用汞可以長生不老、增加心靈的專注，同時汞也是儀式上的聖物。相反地，印度煉金術也受到印度教怛特羅經典的強烈影響。煉汞前要先向瑜珈

1 譯注：hatha yoga，又稱瑜珈氣功或運動瑜珈，主要透過身體活動來鍛鍊、控制身體。

2 譯注：Tantra，佛教和印度教晚期出現的經典，內容以符咒、祭祀和房中術為主。

之王濕婆[3]祈請唸禱，然後唸誦各種神祇的咒語，還要精密地計算星象。煉金術和怛特羅都以神、上師和徒弟間的忠誠為基礎，它們非常神祕，目標也完全一樣：健康、長壽、智慧、權勢、精神和物質的豐富，以及覺悟。

煉金術滋養了許多研究領域。煉金師長久以來的工作和實驗，不僅有助於阿育吠陀的發展，也對現代醫藥、科學和工業等領域有所貢獻。用來製造香水、防腐劑、調味料和藥物的各種精油，是價值數千萬元的跨國生意，其根源就可以追溯到煉金師的蒸餾活動。酒精飲料的歷史，也是從煉金師大缸中的發酵開始的。煉金師在燒杯和爐灶中研發出酸、鹽、金屬混合物和其他物質，使得化學和冶金學因而有長足的發展。現代合成藥物的開始，是先從植物中分離出有效的化學成分，這個演變就是建立在煉金製藥的方法上。在尋找黃金的過程中，數世紀以來的煉金師以各種形式增加了人類的財富。

煉金與煉藥

煉金術在阿育吠陀藥物的發展上扮演了重要角色，許多診所慣用的處方往往是煉金實驗的成果。阿育吠陀藥物共有兩大類：草藥和礦物，二者都是煉金研究的產物。有毒植物的去毒過程在先民時代就已開始，後來在煉金師的實驗室又有長足的發展。以礦物、金屬、寶石和水晶做藥，是煉金研究的直接成果。是龍樹[4]於二世紀時將醫藥煉金術（Rasa Shastra）引入阿育吠陀的，他發明了把汞煉成藥物的方法。

我們可以把阿育吠陀簡單地跟草藥劃上等號，可是卻劃不清生命之學跟其他醫藥、精神學科的界域。阿育吠陀根據自己的哲學原理運用印度和尼泊爾的獨特植物資源，然而，原住民的民族植物學知識、村醫的祖傳祕方和學院訓練出來的醫師所使用的配方，其實並沒有清楚的界限。草藥的作用並不只限於阿育吠陀的使用範圍，因為印度教怛特羅派的儀式就把許多植物當成瑜珈淨化修練的一部分。此外，草藥也出現在煉金的不同階段。

複雜又難以界定的阿育吠陀，也是所有藝術中最早利用自然界和精神界的贈禮來維持身心的平衡。因此，阿育吠陀充滿了取悅感官的美麗事物。它是添加林木和熱帶花朵的芬芳、滋潤的潤滑油，抹在乾燥肌膚上讓疲勞的肌肉充分吸收；它是奢侈的騰騰蒸氣，能把致病毒素從器官和組織中排出體外。草藥診所裡瀰漫著雨林山谷採來的奇特草藥的芬芳；草藥工作坊傳出杵在石缽搗碎新鮮根莖的聲音，以及醫師向保護神祈求保護和靈感的誦經聲。阿育吠陀的知識保存於古抄本，用一種已經消失的古老語言，把珍貴的藥方精細地抄寫在棕櫚葉上。受教於另一個世紀的古代醫師，是以不同的方式感知生命的。他們靜靜聽著病患的脈搏，在血液的流動中解讀身體的祕密。煉金師在午夜時分照料陶爐中的火焰，讓黑鍋內的金

3 譯注：Shiva，印度教崇奉的主神，是個複雜的神話人物，兼具毀滅者、再生者、苦行者的多重身分。

4 譯注：Nagarjuna，約一五〇〇—約二五〇，印度佛教僧侶和哲學家，佛教中觀派的創始人。

屬和礦物，慢慢化成能減輕嚴重疾病的灰白色氧化物。對追隨阿育吠陀這條漫長且旅人眾多之路者而言，他們在這條路上的眼、耳、鼻、舌的感知，都逐漸滲入他們的內心和靈魂，交織成一張感覺知識的拼貼圖景。

生命科學是融合了醫藥經驗、精神智慧和文化史的巨大寶藏。這套知識具有深奧的生理概念和人性化的臨床理論，它的療法也非常有效。基本上，阿育吠陀是生命奇蹟的奇妙和靈感的源頭，是自然藥物賜給世界的烏托邦景象，是了解和解決人類艱難挑戰的一條道路。

嘉醫師講學

卡瑪德．嘉醫師是加德滿都家喻戶曉的阿育吠陀醫師，他看診的地方在阿珊托路的盡頭，舊皇宮（Old Palace）的對面。卡瑪德．嘉的意思是「愛神」。走過一堆街邊小販陳列的木刻面具和卷畫，穿過一座庭院，登上一些石階，進入一間天花板極低、只怕侏儒也要彎腰才能進去的房間，就能找到這位醫師。他坐在診所地板的坐墊上，四周是等待看診的病患。

假如你來看診，嘉醫師會替你把脈，檢查舌、眼和手。假如你在尼泊爾待過，醫師可能會說你的肝虛，體內長寄生蟲，再叫兒子配些小紙包的藥給你。你可能拿到苦澀的草藥粉、煉過的礦物藥丸或一瓶液體，這些藥通常都會有效。至於那些需要怛特羅靈療的人，會被送進充滿宗教圖像、蠟燭和香的阿室羅摩[5]。若你在雨後黃昏散步於明晃晃的石道上，可以看一看醫師的燈是否亮著；他很樂意替你看手相。

我找到嘉醫師時，他正以慣常的安詳同一群訪客討論哲學議題。他熱情地招呼我，詢問我的興趣，並捋一捋絡腮鬍爽朗地笑著。

「你想知道什麼？」嘉醫師問道。

我告訴他自己在學阿育吠陀。

「我是各種阿育吠陀學問的專家。」他說。

「我對五大純淨法（pancha karma）和瑜珈淨化術很感興趣。」

「哦，很好，」醫師說，「我是五大純淨法的專家，我了解淨化階段的過程。」

「我對這些療法的草藥處方特別感興趣。」

醫師微微笑著：「我有許多處方。我們可以一起研讀那些文本。」

「我也想了解壯陽補精法（vajikarana）。」我說。

嘉醫師笑著調整膝上的毯子。「哦，好的，壯陽補精法的意思是『使成駿馬』。這個療法的目的是要獲得健康的精液。我也可以教你。」

「我對煉金術和礦物的功能也很好奇。」我繼續說著。嘉醫師跳起來走入他的小阿室羅摩，拿出一個大袋，在客人面前打開。裡面是所有主要的礦物和金屬：鮮黃色的美麗硫磺結

5 譯注：ashram，指追求宗教或精神修練的修行場所。

晶、亮紫色的硃砂礦[6]、深藍色的硫酸銅結晶等。」

「我非常清楚它們的調製過程，」醫師大聲說，「我會示範製作的每個步驟，以及完成後如何測試它的毒性和品質。」

「請問您是否見過煉金的變化？」我問。

「有，有！當然有！那是個非常費時又危險的過程，我知道怎麼做，也親眼見過人們煉金。你天天來的話，我會教你所有的東西，現在就開始也行。」

我興奮極了。「該怎麼開始呢？」我問。

「你可以幫我兒子打掃藥房。」他說。

「阿育吠陀是阿闥婆吠陀[7]的支派之一，」嘉醫師說，「這支吠陀還包含咒術和占星術。」

上師坐在墊上，趁難得沒有病患看診的休息時間，捏著一團口嚼的菸草。對這位阿育吠陀大學的教授而言，教授這種基礎知識根本不需要參考資料。

「醫藥知識有三種：致病的知識、疾病症狀和徵兆的知識、藥物的知識。這些知識都源於自存神梵天（Self-Begotten Lord Brahma），祂天生就記得這三門學問。吠陀經典把這些學問歸成兩類：保健和治病。因此，這三門學問的應用對象並不限於病患，也包括健康的人。」

醫師裹起菸草放進嘴裡，繼續講課。

「阿育吠陀有八個分支：耳鼻喉科、外科、內科、邪魔病科、毒科、小兒科和婦科；抗老延壽科（rasayan）和壯陽補精法。」

外面的人們穿梭在阿珊托的巷弄，他們的交談聲不時被腳踏車的鈴聲打斷。上師擦掉掌上的菸草屑，繼續解說。

「阿育吠陀把疾病分成兩類：心理的和生理的。生理疾病的療法主要是淨化法和鎮靜的藥物；心理疾病要以認識天神（gyan），以及藉修禪研究天神（vigyan）的方法來加以治療。不專心侍奉神的醫師，通常不能治病，尤其是心病。只有具有宗教修為的人才能治心病。」

我記下老師的話，偶爾抬頭看一看他那生動的表情。嘉醫師穿著尼泊爾巴巴的典型棉褲和棉衫，這種穿著讓男人顯得有些高貴，但寬鬆的袋狀長褲卻顯得孩子氣。他盤坐在褐紫紅色的草蓆上，一整天下來他的腿、膝和背一點也沒有不舒服的跡象。加德滿都的民眾往往因環境污染而顯得面色灰黃，可是醫師的氣色很好。我心裡有些好奇，這一個六十多歲的人如何生活在四周充滿寄生蟲和傳染病，而且又這麼潮濕的熱帶環境裡？此外，他還能嚼著菸草卻沒有罹患胃潰瘍，甚至比大部分外來旅客更能忍受這個擁擠而骯髒的地方。

醫師想了接下來要談的課題，然後繼續說道：「阿育吠陀對健康的定義是指龍、赤巴和培根等三種體液、胃火和消化酵素的功能、排泄物、組織、靈魂和心全都處於平衡的狀態下。」

---

6 譯注：cinnabar，水銀與硫黃的天然化合物，成分為硫化汞，色深紅，可供煉水銀、製硃砂。

7 譯注：Atharva Veda，禳災明論，印度教聖典《吠陀》的一部分，內容為咒語、符咒和驅邪歌。

菸草在嘉醫師的體內發酵，他開始以梵文唱誦音調優美的生動韻文，音文的內容是簡潔的醫藥指導。這時，一陣輕風吹過房間，飄來神壇上的一股甜香和蠟燭的煙味。上師每唸幾行就停下來詮釋闍羅迦（Charaka）所說的話。闍羅迦是古印度最偉大的醫師兼學者。

「良醫具備四種特質，病患、侍從和藥物也各有四種特質，因此總共有十六種影響醫療的特質。」

「醫師對藥物、臨床經驗、脈象、診斷和療法要有透徹的了解，還要跟病患有良好的關係，以增加病患的信心。」

「病患要心神穩定，對醫師有信心，樂意聽取醫師的忠告，並且有克服病苦的意志力。」

「侍從要性情溫和、品行優良，抓藥和執行醫療要守時，對病患態度要和善，也要了解藥物的正確用法。」

「藥物要容易取得，平價，可以調製成各種形式，無毒、沒有副作用。」

當上師的聲音隨著古老神祇的神聖語言而抑揚頓挫時，我心下以為這些古老的文字是多麼清楚、簡單又非常真確啊。醫師和病患要在這些完成治療的條件下相會，是多麼困難的事；但如果萬緣具備，又是何其幸運啊。第一次見面後，我就開始向嘉醫師學習阿育吠陀。我從博達那過來找他，一星期來個好幾次，每次都待到下午，再回喇嘛寺上培傑醫師的課。

我很快就發現嘉醫師是個很有意思的人。他的阿育吠陀知識非常廣博，講課具有學術水準、內容廣博。他能長時間且隨興地講學，隨手拈來都是經典裡的話。他對自己的治療非常有信心，他說自己曾治好無數癌症和愛滋病的病患。他全身上下都流露出一股婆羅門的氣質和強烈的力量，那是因為他對供奉在阿室羅摩的神祇非常虔誠的原因。

在醫師辦公室的第一堂課，不禁讓我想起在仁生公司跟隨余孟生先生學習的生活：如何正確地將抓好的草藥包在紙張裡。這是傳統的學習法，是一種師徒之間的關係；徒弟接受老師的珍貴經驗，醫師得到義務的幫手。傳統診所裡的藥材都是手工調製，所以雜務很多。在培傑醫師的寺廟裡，負責這些工作的是僧侶；但在婆羅門醫師的家庭裡，則由兒子負責。我的新老師有八個助手，由此可見他的專業能力深獲大家的肯定。

生男灌祭（Punshavan karma）是阿育吠陀婦科的專門科別，它可說是遺傳工程的怛特羅——植物學（Tantri-botanical）原型。修行者利用草藥和咒語的祈請，企圖影響胚胎的性別發展，讓父母如願選擇嬰兒的性別。

嘉醫師是提供這種療法的名醫。他的辦公室外，掛著一面以尼泊爾文和英文寫成的招牌，上面寫著性別更換術（SEX CHANGE OPERATION）的字樣。這面招牌有誤導之嫌，因為醫師說的其實是一種草藥處方，那是他的家傳祕法，也是許多尼泊爾婦女想要得到的藥方。

要調製這劑處方，必須先在牛奶裡加入新摘的祕密草藥，然後研磨成均勻、濃稠的乳狀物，再用包過乾酪的紗布過濾，過濾後的溶液就是藥了。用藥時孕婦必須躺下，讓醫師把三十至四十滴溶液滴入右鼻孔，再帶一些稀釋的溶液回家飲用。據說懷孕初期這麼做，能影響激素而生男嬰。

「為什麼女人只要生男孩？」我天真地問醫師。

「生女兒不吉利而且花錢，」他回答，「她長大後要買個丈夫，而且嫁去夫家後，又不能幫忙打點娘家。生兒子的話，將來不只娶來新娘的嫁妝，家裡還多了個幫手。」

我在學習過程中看過各種不同樣貌的嘉醫師，這有點像是他所供奉的多種相貌的神祇。他有時蓄留灰白色的絡腮鬍，有時下巴又理得乾乾淨淨。他有時健壯，有時憔悴。有時留長髮，有時理光頭。但有兩件事從來沒有改變：他的額頭總是有一塊檀木和一顆幸運痣；還有他時常說自己很快樂。

如同醫師多變的外表，他對我的態度也忽冷忽熱。他有時熱心地教導我，有時又不搭理我。上師不想理我時，我便跟他的長子兼藥劑師穆納（Muna）在一起。當雨滴落在外面舊皇宮青苔滿布的屋頂時，我們便坐在坐墊包藥，討論這些處方的功效。

阿育吠陀藥方

長久以來，阿育吠陀醫師開發出大量各式各樣的藥方，有藥丸、藥粉、含藥糖漿、糖膏[8]、酒、藥膏、油和煎劑等。藥典中有只需要一兩樣藥材的簡單藥方，也有數十種藥材配成的藥。有些容易調製，只需要磨點乾的草藥；有些則非常麻煩，譬如礦物、金屬和寶石的提煉過程都很繁複，需要耗費幾個月的時間。這些藥物只要運用得當，都能防治疾病。

我們不須搜遍大量的阿育吠陀藥方，就能發現古代煉金術依然流傳於世的遺跡。製作這些處方的程序和工具是另一個年代的生活產物，幾世紀來依然維持不變。印度煉金師和醫師使用的方法和技術，跟身處舊世界（從歐洲到遠東）的同儕所使用的方法和技術很相似。許多阿育吠陀中指導製藥的哲學，也見於其他地方的煉金術傳承裡。

舉例來說，自然元素的影響，是那些調配處方的人最主要的考量。有些藥物完全跟地球環境整體的細微變化有關，譬如古歐洲煉金師收集來從事特殊用途的露水，必須在天時地利下才能形成。阿育吠陀也會利用自然的力量，像是把藥物曝曬在日光或月光下、運用特殊的金屬或陶鍋，或者以特殊燃料烹煮藥物。

最簡單的方法是利用水、陽光和色彩的療效。在深藍、天藍、紅、綠和黃等不同顏色的玻璃瓶中裝滿清水，放到木臺上曬太陽，晚上再分別把瓶子放入櫃內的不同隔間。據說這些水有微妙而強大的效果，可以治療幾種不同的健康問題：黃瓶子的水治消化問題；三份黃瓶的水加一份紅瓶的水可治腹瀉；黃瓶加綠瓶的水可治頭痛；藍瓶的水可以退燒，患者若身強體壯的話就用深藍色瓶的水。假如體內的龍偏盛，可服用三份黃瓶加一份紅瓶裡的水。假如龍造成關節疼痛，就用紅瓶的水來按摩。

---

8 譯注：confection，一種通常由糖、糖漿和蜂蜜製成的藥品。

另一種靠自然力量製成的煉金術藥物，則是比斯迪（pisti）。比斯迪的原料包括海中的珊瑚與珍珠、紅寶石和祖母綠等寶石，以及石英和石灰岩等。這些原料必須先清洗與研磨，然後加入草藥去毒，萃取後再放入研缽，加入玫瑰水一起研磨；磨成細粉後，還必須曝曬滿月的月光才行。據說加入玫瑰精華和月光能量後的藥物，會有極好的冷卻效果。比斯迪對治療各種熱症、發炎和出血性疾病尤其有效。

根據歐洲的傳統，萃取草藥精華的煉金師是在從事「萃取的藝術」。相較於煉製金屬這一比較高級的煉金術，以及最高級的精神煉金術外，提煉草藥只是一種比較次要的煉金變化。煉金師必須從植物體內分離出三種原始元素，經過萃取後，再把這三種原始元素結合在一起。這三種原始元素通常被比擬為汞、硫和鹽，但它們並非真正的金屬和礦物，而是指草藥內部活性成分的三個萃取階段。汞出現於以蒸氣蒸餾的精油中，它代表植物容易揮發、多蒸汽、朦朧、不具實體的特質。硫出現於植物蒸餾後發酵產生的酒精，它代表植物的熱性、強烈與活躍的特質。鹽出現在發酵後鍛燒沉澱物遺下的礦物鹽，它代表草藥的土質和固態的物質。依照這一方法調製的藥品，含有可從植物萃取而出的各種活性成分，以及煉金師一番辛勞所加入的微妙和深奧的效果。煉金師萃取出這三種原始元素後，再把它們結合在一起，他所做的正是增進自然完善的「大工程」。

阿育吠陀草藥煉金術利用這兩種萃取過程，炮製出一種名為阿卡（arka）的藥物。把新鮮草藥放入水中，讓它們輕微發酵，就能製成阿卡。發酵可以釋放植物體內的精油和其他的成分。發酵到一定程度後，便把全部混合物放入銅製的蒸餾器，蒸氣會經過一根冷凝管流入收集瓶，成為可以內服的香水。它的成分是萃取後的發酵物：這些液體就是所謂的花水（hydrosol）和精油。

阿卡有幾個好處：穩定、容易調配；可以根據病患需求，和其他阿卡混合成特殊的處方。只需少量阿卡，醫師就能開出醫治許多疾病的處方。阿卡容易服用，味道好，容易吸收，基本上是治療消化障礙的良藥。

阿育吠陀藥物的成分和作用，揭示了阿育吠陀的基本醫藥哲學和理論。分析這些藥物時，我們會發現，製藥者顯然非常清楚身體的運作情形，也了解如何使身體回歸平衡狀態。這些處方的形成邏輯，具備了成套完整且系統化的生理學、藥理學和生藥學的知識。根據這些處方行醫用藥，反映了一套診斷和開藥的繁複方法學，這也是西藏醫藥和中國醫藥的普遍原則。

一般而言，阿育吠陀藥物跟大部分整體療法的藥物一樣，藥性很「溫和」。藥性溫和，表示藥的性質溫和而均衡，因此不會傷害身體。這讓醫師和病患都確信處方是無害的。不過，藥性「溫和」並不表示處方作用慢、效果差或沒效果。用來減輕症狀的藥幾乎都是即刻見效；至於治療平衡失調的深層問題，則是用漸進而徹底的方式來改善。對於急症，阿育吠陀會利用強效的藥物；但是為了避免可能的副作用，只有醫術高明的醫師才能開這些藥。

許多藥物既要治症狀的病幹，也要治根本的病根。比方說，許多通便處方也能強化腸的功能；治療多痰病症的複方，對肺臟和造成黏液過度分泌的消化系統都有作用。那些增進身體活力和元氣、令全身復甦的藥物，不是像興奮劑那樣只產生表面的活力，卻會很快耗盡。治療感染的藥攻擊病原體，清除毒素並提高免疫力。強效的抗菌草藥加入助消化的成分，就能減輕腸道的負擔。

古代醫師發明的整體療法藥物具備許多優點。它們治療人的全身，很少出現嚴重的副作用。均衡的藥物能暫時舒緩病狀，又不會使病根惡化。精心調製的傳統阿育吠陀藥物，多半是無毒或毒性極低的藥，不會出現化學中毒、過敏反應、壓抑免疫系統或慢性退化等症狀。不同於合成藥物，許多植物性藥物能清潔肝臟和毒素聚集的組織，其餘配方也有滋養、健體與增強免疫的功能。這都是西醫對抗療法的藥物所缺乏的重要功能。

這些藥物對醫病雙方都有益。醫師運用無害的藥，可以享受良好療效的樂趣，而且問心無愧，跟病患保持良好的關係，堪稱醫藥藝術和科學的最高成就。

尋幽訪靜

高帕．烏比迪（Gopal Upreti）是個夢想家，他甫一開口我就領悟了這個道理。那是加德滿都市內一個潮濕陰暗的下午。我們都在嘉醫師的診所學習，他帶我離開嘉醫師的住處，請我陪他喝茶聊天。我們來到阿珊托的小屋咖啡店（Cafe Cabin），那是滯留街角吸大麻的外國嬉皮和尼泊爾苦行者交流後留下的舊巢。穿過門道的珠簾，進入樓上的一個房間，我們便坐在菸草和香形成的一片煙雲下。在蒸茶和西塔琴音的氛圍中，我聆聽高帕述說他的壯志。

我對這位蓄留鬍子的年輕人有些好奇。他隔著桌子坐在我對面，抽著古古利（Kukuri）香菸，說話時有很重的腔調。他說話的聲音很低，好像要說什麼陰謀詭計似的，不過他卻自信滿滿地說著我感興趣的話題。他說自己在學阿育吠陀，已經跟隨許多醫師和瑜珈行者學習過。

高帕沒兩下就說出他帶我來這的原因。他俯身過來，以幾乎聽不清的聲音說著話：「我想研究煉金術。有些處方能迅速治好疾病，而且我知道如何調製許多處方。不過還有比這更重要的事。汞和其他金屬的力量，能讓我們更有成就。我不相信科技。假如我們真有本事的話，就能利用心靈感應而不是電話，可以快速地從一個地方到另一個地方去而不需要飛機或車子。我認識許多有法力的苦行僧，如果你願意，我們可以跟他們學。」高帕為了將來的事業打算，想跟西方人建立關係。他說：「我們可以出口草藥到美國，我有親戚在海關和機場工作，我們可以開一間這樣的公司。」

高帕需要有經濟的支援才能實現他的夢想。這些夢想包括建一間把汞煉成金的實驗室。當這位新朋友簡單扼要地說明他的方案時，我只是專心聆聽，不發表意見。他說的有些有理，有些簡直荒謬，他甚至想像我們可以搭擋合夥呢。這個少見的人既是古怪的神祕主義者，又是世俗的商人。他似乎能在我追尋傳統醫藥知識時提供許多幫助。有個尼泊爾嚮導和翻譯員的夥伴，可以帶領我進入阿育吠陀的世界探險一番。當高帕述說著他如何漫遊各地，向偶遇的苦行僧和醫師學習醫藥、神話和哲學時，我心裡正轉著這個念頭。我們走入潮濕的夜色時，這次會面留給我好奇是，這個人會在我的未來扮演什麼樣的角色。

我開始跟高帕混在一起。我們到加德滿都谷地各個村莊，拜訪廟宇、神龕和天然美景。有年老的煉金師可以觀察他煉金，有可以向他詢問生命本質的聖人，有可以觀賞的儀式和節慶，還有可以翻譯和思索的書籍。每個地方的人都認識高帕，也歡迎我們的到訪。

攀越潮濕的森林，可以採到聞名的草藥。我們帶回解熱的紫花當藥[9]、多刺的印度茄類植物（kanta kare，即 Indian night shade）和毛茸茸的鴨嘴花[10]回到城裡。鴨嘴花可以止咳，也能治療呼吸道的病症。我們耗費漫長的夜晚來切、煮、磨和攪拌草藥，再分送給需要的人。在旅遊的過程中，我帶著一袋嘉醫師和培傑醫師的藥，還有自己的針灸工具。這些旅程是我最初的醫藥熱忱的成果，即追隨中國的「赤腳大夫」，以價廉、簡單的天然草藥配方，完成幫助別人的小小成就。我們不愁沒有機會貢獻自己的審慎治療，即便我們貧乏的資源不足以服務病患，病患還是非常感激我們的。

高帕不到尼泊爾偏遠地區探險時，便同父母和弟弟住在加德滿都的家裡。家人希望他能從商，繼承父親的衣缽，成為一個負責任的男人，可是高帕對從商卻興趣缺缺。他會說：「我是修行人，我這輩子只想修行，脫離輪迴。」這位虔誠的印度教徒，有時會失蹤好幾天，再光著頭或在第三隻眼的位置上點顆明亮的幸運痣回來，這表示他是去參加宗教慶典或神壇的靜修會。我問他去哪裡時，他的回答就是：「別擔心，先生。祈禱和禪定對行醫的人是非常重要的。」

高帕失蹤很久之後，有一天再度現身了。他告訴我，他母親認為該是他娶老婆的時候了，於是替他找個太太，突然結束了他的單身生涯。他有些尷尬地說出整件事，說這是權宜之計，因為母親需要幫忙料理家務的助手。這場婚姻和往後三年接連誕生的兩個孩子，都改變不了高帕的信念。僅有的改變可能是，家庭生活加強了他脫離輪迴的渴望，而我個人對這件事的詮釋是：世俗家庭的庶務把他給惹火了。他年輕的嬌妻吉塔（Gita），成天在家養兒育女，丈夫卻留在森林巖穴裡玄想。

我和高帕到村落裡去，我才發現自己住的博達那鄰里顯然是加德滿都谷地最髒亂的地方之一。我的感官每天都遭到疲勞轟炸：垃圾堆的惡臭、無蓋的污水、沒鋪石子的街道揚起的骯髒塵土，以及汽車和卡車排出的濃煙。我需要一個安靜、空氣新鮮、可以靜修的地方，讓我可以從事研究、獨自沉思和調養在加德滿都患上的慢性喉頭炎、反覆的發燒和暴躁的脾

9 譯注：Swertia chirata，又名奇拉塔獐牙菜，一年生草本植物，原產喜馬拉雅山高海拔高寒地帶的植物。

10 譯注：Adhatodha vasaka，爵床科植物，幼枝密生灰白色微毛，各部分揉後有特殊臭氣。生於林間、灌木叢或草地，分布在印度至中南半島各地。粉末呈黃綠色，味稍苦，可清血熱、肝熱、赤巴熱等。

氣。我們開始前往更偏遠的地方，走過車轍和岩石密布的泥濘路，攀越可以看見喜馬拉雅景致的山脊，經過滿是芳香植物的綠林，試圖在一個過度污染的城市之外尋找一個藏身之所。

甘野（Gunje）是加德滿都谷地以北陡坡上的小村莊。村裡有幾間草屋頂上飄出縷縷炊煙的紅土屋，房子的簡陋木門和窗戶都朝遼闊的天空開放。山谷另一側矗立著看似遙遠卻又非常明顯、接近的瑯瑁（Lang Tang）雪峰。小徑沿著岩壁和曲折梯田的邊緣迂迴前進，穿過赭色的小屋群，越過溪澗流入下方的深谷。一眼望去，到處都是小農莊、茂林和在雲間漂浮的喜馬拉雅冰河。空地上矗立著古石塔，銘刻在塔上的神聖真言則長滿了青苔。上面的高崖是瑜珈修士隱居修行的岩穴，遠處山脊上有一間經幡飄揚的小廟。下午時分雲層聚攏，把樹木全數籠罩在層層霧靄中，也使道路滑溜溜的非常危險。

我們在遙遠的岩架上找到留宿之地。這裡遠離村舍，四周是高大的玉米，附近還有一股從地面湧出的小泉。這是一間典型的草頂泥屋，有木製的活動遮板窗和爬上閣樓臥室的窄梯。我們向甘野村的村長阿沙比．達芒格（Asabir Tamang）租下這間農舍，他笑著把一捲盧比放入袋裡，還提醒我們夜間不得外出，因為森林的豹和公豬會在附近出沒。

甘野開診

散落山間的房舍流瀉出黃色的火光，村民正在準備晚飯和一種辛辣的印度菜。我靠在陋室的粗草蓆上，聞著新搭的稻草屋頂和手工抹平的泥壁發出的香味。高帕靜坐傾聽他的念頭觀想，品嘗夜的寧靜。我在山腰上度過的第一夜並非我所預期的。這陣子正是村裡的農忙時刻，所以沒有適合靜思的幽靜和時間。不過這時農忙已經結束，梯田裡只剩一片光禿和陰暗。

我問高帕道：「朋友，你怎麼對生命之學發生興趣，又怎麼開始了解它呢？」高帕拿出菸草袋來想我的問題，若有所思地在掌上摩搓著樹脂草藥（resinous herb）再捲起來。「我十九歲在學校念書，」他平靜地說，自娛地沉浸在記憶裡，「我覺得非常無聊，不曉得要做什麼，我沒有自己的想法，考試也不及格。父親跟我說：『你不會讀書，真笨，丟盡我的臉。你走吧！去你想去的地方。』」

高帕用蠟燭點菸，他的身影頓時便籠罩在一片黃光和迴旋的煙霧中。

「有一天，我遇上一個名叫卡吉（Kaji）的人，他是阿占巴（Ajambar）上師的徒弟。他為人坦率，是個很特別的人。我到他住的帕蘇帕提（Pashupati）去，兩人成天聊著宗教的話題。認識卡吉是我精神之旅的開始。」我這古怪的朋友吐出另一陣藍灰色的濃煙時，我則默默地等待、看著他。

「卡吉是教我怛特羅醫藥的人。其中有一種叫卡傑古特（kajakut）的療法，是以茉莉條醮檀香漿在特殊的盤上寫下不同的真言和病患姓名，而病患和施法者都要擇日淨身，兩人再次碰面時，施法者要寫真言、誦真言和進行火供。這種怛特羅的法術對精神的創傷、頑疾、月經和其他問題都很有效。我曾用這種方法治療不同的病患，效果很好。」

高帕繼續說：「我就這樣過了七年：在不同森林跟不同的僧侶相處，遇見不同的瑜珈修士，以及研究宗教和神學的學者。我七年來學會許多東西，不再覺得生命無趣。我不斷成長，我想自己該如何訓練心和靈，如何處理精神上的創傷？」

「卡吉告訴我阿占巴的高徒的故事。」高帕說道。我們的身影在後方的泥壁上搖曳，彷彿在聆聽我們的對話。「有一天，這個窮傢伙回家發現妻子跟人跑了。他很尷尬又不知如何是好，他心想：『我這一生再也沒有留戀了。』他變得超脫出世，他便去跟阿占巴說道：『我想出家為僧。我無所事事，又沒有一技之長。』上師說：『想拜我為師不成問題，要出家，我也可以幫你。』上師叫他帶來三顆骷髏頭，把它們串成一串骨頭念珠。他送給這個新徒弟一串念珠、一句真言、一個缽和一把濕婆的三叉戟。最後還祝福他。」

「阿占巴對他說：『從今以後，你就是出家人了。你的上師是火，它會照顧你。缽是讓你乞討神賜給你的食物。離開這個虛幻的世界到森林去，就這樣生活吧！』於是那人就來到一片方圓數里內杳無人跡的廣大森林，獨自住在自己建的小茅屋裡。」

高帕頂著腳後跟蹲著，倚著交疊的雙手，身體慢慢地搖晃。

「繼續說！」我慫恿他繼續下去，儘管大家都想睡了。

「一天夜裡，這位瑜珈修士打坐時來了一頭老虎。老虎走過來咬住他的後頸。瑜珈修士不慌不忙地看著老虎，說道：『想吃我嗎？吃吧！』於是老虎便放開他，坐著看他唸誦真言，破曉時分才離開。」

「夜裡老虎又來了，直到天亮才去覓食。幾個月下來，老虎夜夜都來找他，瑜珈修士和牠成了朋友。」

「瑜珈修士在森林裡生活了三年，不曾躺臥睡眠，只管打坐而已。他的下半身癱瘓了，上半身卻挺而有力。他的經脈疏通、某些竅開了，於是他變得目無不見，眼力遍及一切處所。他擁有神通（siddhis）卻不以為意，只是繼續修行。」

「最後，上師把他帶回阿室羅摩，兩人一起行走天涯。每到一處都有許多人來找他們，他們突然多了很多食物和錢財。因為悉地[11]的關係，所以一切都能迎刃而解。他們把收到的錢財全數送給窮人和捐給阿室羅摩。這種瑜珈修士知道我們在想什麼。只有非常貼近內心，透徹地看待事物，人就會擁有這種能力。」

夜的寒意從隙縫滲進我們的陋室，一隻蛾圍著蠟燭打轉。我躺在新泥地的硬床上，想像證得無漏智（unimpeded awareness）是怎麼回事。下方的村落完全沒有歲月的光影，喜馬拉雅的天空也沒有城市的光害。潺湲的泉水傳來撫慰人心的音樂，天上的乳河（Milky Way）則在天宇的水塘泛著漣漪。

我們遁入想像的境域，想像被禪定馴服的老虎和無上智慧所證得的奇妙成就。在外頭，

11 譯注：siddhi，指以身、口、意三密相應而成就世間、出世間種種妙果。

鄰舍的窗戶全是暗的，人們在一天的農忙後已經進入夢鄉。梯田綿延至下方不可見的山谷。我們的小茅屋依著山肩，這山則像如豆的燭光騎著幽靈般的龍飛越宇宙之海。

高帕鋪開毯子。蠟燭熄了，草製天花板上傳來沙沙作響的聲音。寂靜倏然而來，好比一個等待內在對話停止喧囂的機敏幽靈。我什麼也不想地躺著，讓休息的靈丹妙藥撫慰著我的每一口氣息。萬象流經我的心、遭遺忘的鑽石表面，還有醫師遺忘的能力，想起在火的崇拜中燃燒檀木可以追溯到的神的聖名。山透過我夢中的梯田花園低語著它的奇想。

黎明以瑯璫峰上的銀色晨光招呼我們（這裡的山脈在下一座山谷竄入蒼穹，我從來沒有見過如此接近、如此令人注目的山）。這裡是濕婆的家園，是一個看得見的天大的祝福。我身裹毯子坐著吸飲純淨的空氣，想像著以這些雪原為前院的生活，該是多麼激動人心的事，因為它會在季節更迭時，不斷更換色彩和形狀。我舒適地靠在閣樓的遮板窗，斷續打著盹。這時，陽光正把天空染成淡淡的粉紅和淺淺的紫，然後是金色，最後才是整顆朝陽出現時的亮黃色。

我起床時，高帕在樓下同鄰居攀談。我看到窗外還有許多陸續前來的人。「怎麼回事？」我對高帕大叫。「來看醫師的，上師先生，」他回答，「有人早上走了老半天來找我們呢！」我笑了笑，因為我那離群索居的夢頓時如山嵐般地蒸發了，而我們的小山舍也已變成當地的診所。

艱苦的山居生活，使山民的身體在年少時候就受到傷害。這兒的氣候冷熱兩極，還有蝕骨的潮濕。這裡的一切事物都是垂直的，人得赤足揹著沉重的負荷登上爬下。男人、女人、孩童天天做著艱苦繁重的雜務。這裡的生活赤貧，資源缺乏，營養不足。醫病比例是一比一千，需要就診還得長途跋涉。尼泊爾的嬰兒死亡率是百分之四十，男女的平均壽命四十二歲。此刻靜候在門外的山民，終其一生都得過著吃苦耐勞的生活。

有些一輩子在梯田工作的老人，四肢僵硬，罹患關節炎，皮膚脆弱如乾燥的紙，時常因疼痛而無法安眠。有些婦女在腹腔腫大時誕下營養不良的嬰兒。她們患有經血不止、貧血、疲勞和腹部腫瘤等疾病。有些孩子全身長滿疥瘡；而跌在階梯上的那些，臉上都是挫傷和血。有嚴重脊椎側彎的少婦，也有胸口塞滿痰的老嫗。人人都有消化上的毛病，吃過清除腸內寄生蟲的藥後，他們都有不可思議的故事告訴你。

雨季末期的風雨阻斷山徑前，我和高帕都定期到甘野去。清晨時分，我們坐在簡陋居所前的階梯同鄉民交談，替他們把脈，了解他們的健康情形。我向培傑醫師和嘉醫師買藥，將我們遇到的病例告訴他們，聽取他們的意見。我們帶著一些必備的對抗療法的藥物，其餘的大都是傳統的阿育吠陀草藥和西藏藥物。我也帶了針灸工具，大夥都覺得很新鮮。我會翻遍藥袋尋找讓病患帶回家的藥，或是帶他們上樓按摩、針灸，或是接受擦劑、精油的治療。藥袋一空，我就下山回加德滿都。這種旅居生活雖然勞累，卻讓人很滿足。

到訪小診所的人需要食物、休養與禦寒的衣物，並且要注意衛生。簡單的藥方和針灸，對他們的整體生活素質幫助不大。但是只要有所改善，居民就快活多了。或許是我們的關懷，也可能是治療減緩了病症，有些家庭在我和高帕不去甘野時，依然到加德滿都來求診。他們在雨中徒步數小時，來我的門前求藥求醫，醫藥費有時是草藥，有時是一加侖高山花蜜。

馬卡拉德瓦吉

「今天我要教你馬卡拉德瓦吉（makaradwaj）。」嘉醫師說。他站起來邊撫著鬍鬚邊走入阿室羅摩，不久後帶回一疊書，說這些是關於醫藥煉金術的書。

「馬卡拉德瓦吉是什麼意思？」我問。

嘉醫師大笑著回答：「鱷魚之性！」

我知道它是古代傳統春藥方的一種藥材：鱷魚睪丸。我和他的客人都笑了，我問他是否吃過這帖名藥。

醫師笑著說：「這帖藥是陽痿的男人吃的，我很正常。」他坐下時輕聲一笑，拉好身上的毯子，再用尼泊爾語跟客人寒暄幾句，引來一陣笑聲。他繼續說道：「我給很多男人開過這帖藥，我知道效果很好。」他打開一本他拿來的比較大的書，開始教授馬卡拉德瓦吉。

他說：「炮製這藥需要一個月的時間，時間主要費在金和汞的初步提煉上，真正的加熱時間只有七十二小時。我們利用特殊的加熱法和蒸餾儀器，讓汞和金的蒸汽相混。這個過程必須在一種叫卡吉古坯（kajkupi）的瓶中進行。」

「首先，把十克的金慢慢拍成細箔，用剪刀剪成小片，然後拿去提煉。提煉的方法是把金片加熱成火紅色，再浸入各種不同的溶液裡——通常是麻油、牛尿、凝乳、一種印度菜餚等。將八十克提煉後的純汞放在研缽中，加入純金完全混合，再加入一百二十克純硫一起加熱。這個做法跟製作黑色硫化汞（kajjali）的方法一樣，要在熱研缽中搗磨。這個處方的黑色硫化汞，要跟木棉花汁、八角楓的根皮與蘆薈汁一起研磨四小時，在太陽下曬乾後，才放入卡吉古坯。」

嘉醫師停頓了一下，參考他的另一本書。

「什麼是卡吉古坯？」我問。

「卡吉古坯是底寬頸狹的瓶子。把放入礦物的卡吉古坯放進一個全埋在沙中的土鍋。這個鍋要先用泥和布封起來再加熱。溫度控制對馬卡拉德瓦吉非常重要，這就是卡吉古坯要埋在沙中緩慢而均勻地加熱的原因。」

「加熱也有特別的技術。加熱的燃料是牛糞，前面四小時用文火加熱，接著用中火加熱四小時，最後用猛火加熱六十四小時後滅火，讓鍋完全冷卻。打開卡吉古坯時，瓶頸內會有馬卡拉德瓦吉的結晶。小心地打破瓶子，才能拿出結晶。」

嘉醫師停了一停，從雙焦聚的鏡片後看著我。我站起來走向他的藥櫃，拿來醫師的馬卡拉德瓦吉藥瓶。瓶內的小結晶金屬般地閃閃發亮，它有紫紅色的色澤，看起來很像顏色很深的硃砂片。

嘉醫師繼續說：「這藥有好幾種，可是製法大致一樣。如果金和汞的比例是一比四，就是『簡單』的馬卡拉德瓦吉。如果是等量的金和汞，就是效果比較強的『悉達馬卡拉德瓦吉』（siddha makaradwaj）。」

馬卡拉德瓦吉是硫化汞的一種，化學成分跟硃砂一樣，不過據說兩者的性質完全不同。關於這個現象，煉金上的解釋是：昇華狀態的汞能吸收其他物質的作用，並獲得強大的功效，所以被視為珍貴補藥。

馬卡拉德瓦吉跟一些草藥、礦物混合後，可以製成各種處方。其中之一是將馬卡拉德瓦吉放在研缽研磨三天，然後加入丁香、肉豆蔻和藏紅花的粉末，混合後加入蒟醬（betel）葉汁再磨上三天，最後再加入樟腦和麝香繼續研磨。把這些藥糊做成藥丸，放在涼蔭處曬乾，然後收到玻璃瓶裡。藥丸要在早上和下午，用煮後冷卻的牛奶和冰糖一起空腹服用。據說這種特殊的藥對消化系統與新陳代謝很有幫助，能增進健康和延長壽命，也能改善氣色，增強性能力。由於馬卡拉德瓦吉有催情的作用，所以它也有性神（Kama Deva）的意思。

上師繼續講課，描述馬卡拉德瓦吉如何治療幾種頑疾和不治之症。「在阿育吠陀，我們認為生命是精神與身體的結合。馬卡拉德瓦吉能益壽延年，垂死者服用幾顆就能刺激心臟；心臟衰弱的人，可以用一份馬卡拉德瓦吉，加上兩份純珊瑚粉和兩份純珍珠粉，一天服用三至四次。這藥加入麝香，配合蜂蜜服用也很好，是一種興奮劑。」

這時，一對年輕夫妻走了進來。醫師放下書，拿下眼鏡，請那少婦過來把脈。簡短交談後，醫師確定她的身體正逐漸康復，不過談話間並未提及她的病況。嘉醫師指示助手再配些藥給她，就回來講課。

醫師繼續說道：「馬卡拉德瓦吉可以跟西多巴拉迪（sitopaladi）混在一起，用於治療結核病、急性支氣管炎、糖尿病和性無能。它能增加性能力，治療一切疾病。跟綠色、棕色的小豆蔻一起，配上蜂蜜或奶油，一天服用兩次，可以治療暈眩和記憶衰退。至於性無能和性冷感，可以一份馬卡拉德瓦吉加兩份麝香或一份藏紅花，配合蜂蜜或蒟醬葉，一天服用兩次即可。」

「患有高血壓和精神疾病的人不能吃，因為它會使龍偏盛。這種藥一般用於生命素（ojas）和生命氣息（prana）較低的時候。『生命氣息』（life prana）存於心肺；『活動生命氣息』（activity prana）則存於生殖器官。當支持生命的氣息衰退，或生殖氣息虛弱沒活力時，就用這藥。」

最後，嘉醫師結束他對馬卡拉德瓦吉的評論：「切記，礦物和金屬藥物最主要的原則是：炮藥者要仔細按規定操作。不純的汞會造成器官和組織中毒，只要炮製和服用方法正確，這類處方就沒有問題。」

接下來的午後，我們討論煉金術和傳統藥物萃取過程的重要性。

嘉醫師說：「最上等的礦物藥，是在火中煮過千次才變成甘露。「遵照這種方法炮製藥物的醫師，就是施甘露手的醫師。這種醫師把他的哲學理念，融入一切實踐之中。」

嘉醫師笑開了嘴，舉起他柔嫩細緻的棕色手掌。「當你成為『施甘露手』的醫師時，藥是黃金或灰燼都不重要了！因為病患知道你開的是甘露。」

我以微笑回應他的話，高帕則體貼地說：「是的，上師先生。」

上師繼續說著：「難治的病例，經常需要醫藥哲學的支援。我們好學是件好事，不過貪財卻是惡習。阿育吠陀認為我們該具備各種知識，才能涵養出一顆成熟的心，這包括所有的阿育吠陀知識、言語和科學。阿育吠陀教導我們，靜脈、動脈和維持生命的器官是非常複雜的，草藥和礦物的氣味、性質與藥效也千變萬化，而藥物在體內的決定性效果又是那麼微妙，使得這種智慧令人疑惑不解。一個阿育吠陀學生該把所學複習一千遍，再實踐一千遍。唯有如此，才能掌握各種不同的醫藥知識。」

嘉醫師舒展四肢笑了一笑，總結了今晚的課題：「有朝一日，你就會理解我現在的感受，六十八歲時的感受。在阿育吠陀的哲學裡，更加成熟，也更能如魚得水。」

我衷心地感謝他，微笑著合十跟他道別。

第四章　國王的煉金師

我要圓滿地處理汞，讓全世界不再有貧窮。

——龍樹

在追尋健康、醫療和安樂時，醫藥實踐不免時時扯上巫術和神祕思想。就連現代的對抗療法也在尋找神奇的「仙丹妙藥」，借助科學的奧祕以喚起心靈的醫療能力。阿育吠陀和西藏醫藥都從怛特羅、煉金術、巫術和瑜珈術等沃土汲取養分，讓科學和超自然現象相互結合，並告訴我們如何有效地激起心靈的治療能力。這些不同的傳統分科，利用禪定、觀想、祈禱、唸咒、催眠和信心等證實有效的療法進行治療。這些都是符合現代科學，而且能產生非常理所能限制的效果。

阿育吠陀稱煉金術為汞學（Rasa Shastra，the science of mercury），這是醫藥和神祕主義結合後的獨特產物。醫藥煉金術是學術界承認的研究領域之一，印度阿育吠陀大學裡都有開設這門課程。這一聞名且常見的醫藥煉金術，利用各種精煉後的物質（包括汞）來防治疾病。這種神祕的醫藥煉金術是以「醫療化學」[1]為基礎，多半利用汞來從事治療；其主要目的是讓身心徹底返老還春，在今生證得精神上的解脫。我們就在這披著神祕面紗又充滿傳奇事件史的傳統中，發現古人設法將賤金屬[2]煉成黃金的各種方法。

煉金術有兩種：一種常見，一種充滿傳奇色彩，兩者關係密切卻差異頗大。炮製藥用汞的技術，承自信奉神祕主義的怛特羅煉金師的實驗，二者都志在煉汞去毒。這兩門學科可以形容為內在和外在，高層次和低層次。一同運用這兩門學科，就能成就今生的所有目的：低層次和外在的方法，製造促進健康和延壽的長壽藥，讓人有壽命完成高層次、內在的轉識成智的煉金術。通常人們所知道的煉金術是將賤金屬化為黃金，但這只是這門藝術後期才出現的特殊現象。

交織著神祕主義和醫藥洞見的煉金術，雖然是珍貴知識的來源，卻也是遭人置疑和嘲笑的對象。醫藥煉金術和汞藥在印度次大陸受到廣泛的認可，也有一千多年的使用歷史，可是現代的印度人和尼泊爾人，卻因為阿育吠陀的神祕色彩而排斥它。加德滿都那些滿腦子以科學為依歸的對抗療法醫師，經常質疑藥草的醫藥價值，一談到怛特羅煉金師的超自然功業，他們便全面地把阿育吠陀判定為奚落和蔑視的對象。對一些接受煉金術是醫藥訓練之一的阿育吠陀醫師而言，騰空和化汞為金等課題，只是一種人們不再理解的技藝，或是常人所無法感知的事實。但對傳統煉金師或像高帕這種接受七世紀遺下的世界觀的人來說，煉金術具有的驚人效果，不僅是確實的真相，還是一種至高的真理呢。

煉金術哲學的分布面廣。印度煉金術是煉金學海洋的眾多分支之一，但阿育吠陀至今仍然只流傳於印度文化裡。煉金術這古老的學說曾經流傳到許多大陸，不過總是受到其他宗教的影響，而改變了它那隱晦的語言。對歐洲人而言，煉金術是掩藏在基督教教堂的畫像裡；對波斯人而言，是在伊斯蘭教宇宙論的幾何學裡；對中國人而言是在道家詩歌裡；對印度次大陸的印度教徒和佛教徒而言，則是在怛特羅經典語言的隱晦微光中。若把煉金術簡化成尋

1　譯注：iatro-chemistry，適用或用於醫藥上的化學。
2　譯注：base metal，即銅、鋅、錫或鋁等不貴重的金屬。

金活動，它馬上會顯露出自己並非只是一種變化金屬的伎倆。越是深入探究煉金術的奧祕，就越難界定什麼是煉金術。據估計，兩千年來共有逾十萬卷文章討論這一課題，可是學者對什麼是煉金術迄今仍然沒有共識。

上帝的精髓

步入煉金知識的迷宮，將發現自己進入夢幻般的潛意識資料庫，這裡充滿奇妙而真實的符號。這個世界有從自身灰燼中重生的鳳凰，不斷嚙食自己尾巴的蛇族和在火焰中盤旋的七色龍。喀巴拉式[3]的梯子穿越天宇，直達言語所不能言詮的境地。宇宙的曼荼羅闡釋人類的非凡形體，而綠色的碑刻則述說高層世界和低層世界的統一。

一個西藏瑜珈修士吹著肱股喇叭，慈悲地將自己的血肉化成無數食物和飲料，召喚邪魔餓鬼來享用之；這就是幻變。中世紀注重禮儀的人在祕密入會儀式上以星辰之光供奉法寶；這也是幻變。基督教牧師以象徵耶穌的肉和寶血的麵包和酒祭祀。印度瑜珈女修士和伴侶享受性愛之樂，將欲望化成燃燒的心量之籽，再熔化微妙肉身的脈輪。成列僧侶坐著唸幾天的經，七彩絲線把他們的心念引入大祭壇下的藥甕。道士以吐納讓氣緩緩沿著脊髓上下運行，滋養漸漸綻放的意識的金花。諾斯替[4]專家耐心看著實驗室祭壇的火焰，在七彩的冶金變化中尋求再生。負責蒸餾的人看著新鮮的玫瑰花瓣，漸漸化成濃烈的玫瑰精油滴落瓶中。這一切都是幻變，是一條在物質的黑暗中尋找靈性之光的道路。

儘管我們幾乎不能全面界定何謂煉金術，但它的歷史還是有真確無疑的內容。可以肯定的是，煉金哲學必定吸引過歷史上一些非常尊貴、具有創造力、知識淵博或影響力極大的人，其中包括聖人和先知、科學家和醫師、藝術家、國王、皇帝和教皇等。同樣也可以肯定的是，幾世紀來尋找黃金的研究，為化學、冶金、藥物、藝術和其他領域帶來無數珍貴的貢獻。煉金史充滿了琳琅滿目的善行義舉，譬如以來路不明的巨款設立醫院、支援宗教團體和提升政治事業等。印度歷史上最著名的例子就是龍樹，據說他曾以法術變出的黃金，資助一所大佛寺。煉金史上的另一件怪事，就是有關當局通過禁止煉金的法案。古中國的煉丹師能公開煉金，但十六世紀英格蘭國王亨利四世[5]就禁止冶金，印度至今仍有同樣的法規。符合成本效益的黃金生產法，將會降低黃金的價值，進而使富人的財富頓時化為烏有。

長久以來，有無數人在尋找煉金的祕密。然而在煉金史上，這閃亮的金屬為何會成為神祕主義者追尋的目標呢？這些高尚的心靈必定知道，金錢相對而言是毫無價值的。在盛行煉

3　譯注：Kabbalistic，猶太教中的神祕教派。

4　譯注：Gnostic，二世紀基督教內一個重要的信仰體系，「諾斯」一詞源於希臘語 gnosis，意為「知識」。此教強調得救的方法是獲得祕密啟示的有關宇宙起源以及人體內靈魂的真正命運的知識。

5　譯注：Henry IV，一三六六—一四一三，十五世紀英格蘭蘭開斯特王室的君主（一三九九—一四一三），作者誤為十六世紀，十六世紀的亨利四世（一五五三—一六一〇）應是法國波旁王朝國王。

金的文化，譬如產生煉金術的印度怛特羅環境，求財是苦行者今生今世的束縛，將會造成各種苦：先是欲得之苦，繼而是欲留之苦，最後是失去之苦。煉金術聖人曾說，為己利而煉金是天大的罪愆，將會招致嚴重的後果。煉金師間流傳著許多故事，述說上帝降下詛咒來懲罰為世俗之利煉金的人。

煉金術經典記載，了解汞的人，是一個有耐性、寬容、心性沉穩、不容易受外物干擾的人。他不斷祈求上帝，虔心供奉和愛敬女神，懂得運用願力。他熟讀各種經典，毫不怠惰，時時追隨佛道。這種人是盡責的汞弟子，從他身上可以看到煉金術的無私大愛。按照這些標準看來，一個渴求黃金的人，在開始學習前就已一敗塗地了。

印度煉金術的最高目標不在於煉汞成金，而是成就靈魂的解脫和脫離苦海。煉金術哲學相信，唯有健康、健全的身體才能練習瑜珈，達成攝心的目的。不能攝心，就無法理解究竟的至道。為了獲得靈魂的解脫，身體得除去疾病的纏縛、長命百歲和不受老化的影響；這些條件是心性安定的基礎。即使如此，僅有健康的身體或安定的心，也不能獲得靈魂的解脫。唯有兩者兼備，結合二者延長靈修的階段，才能獲得解脫。

在怛特羅煉金術和阿育吠陀中，極純的汞可製成抗衰老和延壽的藥物，用以增強體力與增加無漏智。據說使用純化汞的養生療法（Rasayan Therapy），能滋補身體的所有組織，包括軀殼、生命氣息、精神功能、智力和靈魂等。阿育吠陀認為，這種全身的深沉滋補能使身體健康，讓體液、消化之火、排泄物和組織保持平衡，令心和靈長保愉快。擁有這種身體的人能安享天年，感覺器官或心智能力不會退化，能毫無痛苦地安詳往生。

萃取汞的淨化法（Shodhana），可以成就三大目標：其一，為身體提供無毒的金屬。淨化法能除去汞中不穩定的雜質和毒性，煉成能被細胞吸收和代謝的形式。其二，增加五大元素的功效，使汞成為五大元素的載體，而不只是支配金屬的「地」元素。其三，改變汞的物理和化學性質，提高它的沸點，並改變分子結構，使它能吸收其他金屬。

完成了淨化法的各個步驟，汞便具有驚人的療效。然後又經過加工，讓它具備改變原子性質的能量。煉金師把汞令賤金屬變成黃金的這種特質，稱為哲學家之石。如果汞的原子能被調製得足以影響其他金屬的分子結構，它就能賦予人類身心新的活力，使人步向解脫之道。

服用純化汞進行抗衰老的治療前，先要排除體內脈管的雜質。這時就要利用包括精油按摩、草藥浴、催吐、致瀉、灌腸、鼻內噴劑等方法的五大純淨法。治療期間，瑜珈修士必須食用特殊飲食和刺激消化、代謝的草藥。完成五大純淨法後，還要繼續服用更多草藥，以排除體內過多的鹽、酸、鹼和寄生物。

清淨後的身體，才能進行養生療法。治療時限最多可達數月，每次逐漸增加汞的劑量。這段期間，甚至此人往後的一生中，都要嚴格遵守飲食、社交和宗教的紀律，才能確保治療的成功，避免干擾代謝平衡的嚴重後果，並增加人的智慧。印度煉金術聲稱，調養過的人能長命百歲，不會出現頭髮發白、皮膚變皺的常見老化現象。經過養生療法調養的人，配合瑜珈和禪定等其他修行，將來就有可能達到靈魂解脫的終極目標。因此，汞的梵文名稱多半和濕婆同義，表示這種液狀金屬是上帝的精髓。汞最常見的名稱是帕拉達（parada），意指「使人獲得解脫的東西」。

阿利爾醫師的寶庫

畢奴巴拉沙・阿利爾醫師（Dr. Bishnuprasad Aryal）是瑪亨德拉國王[6]的宮廷煉金師。他師事貝那拉斯[7]的上師學習煉金術，知道如何調製延壽和增加性能力的汞藥。妻妾成群的尼泊爾總理猶大・珊瑟（Judah Samser）為了繼續縱情聲色，便招他入宮炮製春藥。這位煉金師費了二十年的時間，把汞、金、寶石和草藥炮製成汞藥。他離職告老還鄉後，又繼續在故鄉薩尼巴（Sanepa）製藥。他的房裡堆滿外來物品和古老的萃取儀器。在他從事這行的六十多年後，我們在這間房間見面。

高帕跟隨阿利爾醫師學習了一年，他迫不及待地想讓我認識上師。

「他非常傳統，很保守，功夫跟他父親一模一樣，」我們在一個陽光普照的早晨，走向阿利爾醫師的家時，高帕對我說，「他只吃水果和喝茶，從不接受別人的食物。他用餐前要更衣做禮拜。他不相信別人的藥，也從來不用市場的草藥；他親自為病患調製少量的藥物。」

阿利爾醫師坐在矮几後方的地上，四周擺滿煉金書籍和一罐罐的藥。他身材瘦削，態度熱情，但為人嚴肅、有威嚴。他的高額上點著紅色的幸運痣，灰白的短髮下以檀香畫上一條印記。老人替桌子另一邊的尼泊爾婦人把脈時，我們則靜靜地坐著。他專心聽診，神色從容而專注，讓我想起他為侯爺把毒藥製成良藥時的謹慎。

醫師把完脈，抬起頭來招呼我們，臉上的專注頓時化為溫暖的笑容。「這是鹿角灰（shring bhasma），專治寄生蟲造成的黃疸病。」他一邊為病患配藥一邊說。他慢慢在紙上倒入幾排整齊的白色粉末，細心地包好放入小袋子，然後拿給病患。他同婦人討論藥方和飲食問題，她數出幾個盧比，兩人就互相道別。阿利爾醫師清理好桌面後就靜靜坐著，專注地對著我和高帕。

這巖穴般的房間盡是奇珍異寶，我讚嘆地看著堆得到處都是的瓶瓶罐罐。天花板的矮椽掛著一袋袋草藥和礦物，書架和櫥櫃裡裝著更多祕密，角落裡堆著老舊的實驗器材：度量儀器、坩堝、壺、研缽和杵。書本堆得到處都是，有些一看就是古書；殘破的封面下隱藏著什麼神奇的醫藥和煉金術呢？印度神祇自牆上向下俯瞰，牆上的小窗透進隱約的微光照耀著祂。香爐飄出的縷縷輕煙，是早晨禮拜時的獻香。

---

6 譯注：King Mahendra，一九二〇—一九七二，一九五五—七二年間為尼泊爾國王。

7 譯注：Benares，即瓦拉納西，印度北方邦城市，印度教七聖城之一。

我和高帕耐心坐著，恭敬地等待老師開口。上師只圍一片白色薄布，前襟敞開，露出婆羅門衣著繞在右肩和左臂下的細繩。雖然洋灰地面和四周都傳來陣陣沁骨的寒氣，他卻絲毫不覺得冷。牆上的壁爐，也放滿了藥罐。

阿利爾醫師決定讓我們看一看他收藏的寶貝。他打開抽屜，拿出一小顆乾果。

「濕婆是第一位阿育吠陀醫師，」煉金師以有趣、優美卻毫無生氣的聲音說道，「祂的花園前面種著奇特的訶梨勒樹[8]。你找不到這種果實，因為它是兩顆連在一起的，非常稀罕。我有一個樣品。」

老人把梵天花園裡的果實遞給我。它的大小相當於一顆小梅子，外形像子安貝[9]的貝殼，呈深棕綠色，果皮有些許的木紋，果實上有條裂開的溝紋。我學習中藥時認識了訶子[10]，也知道它在阿育吠陀的一些用途。漢方極少用訶子，可是印度次大陸卻經常用到。這種藥材備受推崇，甚至被稱為梵天之果。訶梨勒樹共有七種，六種種在人間；第七種可治一切疾病的金色品種，只有能入天界的人才能得到它。藏醫認為訶子是藥中之藥，於是稱它為藥王。它是安住在藥師佛缽中的不朽之果。

據說訶子眾味俱全，唯獨少了鹹味。訶子入口時很酸很澀，過後才開始回甘。經典上說它是上好的草藥，既能強身健體又沒有副作用。它能治很多病，因為它適用於各種病症。它是最有名的抗衰老藥，能延年益壽、增長智慧、補腦、強化神經、排除毒素、調節腸胃等。我慢慢把玩著訶子，心想煉金師不知道是打哪兒找到的。

「這是西拉吉[11]，」阿利爾醫師拿出一個裝著柏油般黑色物質的瓶子，「是我五十年前在皇宮煉好的，配奶吃就能治一切疾病。它的主要功效是維持活力素[12]。」

我記得第一次看見西拉吉，是在培傑醫師藥房的一個櫥櫃後面。那是一片瀝青般的黑色黏稠物質。

尊醫解釋道：「它是礦物做成的瀝青，是鐵礦脈滲到岩山表面的汗液。當太陽照耀岩石時，這種瀝青就汩汩地流出來。這是上好的藥。」

西拉吉是阿育吠陀非常重要的藥物，可用於治療糖尿病、高血壓、腸胃失調、膽結石、腎結合、胃酸過多、貧血和肝功能失調。它是一種利尿劑，也是治療尿道發炎的良藥。據說它是上等的補藥、強身健體的抗衰老藥，以及清腎、調節血糖的良藥。中年以後定期服用西拉吉，能預防心、肝、腎的疾病，縮小腫大的前列腺。心臟病患者服用西拉吉和印度沒藥[13]

8 譯注：haritaki tree，使君子科欖仁樹屬的落葉大喬木，樹形像木梡，花白，籽稱訶子。樹皮含大量單寧，可提煉染料。
9 譯注：cowry，熱帶海洋的一種腹足動物，貝殼上通常有很顯明的花紋。
10 譯注：Terminalia chebula，又稱藥訶子或阿如拉，是訶梨勒成熟且陰乾的果實，味酸、澀，微苦。
11 譯注：silajit，一種礦物瀝青。
12 譯注：ojas，乃支撐生命的根本，所有生命靠它活動並得到營養，沒有它人就會死亡。
13 譯注：commiphora mukul，橄欖科植物的黃色樹脂，可治腸胃道疾病和體表的潰瘍。

的混合物，就能清除血管阻塞和強化血管。西拉吉是有名的靈丹妙藥，也是既能即刻滋補肝臟又能解毒的罕見藥物。

「凡是能治的病，西拉吉都能派上用場。」這位阿育吠陀醫藥專家說。除了備受醫師和病患的讚賞外，西拉吉也是猴子愛吃的點心。

調製西拉吉的方法，是在土鍋加水後放入生礦脂，再拿到太陽下曝曬。三天後雜質沉澱，就把上面油膩的黑色乳狀物倒入另一個鍋裡，將沉澱的渣滓泡一泡水，殘餘的西拉吉又會浮上表面。將液態分離物拿到太陽下曝曬，依序放入三果[14]和旱蓮草[15]的煎劑，最後加入牛奶。再拿到太陽下曬乾，就可以做藥了。

上等的西拉吉很罕見。我在其他診所（包括嘉醫師的診所）見過各種等級的西拉吉，但以阿利爾醫師現在給我看的品質最好。它厚而滑，呈脂狀，像糖漿或麥芽糖，香味怡人。它入口時味道苦而辣，像是牛尿的味道，然後是濃郁的甜味，令人忍不住想要多吃些。這是真正上等的西拉吉。阿利爾醫師有一大罐西拉吉，但我開口跟他買時他也只是笑一笑，最後只賣了四盎斯給我，而且索價極高。醫師將西拉吉緩緩倒入一個空的嚼菸罐裡。我把它放入行囊時，心下不禁好奇，當我回到西方世界後，海關人員會做何反應——「這是個人用的嗎？」當西拉吉的香味飄過時，她或許會露出厭惡的表情，並滿腹狐疑地問我。

「這是什麼？」我從地上的土鍋拿出一些乾燥的小塊，問道。

「還在提煉的黑雲母。」醫師回答。他伸手到櫥櫃裡拿出幾片光滑的石頭，那是原來的雲母石。「先把雲母融成液狀，用藥草去毒後，把溶液曬成塊狀，再經過多次的加熱。那些已經加熱了五十次的，還要繼續加熱。」煉金師拿出一塊強化玻璃，注視著一塊黑雲母。他要我們靠過來，教我們看雲母表面上顆粒狀的小結晶。「這些雲母塊還得加熱到所有結晶消失為止。」他說。

「如何加熱呢？」我問。

上師站了起來，請我們移到戶外的實驗室。戶外有幾個深淺與形狀互異的土穴，穴裡還有一條條的紋路。「各種加熱法，按照洞穴大小和加熱時間的不同，而有不同名稱。」阿利爾醫師指著一個較大的地下爐灶。「這個叫象號焙燒（goja poot）。在穴內填入牛糞塊，把裝有黑雲母的密封土鍋放入牛糞中央，再用牛糞和米糠埋起來。這把火要燒個三天三夜；這是一種加熱法。」他補充說道，黑雲母需要加熱一千次。燒好的黑雲母是治療呼吸疾病和免疫系統缺陷的特效藥。

我們回到診所繼續尋寶。阿利爾醫師打開另一個抽屜，拿出一樣怪東西放在桌面上。我認得它的形狀，那是印度最有名的符號，一個環形底座托著的陰莖。雖然它代表男女性器官

---

14 譯注：triphala，訶子、毛訶子和油甘子等三種阿育吠陀藥物製成的重要處方，具有清毒、解毒和抗老化的功效。

15 譯注：Eclipta alba，原產亞洲的熱帶植物，富含鞣質，是治療出血、流鼻血等症狀的民間草藥，也是中醫和阿育吠陀中補腎益脾、生髮、止血和解毒的藥草。

的結合，也意指造物者繁殖和復甦的力量；但它也跟男性有關，是濕婆的陰莖。

它是什麼製成的？我心裡想。它雖然是固體，卻又有液狀的外表。煉金師鼓勵我拿起它。它柔細、冰冷又沉重，有極柔細的粒狀紋理，又擁有金屬的質感和銀色的光澤。

「上師用純銀製成的，」高帕解釋道，「固化汞是很艱難的工作。」

「它有什麼目的呢？」我問。

「用來修法，」老師回答，「它是濕婆的生命力。我用它來做禮拜，向它獻香。它最主要的功能是用來祈禱。把汞固化後，你就是成功的人，任何你所追求的悉地很快就會實現。」

這東西在我的手掌閃閃發光，輝耀著金屬的乳白色光芒。這如意的水滴、固化的液體和造物者的聖禮裡，究竟含藏著什麼力量？這位造物者開啟的門戶，可以通向每一個可企及的成就。

「為了認真探究煉金藝術，你要全心投入數年的時間。」醫師邊說邊把汞陰莖放回櫥櫃。

我發現這種學問具有非常誘人的前景，於是我便要求拜師學藝。他笑著點頭同意，請我們在往後的日子裡幫他製藥。

這位老人站了起來，同我們步入庭院的暖陽中。我離開時，他送給我一份禮物，是一包讓我帶回西方栽種的小種籽。他說：「它叫特里米吉（tribij），每天服用三顆可治高血壓。」他祝我們一切安好，拉起高鐵門的門閂，讓我們回家。

煉汞之日

雨季後陽光普照的暖日，是加德滿都草藥師和煉金師最忙碌的日子。落雨後郊外一片新綠，烈日下就能調製各種藥物，這是潮濕的暴風雨季節所不能夠的。九月到年終是最適合採藥、調製藥方和煉汞的時節。在一個亮澄澄的早晨，我和高帕步入皇家煉金師的庭院實驗室，阿利爾醫師和拉曼・班達利（Raman Bandari）不久就加入我們的行列。拉曼是阿育吠陀技師，協助我們提煉和蒸餾汞。

無論是提煉一般藥物、高級純汞、煉金或祈求靈魂的解脫，煉汞的第一個步驟都是煉出純汞。由於汞容易跟其他金屬形成汞合金和吸收環境或市集裡的雜質，所以在進行淨化法去毒前，必須徹底清除汞的雜質，才能煉出無毒的萃取物。完成本步驟的常見提煉法，是從含汞礦石硃砂礦中提煉出汞。阿利爾醫師和拉曼準備進行這一簡單的程序。

首先，把硃砂磨成粉末。拉曼坐在實驗室的磚地上，在黑色石缽中磨著朱紅色的礦石。我仔細察看那些等待研磨的明亮礦石。

「挖出來的硃砂礦是這樣子的嗎？」我問。

「是的，」阿利爾醫師回答，「現在市面上也有人造硃砂。製法是把劣質的硃砂礦磨成粉末，放在土鍋內加水和硫後密封起來，再讓它們凝結成塊狀。我們用的是純的硃砂礦，因此煉出來的汞比較多。」

「是尼泊爾的礦石嗎？」

「來自東部山區，」醫師說，「產量不多，因為這裡的市場不大。」

「手拿硃砂礦會不會有危險？」

「硃砂礦摻了硫和其他礦物，它沒有毒，」阿利爾醫師說，「汞有數百種形態，有的無毒，有的有毒。它有不同的結合和混合方式，因此要看它以什麼形態出現。」

拉曼研磨硃砂時，我們則忙著切新鮮的酸橙，把橙汁擠入石缽。拉曼熟練地將杵碾過明晃晃的圓形礦石。他的手輕鬆自在地推移著，這雙手已經跟礦石打了數十年的交道。

「在硃砂礦抹上酸橙汁，」拉曼說，「然後拿到太陽下曬乾。這個以陽光進行的過程，叫做修習（bhavana）。讓橙汁蒸發的過程要重複三次。硃砂跟檸檬酸起反應後，汞會迅速釋出。」

短小精悍的拉曼，臉上銘刻著歲月和煉金經驗的皺紋。他的聲音尖細，說話不帶感情，而且極少開口。這位尼瓦爾人[16]蒼老的臉上，有一對深陷於眼窩的眼睛，呆滯的黑瞳仁令人搞不清楚他是否真能看得見。他為人溫和謙遜卻孩子氣，人們很容易把他當成為謀生而賺取幾個盧比的傻子。拉曼幾十年來服務過許多阿育吠陀醫師，有自行開業的，也有擔任公職的。他擁有處理植物和金屬的敏銳直覺，因此被奉為阿育吠陀技師和煉金助手。

我們坐在實驗室涼篷下的石板地，輪流把硃砂礦磨成粉末。時間慢慢地流逝，白燦燦的陽光到了午後就把硃砂糊給曬乾了，第二天就能完成這個階段了。

「你怎麼開始學習阿育吠陀的？」我問拉曼。

「我入行四十多年了，」老技師說，「我小時候，爸爸經常調製阿育吠陀藥物。當時，加德滿都有些阿育吠陀名醫教我製藥，讓我幫他們幹活。我從工作中獲得知識和經驗。我了解得還不夠深入，但我盡力而為。」

老人抬起頭來，瞇著眼睛露出一絲笑容。

「在我往生以前，我會盡力為阿育吠陀服務，」他說，「我想為每一個家庭和村落做出好藥。有錢的話，我還想讓所有人得到自由，我只想幫助他們。我生來就喜歡幫助別人。」

拉曼繼續磨著潮濕的硃砂，沉重的杵節奏有致地滑過朱紅色的硃砂糊。我心裡想，這位老人花了多少時日在這類讓人斂心默想卻又枯燥乏味的簡單工作上呢？

「你做過其他工作嗎？」我隔了一會問道。

「我是梵天的樂師，」拉曼回答，「我會吹笛和彈小風琴。我熟悉宗教祭祀的傳統音樂，也會唱傳統的歌曲。」

阿利爾醫師大聲地說：「我每次煉汞時，都由拉曼先生充當我的助手。他知道加熱汞的溫度和汞的需求，不需要我的叮嚀。他有一種廣納一切的本領。你看他吧，沒有人知道這些知識的。」拉曼低聲反駁了幾句，惹得老翁咯咯地笑了起來。

第二天，完成了加檸檬酸的初步工作。乾燥的粉末就被放入一種名叫鼓器（dhamaru

16 譯注：Newari，尼泊爾的八大民族之一，主要分布在加德滿都谷地。

yantras）的鍋中蒸餾。拉曼以一支小匙細心地挖出硃砂，分別稱出每包兩百克的重量。之後，我們便在一碗井水中加入泥土，加以攪拌。

「現在，將硃砂放入鼓器，」阿利爾醫師解說道，「把鼓器的兩半合在一起，接口用泥布封起來。要封得密實，別讓空氣跑出來。」

黏土調得濃度適中時，拉曼就在每個鍋中倒入一包硃砂粉，然後拿起另一個鍋子倒蓋在上面，再托著它們，把浸過黏土的布裹在鍋緣。完成後，我們仔細把鼓器排一排，讓它們在加熱前曬曬太陽。煉金師叫我們先回家，太陽下山後才回來。

我和高帕晚上八點左右回到阿利爾醫師的家。老人正在房中休息，我們只好到庭院等待。這時，天上象牙色的雲層間露出了一彎上弦月，還有蟋蟀在草叢奏樂。老師不久就出來了，開始進行煉汞的下一個步驟。

我們在爐中升起小火，小心地放入鼓器。這個鼓器就像火焰上的一朵大蘑菇，裡面的橙紅色粉末，不久後就要釋出閃亮的金屬。

「加熱八小時，」阿利爾醫師說，「要用小火，不可以用大火，還必須在鼓器上鋪上濕布，否則鼓器會破裂。」

拉曼開始在水中浸布，擰乾後鋪在鼓器上。

「汞化成氣體，聚集在鼓器上面，形成汗液般的黑色粉末，」阿利爾醫師又說，「明天把粉末拿出來，放進碗裡。擦一擦粉末，就會出現純的液態汞。」

我們在磚地上捲開草蓆，在爐裡添些燃料。高帕打開一瓶瑜珈修士送的神聖粉末，搽在眾人額前祝福我們。阿利爾醫師舒服地躺在粗草蓆上。我們的夜晚正式降臨。

汞的永恆之旅

醫師在靜夜裡低聲說著加熱的事，又說溫度要保持均衡。他說這份工作的成敗，決定於人的專注和保持專注的能力。汞和心的關係，對那些服用含汞藥物的人也很重要。「服用含汞藥物的病患若不學習禪定，就無法充分體驗它們的力量。」煉金師解說道。火發出細碎的爆裂聲，四周的鄰里都已進入夢鄉。

「汞跟地府的蛇神那伽[17]有關，」阿利爾醫師繼續說道，「汞來自大地，性喜潮濕；不過，汞幾乎是無所不在的。它存出於五大元素、我們的呼吸、眼神、眼睛、心和心的緣起——生命氣息。世間的一切都是汞的反應，全都跟汞有關。」

煉金師的話非常正確。到處都有這種流動、無味、濃度高的液體兼金屬兼氣體。它的分布遍及海洋、大氣和銀河。它從自然界的人造資源蒸發到天空，在落雨中回歸大地，最後又蒸發到天空。它聚集在動、植物體內，也跟其他金屬結合成化學物質。據說汞最終是在硫分

17 譯注：Nagas，印度神話中神格化的蛇，乃人面蛇尾的半神，住在地下。

子的包圍下，停憩在海底。

我想像著銀色的汞輕輕地流過世間，進行一趟永恆之旅。從地底潮濕的礦工坑道，進入了人類的光明世界。汞蒸氣有如晨露蒸發般從大地升起，追隨吸引翱翔中的鳥類飛向太陽的溫暖氣流迴旋而上。從雲間降下的汞，細小如結晶般隨著天庭垂下的雨簾串串落下，探索流水流經恆長黑暗的幽僻之處，在尋找大地的硫之卵子時和其他元素結合。煉金師的譬喻真是精妙啊。把汞的源起比擬為那伽的世界，即海洋深處的神祕地底世界；還把汞奇妙的遍在，跟我們對一切生命的意識聯想在一起。

夜更深了。高帕捲了一支菸，跟拉曼一同坐著分享，眼睛則盯著柴火的餘燼。黑鍋裡的汞漸漸被喚醒，彷彿是一條盤旋而上的蒸汽龍。

「汞有兩種作用，」高帕說，「一種是一般的藥用功能，就像我們在這裡把汞提煉成卡嘉利（kajali）或馬卡拉德瓦吉一樣。這種汞是治病的良方，可是卻沒有法力。這只是汞的基本作用。汞真正的作用是大煉金術（dibir rasayan），這是一種特殊的工作，是偉大的獻祭。」

高帕所說的大煉金術，是怛特羅煉金師所走的道路，他們認為汞是最神聖的聖物。他們以神龕和廟宇為實驗室，從事非常神聖的工作。他們認為汞的神祕變化，就是通向覺悟的鎖鑰。不過，這條路並不安全，有人因而獲得啟悟和智慧，有人卻因而走向死亡。阿利爾醫師在簡陋實驗室裡進行的簡單實驗，只是調製阿育吠陀藥物的初始階段，這是印度、尼泊爾的阿育吠陀家庭診所和公司進行了數世紀的尋常實驗。

「以大煉金術來祭祀汞、取悅諸神，必須要有純淨的成就（sadhana），」高帕繼續說著，「我們的舉止不能像現在這樣，不能穿鞋進來，不能談天說地，必須在特定的場所進行大煉金術；做很多禮拜，唸很多咒，唱特別的宗教歌曲。這是最高級的藥物，再沒有比這更高級的了。從事這種工作的人，很快就能得到許多悉地，而且備受世間的尊崇，可以用汞做許多事。」

這神祕又傳奇的大煉金術，是高帕一生的心願所繫。他也喜歡傳統的醫藥學門，不過那些都只是入門而已。

「這些阿育吠陀的學問都非常好，」他說，「了解三種體液，知道許多草藥的事是件好事。但我們要切記，這門學問是學無止盡的。透過怛特羅煉金術，我們可以和梵天面對面，到時只要碰一碰病患就能治好他們的病了。」

我們靜靜坐著，全神貫注地觀察著自己的念頭，讓鼓器內的東西進行變化。阿利爾醫師站起來道了晚安，讓我們照料爐火和繼續冥想。時間緩緩地走向黎明，我們也跟隨爐火的節奏，沉浸在長時段的禪定中，偶爾也喝杯熱茶。今天的夜晚瀰漫著濕泥和爐煙的味道。

高帕引用煉金術經典裡的梵天話語繼續說：「濕婆對雪山神女波羅和底[18]說：『哦！女

18 譯注：Parvati，印度神話中的女神，美麗溫柔的祂為愛慕濕婆，便苦修千年煉就大威力，才做成濕婆的妻子。雪山神女即佛教中的烏摩妃。

神，依照養生療法，身體很快就會生出內在力量，產生自制和智慧。如果女神希望遠離世間虛妄，女神的心就該學習這門技藝。它是一道橋，我們也可以從這門技藝，獲得施捨窮人、朝聖、觀想神像或其他修行法所得的法福。如果心專注於冥想汞，就能去除煩惱和累世惡業，獲得生命、金錢、健康、良好的消化功能、智慧、力量、朝氣和各種好運。印度煉金術是遍界聞名的，它使人神聖無染和成功。』」

拉曼靜靜地走出這片永恆的煉金圖景，小心地更換鼓器上的布。他屈身添加燃料，微弱的火光照耀出他矮小的身影。不久後，金星從東方升起時，我們就要熄滅火焰，鼓器內就會凝結出一顆顆汞之晨露。

「印度煉金術的養生原理來自天界，」高帕繼續說道，「如果配合咒語和法術，恰當地運用汞，它就能協助人們完成諸事。汞能成就一切事，它深受天神、仙人和聖人的喜愛。祂們經常向汞祈求，希望超脫這虛幻的世間和疾病之海。」

遠處傳來一陣狗吠聲。高帕睡著了，拉曼則動也不動地坐著聆聽汞的聲音，彷彿已融入四周的黑暗似的。我在冰冷的磚上伸展手腳，心想著鼓器中的變化。這時飄起了微雨，雨滴在簡陋實驗室的屋頂上奏出輕柔的樂章。在夜之子宮的深處，汞正在土鍋中開始進行奇妙的變化。我蓋上被子，聞到一股粗棉的味道。這陶土地板對我疲憊的身軀而言真是舒適無比。

我或睡或醒地挨到黎明。火熄了，汞已經出發，離開硃砂向上昇華，在土鍋上方凝結成汗珠般的粉末。太陽把庭院照得暖洋洋的，覆雪的喜馬拉雅山峰也從四周的晨雲中升起。

我們小心地切掉土鍋邊緣的布和烤乾的泥土，這是提煉的最後階段。分開土鍋時，拉曼讓上面的土鍋慢慢地傾斜，並朝一只碗倒出鍋內的黑灰色粉末。粉末收集完畢後，老技師再把它們化成液體。只須用湯匙碰一碰，乾粉末就會變成液態汞。拉曼在礦物粉末中勾勒圖案，留下了一道道明晃晃的痕跡。全都碰觸過後，碗中就盛滿了流動的汞。用清水洗一洗這明亮的液態金屬，過濾後倒入瓶子，就可以等待下一次的煉金變化了。

煉金故事

月亮慢慢移入一團白雲間。煉金師跟徒弟在下方的谷底一邊製藥一邊聊天。

「有一回，我和上師停留在森林的河岸邊，」阿利爾醫師說，「有一天來了一個苦行僧，他身上只有一只小袋和一個裝植物的鍋子。他跟我們聊天，彼此都留下很好的印象。不久後，他說要設宴款待當地的窮人。我們認為主意很好，唯獨缺少銀子。苦行僧說：『我信任你們。我讓你們看一樣很神祕的東西。』於是我就被差去村裡弄來一些銅幣。

「我回來時，苦行僧就從袋裡拿出一個金屬小碗和一些天然的月石[19]。他在鍋裡放入一層薄薄的月石，再放一些銅幣，然後是幾片他帶來的植物。他反覆擺了幾層，再把碗放進火

19 譯注：sudhagi，即硼砂，是白色或無色的斜方柱形結晶體，常用來製造防腐劑、光學玻璃和藥物等。

裡。不久後，鍋內就燃起一道明亮的藍色火焰。幾分鐘後，苦行僧便拿開碗，讓它冷卻。鍋裡這時全裝滿了純金。『拿去村裡賣吧！』他差遣我去賣金子。為了不惹人眼目，我分成四份賣了。我們為城裡的窮人辦了場盛宴。」

「我們一起在河岸邊停留了幾天。最後，上師決定問這位苦行僧，究竟是什麼植物使銅變成金。『它叫佳麗（jari）。』苦行僧答道。他告訴我們生長佳麗的山谷，又如何找到這座山谷。當天夜裡他就失蹤了。」

「我和上師決定動身去找這座山谷。到了山谷，我們問起尋找佳麗的事。大家都笑我們，說佳麗在他們的語言就是植物。他們答道：『到處都是佳麗。』」

阿利爾醫師稍作停頓，讓我們思考故事的寓意。那神祕、把一切化成黃金的哲學家之石會出現在植物界嗎？這種變化能力是否跟特定的地點有關？

我繼續在月色下研磨加了玫瑰水的精煉珊瑚粉末。稍早時，我們先搗碎珊瑚片，再以溫水洗去海砂和市集的塵土。珊瑚粉末曬過太陽後，用布包起來，掛在裝滿草藥煎劑的土鍋裡。把這吊籠（dola yantra）土鍋放在爐上煮數小時，煮好後又洗一洗曬乾。這種煉過的粉末有兩種處理方式：以蘆薈搗一搗再燒成灰，或是加入玫瑰水磨成比斯迪。今夜乃是月圓之日，煉金師便挑了後者。完成搗磨的工作後，我便把研缽放在戶外，吸收月光的冷卻效果。

珊瑚比斯迪的味甜，性寒，呈鹼性。阿利爾醫師開給病患的方子，有時是單味的處方，有時是加入其他藥材的單方或複方。服用法是一天兩次，每次五百毫克，配合蜂蜜、牛奶或鮮奶油服用。它能促進消化、祛風、增進目力；治療長期的熱病、支氣管炎、出血性發燒、多汗、盜汗和骨骼的疾病。研缽這時飄出一股玫瑰精油的香氣，使我的心臟充滿活力，也增加了夜晚的神祕。

眾人停止了交談，我抬頭望向加德滿都的天空。成列閃亮的雲彩飄然而過，這是雨季時節最後一群飄過孟加拉平原的雲朵。它們飛越臺拉河，最後從山谷西側飄了出去。它們經過有月光的所在，在下方的村落灑上光影。在蘇瓦揚布山上，珍珠色的光線照耀著大佛塔的尖塔，卡利河邊的階梯下則流淌著灰色和黑色的河水。在布拉尼甘達（Buranilkanta）的毗濕奴臥像[20]神殿，天神倚著蛇族的浮床，在睡夢中將宇宙化成真實，這時的祂全身散發出一陣乳白色的光芒。想到祂快樂的臉龐，我不禁莞爾，並呷一呷溫暖的茶。煉金師正要開始另一則故事。

醫師說：「另一次，我和上師住在山裡時，有一個人來問煉金的事。上師就教他用當地草藥（eclabir）煉金。那人離開前上師提醒他，他若是成功地煉出了金，就請他與上師聯絡。」

「那人找來他的兄弟一同煉金，一段時間後就煉出五十克的金。兄弟倆興奮極了，他們決定造一所祕密的實驗室，依照這個方法煉製大量的珍貴金屬。他們投入所有積蓄，開始工

---

20 譯注：Sleeping Vishnu，印度教的大神之一，在代表至高主宰宇宙力量的三相神中位居第二。

作。」

「經過數月的辛勞，同樣的配方竟然煉不出金來。那人回來找上師，說出事情的原委。上師趕走他，說這都是他咎由自取，因為他沒有遵照上師的指示，煉成金後聯絡上師。『你的成功是因為有我的加持，』上師說，『你無法成功，是因為你沒有助緣。』那人回去找他的兄弟，從此過著貧困的生活。」

許多阿育吠陀醫師承認死汞化金的可能，而且這也有科學和史料上的根據。我師事的一些醫師長者表示，他們不是親眼見過別人煉金，就是曾經參與煉金；也有人聽說過去數代的家族成員會煉金，只是不曾親眼目睹。不過，他們都有煉金的祕方。

個性保守的烏仁達．塔庫爾醫師（Uprenda Thakur），是受過高等教育的學者，也是尼泊爾政府的阿育吠陀醫藥官員。當我問他對死汞化金的看法時，他說他督導的機構正準備煉金。

「這項工作需要悉地，某種特殊的能力嗎？」我問藍．布里卡亞．沙胡醫師（Dr. Ram Brikhya Sahu）。他是加德滿都特里布文大學阿育吠陀學院的醫師。

「不，」他回答，「只要根據電氣化學的原理就可以了。」

這些學院派醫師的見解，跟阿育吠陀醫師的大致相當，他們都肯定汞釋出多餘電子的化學變化是千真萬確的。尼泊爾阿育吠陀藥理學和植物學的一流專家納倫德拉．迪瓦利（Narendra Tiwari）醫師也表贊同。「汞原子和金原子只有一顆電子的差異，」他說，「汞比金多一顆電子，汞釋出電子後就變成金。現代的科技能把死汞化成金，許多實驗室也能做到，但煉金的費用比真金的價值高一些。」

迪瓦利醫師接著敘述最近記載的煉金事件：「貝那拉斯印度大學（Benares Hindu University）的毗濕拿特廟（Vishunath Temple）裡，有一座紀念碑記著一則死汞化金的歷史事件。當年印度國民大會黨[21]缺乏資金，有位哈德瓦[22]的瑜珈修士便用汞煉成幾公斤黃金，捐給國民大會黨。印度國大黨的歷史未滿一百年，所以這則死汞化金的故事是非常晚近的例子。」

其他廟宇也有記載煉金的碑碣，並有德高望重之人作為見證。德里拉克斯米・那拉揚寺（Lakshmi Narayan）後方，火壇的壁上有兩塊大理石匾額。其中一匾額記載一九四一年五月二十七日，有一位煉金行者示範自己向那拉揚・史華米（Narayan Swami）聖人學來的方法。他把汞放入一種水果，先以草藥粉末相和，再用泥封起水果燒成灰。結果煉出二十克純金，只比汞的用量稍少一些。當時的見證人是幾位高階政府官員和商人。另一塊匾額記載一九四二年三月，一位里斯克斯[23]煉金師向聖雄甘地[24]的祕書和其他名人顯要示範煉金，這回煉成一公斤半左右的黃金。

21 譯注：Indian Congress，一八八五年成立的印度政黨，簡稱國大黨，重要的領袖有聖雄甘地和尼赫魯。
22 譯注：Hardwar，印度北部恆河岸邊的城市。
23 譯注：Rishikesh，意譯仙人谷，印度北部的聖城，地處喜馬拉雅山，是自古以來許多聖哲修行冥想的地方。
24 譯注：Mahatma Gandhi，一八六九—一九四八，印度倡導民族主義的領袖。

遇見梵天

印度煉金師的原子理論認為，每顆原子是五大元素依不同方式組合而成。金屬元素具有很強的內聚力、是主要的地元素；而氣、風、火和水則是次要的元素。汞和金都有受制於火元素的獨特特性，而地元素的影響則居次。在現代物理科技尚未出現之前，古代的煉金師已經知道汞和金的原子非常相似。這層關係，加上煉金過程使用的火，便使這兩種金屬出現特殊的互動情形。

印度煉金術認為，每一顆原子和原子外的粒子始終處於旋轉、振動的狀態。這種粒子的運動情形在汞尤其明顯，它的不穩定和液態的性質即可為證。汞之所以用在醫藥和煉金上，是因為它的內聚力弱於其他金屬，它的基本性質也容易起變化。就煉金的目標而言，汞的不穩定，應該是汞在原子和次原子層容易發生變化的原因；這使得汞能進入其他金屬的基本結構，把它們變成新的化合物。金屬汞不能進行汞藥養生或煉金變化，可是透過上述過程，汞粒子的量子能被釋出後，便會造成其他金屬的變化。

印度煉金術利用基本卻非常有效的方法和原料，來達成汞粒子的能量釋放。和數種草藥汁和發酵的汁液一起研磨，讓汞分子和脂肪、油與酸接觸。火是用來改變汞的原子結構的。用杵在研缽中將這金屬研磨許久，讓它不斷遭受外力，不斷產生變化。提煉中的汞還要經過無數其他的程序：用藥草和鹽調成糊狀，在醋中烹煮，在密封的坩堝中不斷熬煮，在蒸餾鍋中蒸發後結成結晶，加鹽放在土鍋埋入地底，跟其他金屬、礦物一起熔煉等等。一個過程可以重複一百次，每次都需要數天的工夫。

根據印度煉金術經典的記載，調製上等的汞有十八道程序。這種汞能使身體抵抗衰老，讓其他金屬變成黃金。這些階段是以隱喻描述的，譬如使金屬「排汗」（排出雜質）、使它「變弱」（改變天然的化學性質）、「再生」（恢復它的潛能）、「飼育」、「消化」、「吸收」（在汞中加入其他金屬）和「滲透」（使金屬變成能進入其他金屬原子結構的狀態）等等。印度煉金術的特色是它提供了詳細的指南，以及完成這些階段的實際製法，這完全迥異於古歐洲煉金師所使用的純粹象徵式的寓言或隱祕的密碼。

煉金的最後階段，要在汞「開口」後才能進行。這種開口的汞能吸收其他金屬，汞確實咀嚼、消化和吸收其他元素的證據，就在於它不會增加重量。阿利爾醫師聲稱自己親眼見過這一不尋常的過程，這是物理常則無法解說的現象，當時也有其他人在場。巴蘇基・布拉馬查里（Basuki Brahmachari）是帕蘇帕提的煉金師兼瑜珈修士，他曾成功地使汞開口。他將「飢餓」的汞放入鍋中，倒入大量牛奶，汞把牛奶都喝光了。我問阿利爾醫師這怎麼可能，他說他自己也似懂非懂。

高帕對汞「開口」的理解是：它使你「遇見梵天」。「假如某人使汞『開口』，他就能直接向濕婆獻祭，因為汞就是濕婆。汞開口時，我們可以投入黃金、檀香、沉香、樟腦和番紅花，這都不會影響汞的大小和重量。這是非常虔誠的禮拜，可以直接和梵天溝通；你能祭拜任何男女諸神，祂們也會出現在你的面前。這種獻祭能獲得許多大力量。」

在老煉金師的心目中，汞的變化代表了造物者最究竟的神奇祕密，這是一些能解開今生和後世所有可能成就的事件。能使汞固化、打開汞的口、消滅它、再使它重生的人，就能釋放汞的原子能，用它來使賤金屬化為黃金，以及從事許多他在世間想做的事。印度煉金術的經典和喜馬拉雅煉金師點燃的明亮夜晚，處處充滿這種奇蹟。煉金師利用延命養生的汞治療疾病，安定生命，防止老化。過去的仙人煉成這些方法，就能創造奇蹟。成功的煉金師就能擺脫一切執著和痛苦，享受內在的自由。

午夜漸漸降臨。我把研缽放在高架享受滿月月光的沐浴，缽裡白色的比斯迪發出印度花園裡的玫瑰芬芳。

「尼泊爾語把汞叫做巴羅（paro），」高帕過一段時間後說，「巴（Par）的意思是外，巴羅意指使人超脫到彼岸。如果好好調製巴羅，它就具備非凡的功效，可令瑜珈修士具有神通力和悉地。巴羅發揮它的功效，人便能目及千里、飛天和凌波而行。上師，這不是真的吧？」高帕問。

「這只是巴羅的小功效而已，」阿利爾醫師說，「它能使人免除一切傷害，使人進入無法想像的成功境地，甚至能超脫此世。」

「這些力量不是人類雙手的功勞，」高帕繼續說著，「人的手做事，但賜予我們才賦的是梵天。我們該做的只是保持清淨，一切就將一一實現，連死亡也要問我們想不想離開。如果我們願意，就能永遠從事這項工作。」

「這些方法非常古老，非常神祕，」高伯總結道，「我從來沒見過，但我很感興趣，也常常提起它們。我這輩子的目標就是在汞中侍奉濕婆。這裡有所有梵天的臉孔。」

在我們的頭頂上，雪花膏般的雲如同迅捷的念頭，飄過靛藍色的天空。

「你若一生奉獻於此，就能在一切處看見梵天，而不只限於在汞裡。」阿利爾醫師說。

第五章　蘇摩

流吧蘇摩，最甘甜、最令人振奮的汁液。賜給我們光，賜給我們天堂，賜給我們一切的善。賜給我們足以度過此世和彼世的財富，使我們快樂。

——《梨俱吠陀》

對那些尋找藥物、黃金和靈魂解脫的人而言，印度煉金術和相關的煉汞技術，提供了治病的藥方（例如鎮靜的香油），以及令人延壽長生的煉金藥。攀上煉金頂點的高手把汞徹底淨化，就能獲得哲學家之石。這是激發賤金屬金色靈光的原子能之籽，也是使靈魂脫離虛妄世間的良藥。

那伽的地下迷宮不是唯一擁有這種智慧之石的界域。如同濕婆的精子是那些在珍貴金屬、礦物和寶石的變化中，尋求靈魂解脫者的崇拜對象；植物王國的無上功效，也是自有歷史以來一直吸引著人們的想像力。對煉金師、瑜珈修士、醫師以及健康、智慧、解脫的追求者而言，綠色草木擁有奇妙的奧祕、迷人的神話和深奧的知識與技術。

在過去的原始森林和未知的森林中，出現過一種神祕的狄比仙草（dibir bhuti）。會變化的狄比仙草，會為了躲避凡夫俗子而消失不見。唯有善心人士才找得到它。人淨身後恭敬地祈請，dibir 仙草就會出現，這表示為你效勞是它的榮幸。

最有名的狄比植物是蘇摩[1]，它也是婆羅門祭師的神奇麻醉藥。唯有清淨的人才看得見這奇妙的植物。它是珍貴長生不死藥的源起，它充滿傳奇，整個煉金術世界都有關於它的記載。

以重要性而論，蘇摩神是排行第三的吠陀神祇。《梨俱吠陀》[2]的一千零二十八首讚歌中，有一百二十首是獻給蘇摩的。祂跟火神阿耆尼[3]和天主因陀羅[4]一起被尊奉為神。在讀過古醫藥和宗教經卷描述的蘇摩作用後，有誰不想一飲這令人長生不死的甘露呢？它的作用是鎮靜、健身和抗衰老；據說能使人恢復青春，也能產生幻覺。一首祭祀蘇摩的讚歌如是說道：「蘇摩是個男神，能治療人類最重的疾病。祂醫治病患，鼓勵傷心人，激勵弱者，去除他們的恐懼。祂能把靈魂從塵世帶入天堂，這是多麼偉大而神奇的才賦。蘇摩讓我們快樂，長生不死，進入所有神祇都知道的光裡。」

數千年來，神祕主義者、草藥師、祭師和學者莫不醉心於尋找蘇摩。討論蘇摩的理論很多，但它至今仍然是個古老的祕密。它是化身為植物，賜給人類生命和靈感的神？是溝通了人界與天界的仙草汁液，治療了一切的邪惡？一種戰勝死亡的仙饌？一種令人產生幻覺的磨菇？一種化學過程？或是可以萃取自狄比仙草的月之精髓？

有些學者相信，那是雅利安祭師把毒蠅傘[5]製成具有迷幻功能的酒。其他還有幾種相關

1 譯注：Soma，古印度宗教中的不明植物，其汁液是吠陀教祭典的主要祭品，是種會令人產生幻覺的興奮劑。蘇摩也是專司植物的神祇也能醫治疾病。

2 譯注：*Rig Veda*，世上最古老的宗教經籍，且為《吠陀》中最受敬重的一部，完成於西元前二〇〇〇年或更早。《梨俱吠陀》有逾一千首獻給諸天神的讚美詩，反映了多神教的概念。

3 譯注：Agnas，印度婆羅門教的神祇，是天界的太陽、空界的雷電之火和地界的祭火。阿耆尼負責把人類祭祀時的祭品傳送給諸神，所以被認為是神與人之間的使者。

4 譯注：Indra，一譯帝釋天，是印度古代吠陀時期的雷雨之神，以雷電為武器。

5 譯注：Amanita muscaria，鵝膏科的菌類，主要出現於北溫帶。

的植物，如裸蓋菇[6]、麻黃[7]和人參等。也有草藥專家相信，蘇摩可能是一種不知名的蕨類植物、菌類植物或蘭科植物。但也有研究人員推測，蘇摩根本不是植物，而是《梨俱吠陀》以譬喻形容煉金過程的讚歌。無論這些說法是對是錯，可以肯定的是：有大量煉金學的象徵，圍繞著蘇摩和蘇摩的儀式。

《梨俱吠陀》第九書的主要內容，是獻給蘇摩的讚歌。這些蘇摩是為了儀式而特別調製的。從經文內容看來，蘇摩是一種山間植物，在雨季時長得特別茂盛。製作蘇摩汁的部分是莖或幼芽，把它們搗碎過濾，就可以祭神了。這些充滿譬喻的讚歌，描述了萃取和提純的階段。從幼芽「擠」出的蘇摩「波浪」或「溪流」，聚集在鍋裡成為「甘露之海」和是「明露」（bindu）。不同學者曾指出，印度和佛教神話的象徵，就是源自於與蘇摩有關的煉金傳說。譬如因陀羅的雷電或金剛杵[8]，就可以追溯到碾碎蘇摩葉柄的工具。

據說蘇摩崇拜刺激了亞洲的植物實驗，因為時人想從植物中尋找長生的方法。有人推測，蘇摩崇拜在某個年代，曾是道家隱士和中醫師從事植物研究的動力。根據這些基礎，後來才形成當今遍布全世界的傳統中醫。現在有數百萬人使用的亞洲草藥，極有可能是起源人們想追求令人興奮的長生不老液。而印度教，則發源於狄比草藥的萃取。

蘇摩的影響

如同吠陀神話裡的其他神祇，蘇摩也化成阿育吠陀和瑜珈術的術語，用以描述生理功能的化學變化。瑜珈調息法[9]是一種讓氣流經三條主要經絡的調息法。數百年前的西藏和阿育吠陀醫藥圖上，就畫有這些經絡。這是一套神祕隱晦的生理學，也是恒特羅和煉金術進入醫療傳統的線索。人的左鼻孔通向左脈，右鼻孔通向右脈。這些經絡就如同纏在脊髓上的蛇，形成了蛇杖[10]這一醫藥專業的象徵。左右經絡自然的生理調節功能，是每小時調節一次。當氣從一側移向另一側，再移回這一側時，中間有個短暫的間隔。據說這時的氣會進入與脊髓重合的中脈，使左右經絡處於平衡的狀態。

「真的，真的，一點也不假。」赫梅斯．特利斯墨吉忒斯[11]的開場白如是說。他在綠寶石

---

6 譯注：Psilocybe，迷幻性的菇蕈屬植物。
7 譯注：Ephedra，內具麻黃素，是一種可刺激交感神經系統的興奮成分。藥用上，可治哮喘和上呼吸道的感染。
8 譯注：vajra，古印度的武器，質地堅硬，故名金剛。
9 譯注：Pranayama，瑜珈的一種呼吸控制法，以去除心的染著。
10 譯注：caduceus，希臘羅馬神話醫藥之神，阿斯克勒比俄斯（Aesculapius）右手中的手杖。
11 譯注：Hermes Trismegistus，古埃及的智慧之神和煉金學之父，相傳著有宗教、魔術、占星術、煉金術等書籍。

碑上刻出著名的煉金格言：「下即是上，上即是下，完成了神不可思議的大業。」瑜珈生理學把身體小宇宙與天界大宇宙聯結在一起，兩者的交通就是把左脈引向月亮，右脈引向太陽。如此一來，身體就成了一個蒸餾器，內中有蘇摩（月亮之水）的陰柔——陰涼、液態和滋養，以及阿耆尼（太陽之火）的陽剛——溫暖、乾燥和精力旺盛。二者在人體內不斷地交替。當左右二脈處於平衡的狀態時，氣便進入據說具有風之特質的中脈。當這股氣上升時，意識便沿著脊柱向上，經過左脈和右脈交會於脈輪神經叢四周的交會點，最後進入永恆的三摩地[12]中。

以醫藥的語言來說，蘇摩在左脈的循環跟副交感神經有關，產生讓人放鬆、鎮定和血液流向內在器官的效果。阿耆尼在右脈的循環則跟交感神經系統有關，產生令人興奮、增加代謝、提高反射作用和讓血液流向肌肉的現象。中脈內的上升能量拙火[13]，可以形容為中央神經系統潛在能量的覺醒，刺激了大部分腦部未用區域的活動。

在阿育吠陀的字源學中，蘇摩跟拉薩（rasa）和活力素有關。拉薩這個詞彙除了跟汞有關外，也具備其他的意涵。它也意指「汁液」或「味道」。拉薩原指植物的汁液，汁液和味道、氣味混合在一起，就形成食物的生命力。生理學上的拉薩指的是乳糜，即消化初期的液態混合物，此一意義的拉薩也指食物形成的七種組織層的第一層。養生療法也跟拉薩有關，意指「拉薩之道」，它指經過五大純淨法的洗滌後，營養精華如何被送到剛清潔過的組織和器官。此外，吠陀時代的麻醉酒——蘇摩，也被稱為拉薩。

蘇摩的作用見於活力素的產生過程：從胃裡未經加工的汁液到最後的細胞代謝，食物的拉薩逐步經過身體複雜的酵素變化，逐漸提萃為活力素。這是一種從食用的植物中，提萃出來的金黃色和白色的日月甘露。

據說，活力素好比是從花採來的甘蜜。它是所有器官和組織，尤其是骨髓和生殖液體，製造出來的純淨營養素。活力素跟腦脊髓液的性質相同，可提供養分給腦部。它的功能是意識的根源，負責讓眼睛發出光采。傳統的生理學聲稱，心臟的經脈儲存了八滴最純淨的活力素，另外一些比較不純淨的活力素則周流於全身。假如活力素要跟生化物質扯上關係的話，它最有可能是血紅素和免疫系統的抗體。它能強化免疫力，抵抗疾病。

活力素的亮度跟生殖液體有非常密切的關係：縱欲會減少它的亮度。為了保存和增加這一可以滋養心臟和中央神經系統的營養素，有些禪定者便捨棄性關係，寧願獨身。據說保存活力素是延年益壽、強身健體、增長智慧的妙方。

當氣沉靜下來，迴旋的氣流便進入中脈的深河，心便回到它真正的家——平靜的專注。腦受了草藥和礦物的養生精華，以及善制之光的滋潤，便分泌出快樂的激素。這是最高層次的蘇摩，也就是供養諸神和照亮不朽道路的禪定甘露。它是凡人嚐不到的天界不死藥，這就

12 譯注：samadhi，瑜珈修行過程的最後一個階段，行者證入無我且不可言詮的境界。

13 譯注：Kundalini，瑜珈術的用語，指人體內所具有的一股宇宙的能量。

如同《梨俱吠陀》所說的：「人們以為喝過搗碎的草藥汁液就是蘇摩，但婆羅門了解的蘇摩是沒人喝過的。世上沒有人喝過你。」

受了生命氣息的活化和蘇摩的滋養之後，心便自在地生起遍在的創造力，人也進入了天界和神界。如同藥師佛一樣，我們也手托著一碗最甜的甘露。這些甘露能免去眾生的疾病、貧窮、死亡和腐敗，使人進入超越一切貪欲的永恆成就。「從無始以來至到今日，你所飲用的水和飲料，都無法解渴或讓你滿足，」密勒日巴說，「飲用這覺心之泉吧，幸運的人。」

辛格與迪瓦利

尼泊爾一直是一片擁有多樣植物的豐饒土地。它的地勢有臺拉河流域的矮樹林，也有全世界最高的山脈。由於等高線的差異，這裡的氣候和植物差異極大。尼泊爾的谷地、森林和山脈，至少有七千種開花植物。重視草藥的古典傳統，最能反映當地植物的繁多。而且自古以來，這片長滿綠色植物的地區，一直都被當成是阿育吠陀藥物的寶屋。

曾經深受大自然影響的喜馬拉雅文化，促進了阿育吠陀的發展。傳統醫藥的許多植物知識，是來自原始住民的生活經驗，他們成天和周圍無數的植物打交道。「有智慧的醫師，應該跟部族、牧牛人，以及其他住在森林裡依靠地下莖、樹根和果實為生的人學習草藥。」托達拉馬拉（Todaramalla）在他撰寫的阿育吠陀巨著中寫道。他是十六世紀蒙兀兒王朝[14]皇帝阿克巴[15]的大臣。

目前傳遍世界各地的阿育吠陀，深受許多追尋醫療之道者的擁護。然而，在產生阿育吠陀的綠色山谷，這一醫藥傳統卻處於沒落的狀態。阿育吠陀和西藏文獻記載的許多植物已然消失，因為了解這些植物的村民已經離鄉背井到城市生活，許多找得到的已知藥物也沒被好好利用，而且保存大量醫藥資訊的古籍又被遺忘或棄置。傳統醫師和草藥專家往往依賴徒弟來保存知識，由於他們對所傳授的智慧、家傳祕方和技術都有所保留，或是社會動亂、缺少用心的徒弟等緣故，這些資訊便將消失在歷史裡。

致力於保存這一文化和醫藥傳承的組織根據調查指出，假如數千年的阿育吠陀傳統繼續以目前的速度消失，在兩個世代之後的尼泊爾，就見不到這些傳承了。無所不包地記下這些傳統是個龐大的工程，而且實際上也不可能完全做到。有些人已經搶救了一小部分的珍貴遺產。洛肯德拉・辛格（Lokendra Singh）醫師和納倫德拉・迪瓦利醫師，是尼泊爾最著名的阿育吠陀兼阿育吠陀草藥專家。兩人共同創辦的喜馬拉雅阿育吠陀研究組織（Himalayan Ayurvedic Research Association），正努力保存尼泊爾行將消失的植物和人類植物學的知識。

辛格醫師是尼泊爾現代阿育吠陀之父。他不顧尼泊爾國內普遍的政治冷感和抵制，在加

---

14 譯注：Monghu，一五二六—一八五七，由巴伯爾（Babur）於印度北部創立的穆斯林王國。

15 譯注：Akbar，一五四二—一六〇五。

德滿都的特里布文大學創辦阿育吠陀學院。尼泊爾現在有兩代行醫者有機會研讀阿育吠陀，都是這位才華橫溢、風趣詼諧且敏感的醫師努力下的結果。

辛格醫師的故鄉在巴克塔布[16]，也就是尼瓦人的家園。他在貝拉那斯印度大學接受綜合醫學的教育，從事現代手術和傳統阿育吠陀的研究和實踐。三十多年來，他埋首於大量的科學研究，探討阿育吠陀藥物和療法的有效性。我遇見辛格醫師時，他過去二十年來在尼泊爾的阿育吠陀學術研究，終於得到了認同和賞識——主要是西方的影響所致。數十年來跨國製藥公司的經濟掌控，以及當今尼泊爾人對文化傳統的厭棄，使得阿育吠陀在自己的家園遭到抑制和忽略。

辛格醫師是個善於啟發學生的優秀老師。在他身上結合了天賦異秉、桀驁不馴和聰明機智等的特質。雖然他的主要興趣是阿育吠陀哲學，但我們的對話仍然圍繞著他的成就。即透過喜馬拉雅阿育吠陀研究組織遊說政府，對偏遠山區貧民的健康危機提出實際的解決之道，也就是教導人民運用當地草藥。儘管這是個簡單、符合經濟效益且極有效的做法，但是政策擬定者和對抗療法的醫師，卻不採納醫師的見解。長期與這些對手過招，也難怪醫師總有一絲想要放棄的無奈。

迪瓦利醫師誕生於佛陀的故鄉藍毗尼[17]。他生長在充滿豐富植被的環境，自小就想從事阿育吠陀的醫藥工作。現在的迪瓦利醫師是尼泊爾學問最淵博的草藥專家。他擁有貝拉那斯印度大學阿育吠陀植物學的博士學位，在加德滿都阿育吠陀學院擔任講師，是許多阿育吠陀製藥公司的顧問，也是尼泊爾人類植物學協會（Ethnobotanical Society）的副主席。

迪瓦利醫師熟知植物和植物的相關傳說。精通花園或森林植物的他，也認得鄰近地區所有的野草、灌木、樹木、藤蔓、草和花，而且能詳述它們的形態特徵、歷史和藥用功能。透過餐廳的盆栽，我們甚至能看出這位溫文、植物王國的夥伴，是個人類植物學的奇才。

醫師對草藥的知識古今兼備。他可以根據三元體液的字源學了解植物的功能，也精通現代的生物化學。他辨認植物的專長，是尼泊爾草藥公司的無價珍寶，這些公司必須倚賴醫師負責品管。除了豐富的植物知識，他對古代醫師的著作有深入的了解，對學術性的調查有許多卓著的貢獻，對喜馬拉雅山脈草藥所面對的當代社會、政治和環境議題也有涉獵。他是個激進的草藥擁護者，致力於植物和原始住民傳統藥用知識的保存。

迪瓦利醫師和辛格醫師透過喜馬拉雅阿育吠陀研究組織，調查廓爾喀[18]地區的傳統民俗醫療者，以及他們所使用的草藥。廓爾喀區正好是尼泊爾所有特殊區域的橫斷面。涵蓋的區域從波卡拉[19]費娃湖（Lake Fewa）附近的矮丘，到喜馬拉雅高山的西藏邊境。廓爾喀區有六個分區住著許多不同的族群，於是醫師便選擇了這六個分區，調查從事民俗醫療的人數，

16 譯注：Bhaktapur，加德滿都谷地的古城。
17 譯注：Lumbini，在中印度。
18 譯注：Gorkha，尼泊爾中部。
19 譯注：Pokhara，位在加德滿都以西的山谷裡。

以及他們獲取醫藥知識的方法。結果發現，目前只有極少比例的年輕世代參與這項工作，而且這些重要的知識也面臨傳承的危機。

迪瓦利醫師也收集當地行醫者使用的藥用植物，再與傳統阿育吠陀藥典的藥物做一比較。他發現，有高達百分之八十的植物，其用途與文獻的記載完全一致。由此可證明阿育吠陀的草藥知識，來自原始住民代代相傳的口傳和書寫傳統。

瀕臨絕種的威脅

迪瓦利醫師和辛格醫師的工作，讓我注意到尼泊爾山丘飽受蹂躪的植物。這裡重要的喜馬拉雅草藥越來越稀少，甚至瀕臨絕種。尼泊爾東部尤其如此，這一世界的生態「熱門景點」裡，高密度的多樣性生物都受到了威脅。儘管沒有確實的統計數字，可以說明尼泊爾瀕臨絕種的植物數目，但是這個數字可能跟其他遭受生態壓力的區域一樣。以夏威夷為例，這裡有百分之十的原生植物已經消失，另外百分之六十的植物瀕臨絕種。對我們和後代子孫而言，植物絕種都會有無法想像的後果。沒有了植物，手工製藥與藥廠製藥的能力也會消失。這不僅是仰賴植物為藥材的醫藥未來，在植物無法生存的環境下，人類又該如何生活呢？

如同大部分的第三世界國家，尼泊爾也有越來越多的人直接從鄰近的鄉區找來燃料、食物和動物，於是尼泊爾境內的荒地也越來越少，情況也更趨嚴重。境內廣大的原始森林，只剩下百分之十。尼泊爾境內多樣性物種生態的主要威脅，是人類的侵占和農業的擴張。臺拉區低窪地帶的瘧疾控制，開啟了公路、灌溉河渠、輸電線等的公共建設發展。快迅開發和不斷擴展的農牧業，對熱帶森林產生極為不利的影響。那些沒有變成農場的森林，也因為區域人口成長，以及燃料、動物飼料的需求，而被砍伐。人類侵略所帶來的生態破壞，令生長在特定地點和區域的物種，面臨消失的困境。例如，kakad singhi的產地只在一個小小的區域，但它附生的樹木卻被砍伐來當燃料。這種寄生的沒食子[20]，用於治療咳嗽、哮喘、幼兒腹瀉和痢疾。它的消失，讓世上又少了一種治療病童的有效藥物。

高山和亞高山地帶的植物群，面對的主要威脅不是家庭的需求，而是國際的登山運動和旅遊活動。健行和登山探險所需要的燃料，是砍伐森林、造成水土流失的主要原因之一。這類高海拔的生態破壞，導致孟加拉等低窪國家經常出現嚴重的水患。高海拔地區的家庭放牧活動，也改變了植物的分布。

採藥是喜馬拉雅社群長期的收入來源。近年來，天然藥物的復興和醫療典範朝全面整體醫療的轉移，令無數人重獲生機和增進健康。但不幸的是，草藥療法的再度復興，也是對植物界的一種威脅，甚至造成許多物種的滅絕。全球不斷增加的阿育吠陀和西藏草藥消費，提高了喜馬拉雅草藥的價值，相對地也引起大量採收草藥的巨大經濟動力。同國際草藥工業進

20 譯注：gallnut，又稱五倍子，是沒食子蚜寄生在沒食子樹上的蟲癭。

行貿易活動，以及阿育吠陀藥物原料出口額的大量增加，必定對尼泊爾的植物群產生極大的壓力。

目前，有百分之七十的阿育吠陀草藥，是來自臺拉區和較低的丘陵區。這些大量的植物，由於過度採收和產地消失，已有許多物種難以尋獲。錯誤的採收法——尤其是採集攸關植物生存的根和皮，危及了無數藥用植物的生存。許多採藥人採走整棵植株，加速了植物的滅絕。高山區的許多重要植物塊莖和根，也因為錯誤的採收法而滅絕。譬如被視為神經鎮定劑和鎮靜劑的甘松[21]，以及可當滋補春藥的寬葉紅門蘭[22]。樹皮的過度採割，也造成數種藥用樹木的瀕臨絕種，譬如尼泊爾柴桂[23]和治療變形蟲的止瀉木[24]。

還有一類已經消失的重要藥物，就是阿育吠陀的「仙藥」，蘇摩就是具有神奇功效的植物。它是什麼植物目前仍有爭議。迪瓦利醫師和其他研究人員企圖查明它們的身分，可惜傳統藥書並沒有詳細的形態記載。過去熟悉森林的人，沒有記下詳細的植物形態特徵，只記錄了各種的異名。至到目前為止，植物術語仍然沒有統一，所以同一名稱會用來指稱不同區域的不同物種。這些名稱上的混淆，加上人們遠離家園的緣故，使得珍貴藥物的鑑定變得很不可靠。

迪瓦利醫師表示，吠陀書只記載了一種蘇摩，它在當時就是極為罕見的植物。之後的書曾提及擁有同樣功效的阿達爾藥（drug adar）。後來的《妙聞集》也記載了二十五種蘇摩，和各種蘇摩的形態特徵。

「蘇摩的特色之一就是有十五片葉子，」這位草藥專家說道，「月趨圓時，蘇摩每天長一片葉子，到月圓時就有十五片。月轉虧時，蘇摩則每天掉一片葉子，月盡時就全掉光了。目前在植物界裡，還找不到這種植物。如果說過去有的這種植物，現在絕種了，這可就非常令人傷感了。依我看它還存在，只是我們不知道它在哪裡。」

香菇、蕨類和地衣，是草藥專家和人類植物學者最陌生的種屬。這鮮少有人接觸和研究的區域，但這裡卻是尋找新藥的重要所在。迪瓦利醫師認為，蘇摩和仙藥可能跟它們有關。

「蘇摩可能是蕈科植物，」迪瓦利醫師繼續說道，「《妙聞集》裡，有一種叫查特拉（chatra）的仙藥。查特拉的意思是『傘蓋』，蕈就是傘狀的。有些蕨類和蕈類毒性很強，要非常清楚它們的性質才能使用。我們知道毒藥的效果很快，藥效也很強。部落居民比較了解它們的用法，因為他們就跟蕈類生活在一起。經過不斷的試驗，他們清楚哪些蕈類有毒，哪些能吃，哪些又是萃取後才能食用的。」

「民族醫藥學[25]為現代藥物提供了許多新藥，」迪瓦利醫師說，「其中包括數種取自蕈類

---

21 譯注：Nardostachys jatamansi，敗醬科的多年生草本植物，根部的纖維有強烈的松脂氣味，故名。
22 譯注：Orchis latifolia，蘭科植物，以乾燥塊莖入藥，味甘性溫，可清毒熱，壯陽生精，滋補養身。
23 譯注：Cinnamomum tamala，樟科樟屬的常綠喬木，樹皮可入藥，專司驅寒暖胃、祛風除濕、通經活絡等。
24 譯注：Holarrhena antidysenterica，分布於亞洲的熱帶植物，樹皮可入藥，治療腹瀉。
25 譯注：Ethnomedicine，指不同民族用於預防、治療和保健的天然藥物和療法。

和海藻的抗生素。我最近嘗試尋找一種叫阿斯達班（astaban）的阿育吠陀藥物。根據《闍羅迦集》記載，這種藥能增加人的體力。這些藥還備受爭議，沒有經過確實的鑑定。我檢驗了三種阿斯達班，它們是高海拔居民用來增強體力的藥物。我想借助藏醫，幫我找出這些增強體力的藥。」

跟世界上的許多地方一樣，喜馬拉雅谷地和牧地的重要藥草已經越來越稀少，甚至瀕臨絕種。但是與此同時，有無數珍貴的物種還等待人類的再度發掘，也還有利於人類的古代處方，依然埋藏在遭遺忘的手稿中。

唵阿育吠陀研究中心

一個冬日的午後，我走過加德滿都的街道，前往布拉尼甘達（Buranilkanta）。我要去高帕新開張的唵阿育吠陀研究中心（Om Ayurvedic Research Center）。惹人厭的車流尋常的景象，還有憔悴的司機開車載著妄自尊大的客人、躺在人行道的遊民、做零活的婦女以及在店舖前晃盪的無聊男子。我厭倦了呼吸煙塵，被人皆有之的慢性呼吸道感染弄得疲憊不堪，我也越來越受不了眼前的苦難和絕望。我不禁以為，究竟是什麼業讓我來到這片貧窮和受污染的土地，讓我看到這幅世界逐漸演變成的惱人景象。這命定的因糾纏著我，但我知道是那充滿魔法的小東西，讓我滯留於此，又讓我在每次離去後再度歸來。這就好像高帕一心一意地，只想在城外的小臺地建設保存傳統阿育吠陀的研究中心。

我轉下一條污水四溢的狹窄土巷，面對一群在泉水邊盯著我看的小孩和婦女。女人們盯著我的眼睛，目光中充滿強烈的複雜情緒：下一刻，我就走了。這一剎那間，來自另一個世界的一個人，偶然走進了她們的生活。那是一個永遠不必做耗費體力又沒完沒了的雜務的人。我心裡想著這些命運之謎，直到路越來越陡、泥濘越來越多、輪胎突然下陷數寸時，這才回過神來。我經過山色壯麗的山谷，前往我和高帕派藥的甘野。

我來到了高帕的夢想——唵阿育吠陀研究中心的入口，他恭敬、迷人且逗趣地跟我打招呼。留著絡腮鬍、戴著頭巾的他，像個回教徒似的。他在門上拉一條繩，在遠處的山上繫一面銅鑼。只要扯一扯繩，竹林就傳來一陣小小的鑼聲。

「歡迎，梵天。」他雙手合十說道，我也合十回應他的問候。

再次見到高帕真是太好了，他也很高興有客人上門。從上回造訪至今，這裡又做了很多工程。我的朋友急於拉我到處參觀。我跟他走入西邊的竹林，這裡的林地驟降，突然落入一片隱祕的山谷。

「空氣真好，」高帕恭敬地說，「呼吸新鮮空氣，對心很好。竹林在夜裡會奏出不同的音樂。」他繼續以讚嘆的口吻說著，還說要在這裡建一間可以俯瞰龍樹山的禪舍。

在高帕述說他的夢想時，我們回頭走過了空曠的原野。「圓月時的山坡很美，」他說，「不久，就將舉行通宵的戶外典禮來親近月光了。」他帶我參觀一座舉行傳統火祭的塔，以及掛單的上師接待訪客的神殿。我們經過蓮塘的入口，繼續走向製作草藥的小屋。高帕的助手在屋內，或切或煮著新鮮的馬拉巴核果（Adhatoda vasaka）——它是阿育吠陀醫師和病患的好友。助手從爐上的陶鍋倒出一杯綠色湯藥請我喝，這是有益的潤肺苦藥，一喝馬上見效。

我們朝烘烤房走去，高帕讓我見識榨菜汁的古董手壓榨汁器。他告訴我，他打算針對個別病患的需求，製造幾種供人訂購的草藥麵包。我這睜著大眼、眼裡充滿誠意的朋友表示，這兒是純淨的生命氣流從希瓦普利山（Shivapuri）和龍樹山的峰頂流下的地方，因此人們的消化功能會比在城裡好。我喝的飲料在胃中脹了起來，再加上山間的生命氣息，肯定會刺激我的食欲。

「這塊地花了多少錢？」我問。

這裡的可用地約五英畝，三面都有陡坡作屏障。舉目望去都是壯麗的景色。

「一年兩萬五千盧比。」高帕回答。

這個數目相當於五百美金。他一年前簽下了十年的租約，並開始築夢。我暗忖，對既沒錢又沒收入的他，這可是個可觀的數目。於是高帕便去請求父親的經濟支援，他笑著形容父親的反應：「我父親問：『幹嘛把中心建在只使用十年的土地？』我告訴他：『我們要捨下一切。我們住的身體，甚至還要付租金呢。身體不吃食物，人就得死。一切都是如此。』」顯然，他父親是被兒子的簡單邏輯給說服了。

龍樹山上掛著一彎新月，孩童在山谷下唱歌。

高帕帶我參觀倉庫，裡面堆滿一袋袋的穀物和豆子。他伸手進其中一個袋子，抓出一把大豆。「這是有機的。」他說道，並告訴我有一個上師要來傳授天然食物的療效。他舀出一種扁豆[26]，要煮湯給我補一補，還說了各種幫我治療胸口抑鬱的方法，像是泡嫩薑浴、草藥浴等。我對這位善良、大方又古怪的朋友笑一笑，叫他要調出好的藥。

夜幕低垂時分，我們回到大屋的露天走廊吃晚餐。助手忙著在房子中央升起小火烹煮陶鍋中的菜餚，然後到大廳樓下準備晚餐。我們坐在紅泥地面的草蓆上，四周是泥牆上照下的火光。竹竿和茅草屋頂遮蔽了天空，只有東邊是敞開的。山谷裡的茅屋窗戶，在暗夜中閃閃發光；狗在下方的路上吠著。高帕在炭上撒入印度沒藥，我們便在香煙繚繞中為自己祈禱。

助手端出食物，殷勤地以一道道香而營養的阿育吠陀菜餚款待我們。這些菜都是野生或當地農家種植的。有富含蛋白質的豆類和根莖湯，有穀物和種子煮成的粥，有細軟的印度奶油香米飯，還有富含鐵與礦物質的清蒸野菜。全部菜餚都加上奇特的香料，用以刺激消化能力和增加吸收能力；再搭配上黏滑的丁玲果（tingling fruits）醃菜，和辛辣的辣椒等。我們品嚐精美的鄉村食物、感受夜晚的涼意消失在溫暖的心腹時，高帕則忙著解說各種原料和調味品的健康功效。

---

26 譯注：lentil，矮小的一年生莢果，扁豆富含蛋白質，可食。

野生植物乃是良藥

野生植物是人類最初的食物。它曾是尼泊爾人常吃的日常食物，現在卻只有偏遠部落才有食用。喜馬拉雅山的許多植物既營養又具藥效，而且又像主人證明的是可口的食物，只可惜它們卻越來越受忽略。人們認為，西方的加工食品是有文化的，吃野草和樹根總是令人聯想到貧窮和缺乏教養。

為了在天然環境中存活，野生植物必須能耐寒、擁有健全的免疫力和旺盛的生命力；這使得它們具有很好的食用價值和藥用特質。這些植物包括以往食物裡常用的調味香草，它們也就是健壯的祖先吸收濃縮維他命和其他必要營養的管道。調味香草通常是當地的季節性植物，它們不夠實在，不足以成為主食；藥效也不夠強，不能成為主藥。其中有些舉世聞名的例子，如茴香、錦葵（malva）、蕁麻（nettle）、奶薊（milk thistle）、蒲公英、芥末、車前草（plantain）、海藻、琉璃苣[27]、葡萄葉和水田芥[28]等，還有烹飪用香料如羅勒[29]、鼠尾草[30]、荷蘭芹[31]、龍蒿[32]和牛膝草[33]等。雖然現代城市的食品，不再有各種取自庭院和樹林的植物，但傳統市集和鄉村還有數千種這類的植物，還等著被發掘和享用。

「食物」和「藥物」的概念，原初並沒有清楚的界線。食物被認為具有療效，藥物也能提供滋養。直到十九世紀，人們從植物裡分離出苦生物鹼，繼而又出現了現代的製藥公司，二者才有所區別。亞洲醫藥裡的美味食物，就是以草藥作為日常飲食的一部分，譬如當歸雞和新鮮草藥、綠色植物煮成的粥等。它們現在也成了高加索（Causian）中醫師，經常開給西方病患的藥方。簡單地使用當地的調味香草，也能把防治疾病的植物，帶入人們的日常飲食。食物和藥物的結合，是增進整體健康最簡單也最有效的辦法。

目前，除了努力尋找和利用有機天然食品的家庭，否則大部分食物原料，多半是雜交和人工培植的動植物，過度提煉後的副產品。加工程序越多的食物，越是不能滋養身體，越會製造不能消化的廢物，堵塞人體的腸道。現代的飲食習慣，是世間疾病最根本的因。在加工食品被引進飲食文化之後，下一代的子孫便紛紛出現許多糖尿病和癌症等的退化性疾病。草藥專家治療這些疾病的藥物，就是以前人們常吃的食品。我們也可以再度食用這些食物。

文獻記載的大部分尼泊爾野生植物，也是阿育吠陀醫師使用的藥。譬如薯蕷屬（Dioscorea）的varahica，是野生的山芋類植物，也是滋補的良藥；部落居民通常煮一煮，再將塊莖磨粉

---

27 譯注：borage，紫草科一年生草本植物，生長於熱帶、溫帶和亞熱帶，可做香料或蔬菜。

28 譯注：watercress，十字花科多年生植物，生長於溪流，葉具有胡椒的味道。

29 譯注：basil，唇形科一年生草本植物，葉甜而辣，可做香料。

30 譯注：sage，唇形科多年生芳香草本植物，其乾葉或鮮葉都可用作食物的調味料。

31 譯注：parsley，繖形科二年生草本植物，其複葉可用於烹調。

32 譯注：tarragon，菊科芳香草本植物，其乾葉和花頭具強烈的辛辣，常用於食品的烹調。

33 譯注：hyssop，直譯海索草，花葉可用於食品、飲料和烹飪的調味香草，味道甜中帶苦，可治鼻咽和肺部的疾病。

做成麵包。薯蕷屬植物分布廣泛，自古以來就是亞洲重要的傳統藥物兼食物。中醫的古老藥書記載，村落居民之所以非常健康，顯然是他們耕種各種山芋並以之為主食的緣故。

還有一種世界各地皆有的重要野生食物，就是大蕁麻。我現在正品嚐這種珍貴的植物，它是高帕的阿育吠陀佳餚之一，也是喜馬拉雅山區非常營養的蔬菜。大蕁麻裡刺激的蟻酸（螞蟻生氣時分泌的化學物質），在煮沸後就消失了。蕁麻也是重要的藥草，含有許多必要的礦物質和維生素，是貧血的女性吸收鐵質的良藥，懷孕時服用一定劑量可以安胎。它是上好的抑尿劑，也是治療過敏症、枯草熱[34]和皮膚過敏的珍貴藥材。大蕁麻富含纖維質。

有些有毒植物，譬如蕈類和蕨類，也是食物兼藥物。原始住民長久以來都會利用這些有毒植物，並從親自觀察和實驗中得知何者有毒、何者無毒，以及去毒的方法等。去毒方法眾多，譬如各種烹煮法，和加入其他藥草等。番茄科黑茄屬的龍葵（Solanum nigrum），既是一般蔬菜，也是阿育吠陀醫師的養肝藥。龍葵可能有毒，經過烹煮後，植物中的毒鹼就被中和了。雖然有些人不敢吃龍葵這類植物，可是它在非洲卻是廣泛栽種和食用的植物。

除了日常用途和民族植物學的價值外，森林食物也在喜馬拉雅精神史上扮演重要的角色。豐富的野生食物，讓瑜珈修士和隱士得以逃避文明，以茅舍和洞穴附近的蔬菜、根和果實供養肉體和心靈。野生食物供養這些山間樹林的靜思者，讓他們創作快樂的詩篇和歌曲，描述超脫世俗規範的自由，和無須工作為生的解脫。密勒日巴長期食用大蕁麻，據說他的身體甚至因這富含葉綠素的食物而變綠。傳統醫藥有部分的草藥知識和禪定洞見，是以神祕主義者的植物經驗和植物實驗為基礎的。

野生食物是世界的珍貴資源。重新發掘它們的傳統功能，可以減少我們對過度雜交、基因改造和易受環境影響的作物之依賴，以上這些都是生物工業研發出來的產品。把味道濃烈的野生食物再度引進我們的食物，可以彌補食物和藥物間的人為區別，並從它們的療效和恢復元氣的特質中獲得助益。發現這些古老食物的新、舊用途，可以為草藥栽種者創造可行的培植計畫；繼而也支持了永續的無毒農業，創造一個更乾淨、更健康的環境。

「這是加入忍冬花的冬瓜。」高帕說。助手清理矮桌，端來草藥甜品和香料調成的消化茶，我們則在舒適的滿足中斜倚著。我品嚐冬瓜油脂般的濃度和略強的餘味，心裡琢磨著它跟中藥有名的苦瓜是否有關。至於忍冬花，我一點也不陌生，我曾給無數病患開過這種藥。它專治細菌和病毒感染，以及各種發炎的症狀。

呷著辛辣的飯後茶，我想到自己研究和採回加州的所有野生食物。洛杉磯周圍的山區，有大量營養豐富的植物：深綠色的牛奶薊葉可解肝毒，增強母乳品質和增加奶量；甜茴香含有淡茴香味的葉片，是幫助消化、治療呼吸道疾病和增進目力的良藥；辛辣的水田芥[35]從鮮豔的橙色花朵中，散發出辛辣的氣味；苦蒲公英對清肝、清腎很有效。再往北去，大南方岬

34 譯注：hay fever，一種過敏症，過敏原是風媒花的花粉，症狀是打噴嚏、流淚、目癢。
35 譯注：nasturtiums，旱金蓮屬植物，一年生。葉帶胡椒味，花芽和果實有時用於調味。

沿岸的迷霧山谷，有更多珍貴的多肉植物等待發掘：鮮嫩、水分豐富的礦工萵苣（miner's lettuce）；甜水芹（cisely）；可以消除膀胱發炎的酸酢漿草（wood sorrel）；富含黏液和珍貴營養的錦葵（malva）。在高地的摩哈維沙漠[36]，絲蘭[37]的根和花，是原住民仔細採收的主食。食用時，要加入味美的松果，以及絨毛茶籽磨成的奶油般的營養粉末。

在加州，上古初民最重要的野生食物是橡實。家家戶戶藉控制柴火來細心地照料這片廣大的橡林，仰賴自家高大、重要的老橡樹過活。橡實粉非常珍貴，以致所有生命都以橡樹的生長週期為中心。它不僅提供營養，還供應一種從橡實麵糰霉上取得的天然抗生素。遍布內華達山脈[38]，花崗石缽上閒置著的凹洞，曾經是婦女聚集在草地和美麗瀑布旁，調製橡實粉供養部落居民的地方。

晚飯後，我和高帕走回竹林，坐在那裡靜靜聽著蘆葦的呢喃。這些蘆葦中，每五百枝裡大約有一枝上有一顆小水晶。這種竹牛黃（vamsa lochana），是阿育吠陀極罕見且評價極高的藥物。這是只見於雌株的矽石分泌物，是治療小兒高燒的良藥，也是治療多痰性胸部感染的有效祛痰劑。竹林地上長出的幼芽，也是煮後可食且能治療白帶的藥。黑暗中沙沙作響的葉片也有療效，中醫常以它治療肝肺的熱症。

我們坐在冷冽的冬夜，地平線上是龍樹山的暗影。我很欣賞高帕保持靜默的能力。我們自然而然地打起坐來，進入不定之定的意識之流裡，讓感知融入自在流動的定的智慧裡，再從內心的定中生出一股遍在的慈悲。竹林唱著歌，又沙沙作響地呢喃著。

我們快到黎明才起來，走下鬆脫的階梯去開車。高帕安排幾位阿育吠陀上師來開課，明天我就會回來上課。我又累又冷地開著車穿越黑暗的冬日街道，街道上一片空寂，只除了偶爾冒煙的柴火，溫暖了街頭遊民凍壞了的身體；我又想起自己為何來這充滿疾病和苦難的城市。我提醒自己，是這小而奇妙的東西把我帶來這裡，這就跟高帕獻身於保存阿育吠陀的情況一樣。他在沒有資源下依然不辭勞苦地工作，一路陪伴他的只有夢想、熱誠的助手和父親偶爾的贈禮。

「我開了一間接近大自然的傳統醫藥中心。」他在晚餐的飯桌上說道。

我想著朋友的話，我的想法是，現代藥物和醫療體系既然無法為人們帶來健康與安樂，人們只好從古老的智慧中尋求解決之道。這些古老的藥方將是未來的醫藥。

諸神的甘露

我正隨舟漂流，迷失在費娃湖某處的天空倒影裡。瑪珠普察勒[39]覆雪的山峰很近，那繁

36 譯注：Mojave Desert，加州東南部的不毛之地，是北美大沙漠的一部分。
37 譯注：yucca，龍舌蘭科絲蘭屬肉質植物，原產北美南部。
38 譯注：Sierra Nevada，美國加州東部山脈，綿延了四百公里。
39 譯注：Machupuchare，即魚尾峰。

殖女神在小舟滑過水面時俯視著我。一波波蕨類植物從山坡落下，到了水邊時正好掃過我伸出的手。翅膀像絲絨般燦爛且脆弱的蜻蜓，停在心形的匍匐植物上，蝴蝶則在空中飛舞。

水邊有大量藥草。攀緣植物和灌木爭奪空間，或黃或綠的葉片交織出層層鮮活的色彩，還有豔光四射的花藏在這些植物的陰影下。迪瓦利醫師認得它們，這是理所想當的，因為這裡就在廓爾喀區。當他快樂地唸著它們的拉丁學名、尼泊爾名和普通名稱時，我聽得出他聲音中的快樂。

在這古老的文化裡，植物被認為是天界的聖物，是諸神放在人間的禮品，也是神明的化身。阿育吠陀先知以宗教和神話語言形容各種物種，來教導民眾照顧植物。他們知道，一旦社會不尊重植物的意識，就會覺悟到它們已經消失，並把這份維生的禮物帶在身邊。

「許多植物都是來自諸神的甘露，」我記得迪瓦利醫師說話，「古書中有一則故事說，提婆和阿修羅攪海，形成了甘露。祂們為甘露而搏鬥，於是因陀羅便拿著它飛走了。在飛行的過程中，有幾滴流出鍋外的甘露滴到地上變成了藥。一滴是心葉青牛膽[40]，一滴是訶子，一滴是蒜。我認為，這些故事強調的是藥物的藥性和特殊的作用。」

針對重要草藥而杜撰的神話故事，有助於向人類傳達它們的價值。譬如，訶子的其中一個同義詞就是甘露，即強調它不具毒性也不傷身體的特質。訶子又叫巴提雅（patya），意思是永利於身體的經絡；或者叫做延命神藥，因為它的作用是抗衰老。對一個被訶子醫好身體的人而言，這種特殊草藥就好比天降的甘露。

我泛舟漂過樹蔭，聆聽著樹的聲音。它們吟詠著簡單的感激，替我們這些遺忘大地、太陽、水和空氣的重要性之人發言。世上的植物和供給它們營養的元素，是多麼珍貴和神聖啊！沒有它們，就沒有生命。在動植物消失前，我們是否願意傾聽、想起或感謝它們的療效？或者，我們注定要生活在動植物死於飢渴和疾病的環境中？石頭以沉默為言，提醒我們身體是多麼脆弱。連隨風飛舞的蝴蝶都了解這層道理。

「吠陀經典對眾生有一種與生俱來的尊重，」辛格醫師曾經說過，「在印度的萬神殿裡，許多植物都是梵天的化身。一旦你了解它們也是生物、也有生存於地球的同等權利時，我認為這種特別的感受會讓你尊重它們，不傷害它們，或認為它們的存在是理所當然的。」

「古人曾說：『我是梵。』那不是妄想，他們真的體驗到圓滿。那些先知了解，生命最初都從意識開始，因此一切生命都有意識，也是因著某種目的而被創造的。假如我們破壞某些東西，那是因為我們的心胸不夠寬大。」

印度教經典時常提及植物的重要性。在《薄伽梵歌》（*Bhagavad Gita*）裡，黑天[41]說：「菩提樹是我的化身。想拜我，就拜菩提樹吧！」菩提樹就是佛陀坐在下面涅槃的樹。許多

---

40 譯注：Tinospora cordifolia，多年生纏繞藤本植物，僅見於印度、尼泊爾、緬甸等地。粉末呈淺灰色，無臭，味苦性寒，可清熱除濕，主治風濕關節炎、肺病、肝熱等。

41 譯注：Lord Krishna，印度教諸神中最廣受崇拜的一位神祇，被視為毘濕奴的第八個化身，是諸神之首。

印度人崇拜這種樹，對它獻水，避免砍伐它的枝幹。這一宗教觀裡，含藏了保護這種植物的重要生態緣由：它釋放的氧氣比其他植物多。

另一種被崇拜和獻祭的樹，是榕樹。榕樹的氣根會長成新幹，無止盡地繁衍生命。加爾各達有一棵占地約四英畝的榕樹，完全看不到主幹。榕樹也有一項重要的生態功能：它的根深入泥土，能防止水土流失。

宗教故事把植物比擬為神，鼓勵人們保存珍貴的天然資源，把神物帶入日常生活。阿育吠陀和其他傳統文化以地為本的精神智慧，讓我們看見生命的崇高；這對健康和安樂不僅有決定性的影響，對我們的生存也是如此。相信天神住在樹裡，不是抽象的哲學概念、異教的迷信或古怪的印度風俗，而是因為植物界若遭破壞，大氣中的氧氣就會減少。罹患氣喘和肺氣腫的人都知道，氧氣就是生命，沒有了呼吸的靈魂，身體就會窒息。或許在將來，佛陀的覺悟之樹——菩提樹，以及菩提樹的所有親屬，將會擔負起修護地球空氣的工作。屆時，呼吸疾病將在充滿舒適空氣的芳香樹叢中，找到治療和慰藉。

「臺拉區的人讓植物結成夫婦，」我曾聽迪瓦利醫師說過，「我們替菩提樹和榕樹舉行跟人一樣的婚禮。孩子結婚時，也為植物舉辦婚禮。通常是在十字路口，這是很平常的事。這是我們向植物表達感激的方法。這麼做沒有科學的理由，這些儀式倒是提醒我們，天然資源的重要性。」

在尼泊爾的鄉村，菩提樹和榕樹往往結縭為伴，一起生活長達數百年。

「我們的日常儀式有許多植物，」草藥專家繼續說道，「有人用鳩娑草[42]做環，在獻祭時戴著。婆羅門社群以蒙遮草（Sacharum munja）捻成神聖的線，在入法禮（upanayam）儀式上戴著，向孩子介紹伽耶諦咒（Gayatri mantra）。祭壇的燈油用的是麻油，這是最上等的蔬菜油，據說是由毘濕奴[43]的汗變化而成的。儀式中使用的木柴是膠蟲樹（Butea monospermum）的枝幹，因為它是獻給火神阿耆尼的神聖物品。」

「用於獻祭的芳香草藥，有喜馬拉雅松皮（Cedrus deodaria）、匙葉甘松[44]、纈草[45]和印度楝樹（neem）。我們燒了它們，再唸經咒來淨化或消毒環境。我們種植聖羅勒[46]，清早到它面前誦經唸咒；它具抗病毒和抗菌功能，也可防蚊。人們祭拜印度楝樹，在發生痲疹傳染病時燃燒，把葉子放在病床上薰房間，並以葉子淨化過的水來洗澡。過去人們不熟悉抗菌和抗病毒這些詞彙，只知道這種樹能預防傳染病、停止疾病的散播。直到現在，印度楝樹還是

42 譯注：Imperita serendrica，即白茅，為禾本科多年生草本，根狀莖白色，匍匐橫走。婆羅門視之為福壽之物。
43 譯注：Vishnu，印度教主神之一，是世間的守護神。
44 譯注：Nardostachys jatamansi，敗醬科的多年生草本植物，根部的纖維有強烈的松脂氣味，故名。以根及根莖入藥，粉末呈棕色，味苦，性涼。
45 譯注：Valeriana wallichiana，敗醬草科多年生草本植物，以根及根莖入藥，氣味芳香，味苦性涼，功效解熱、解毒、消炎。
46 譯注：tulsi，又稱零陵香，原產於熱帶亞洲的植物。

許多村莊治療痲瘋病的藥物。」

「這些情形顯示人們曾經知道不同植物的功效。一旦了解植物的重要性，就不會干擾它們，就能阻止它們絕種或消失。在過去，日常禮拜所用的植物把文化和宗教聯繫在一起，可是現在的人卻拋棄了這些習俗。」

「他們為什麼排斥這些東西？」我困惑地問道。

「因為他們不了解，為什麼這些東西是必要的，他們不知道它的科學根據，」老師回答，「我們也沒有把這些知識傳給下一代。」

然而，大地卻記得我們遺忘的東西。在車子與高速公路出現前，我們行走時雙腳是踩在泥地上的。我們見到動植物的生長，知道大地的豐饒。在進入封閉的世界前，我們感受到大地在春日照耀下的甦醒和在冬日裡沉睡的情形。我們知道生命奇妙的來去變化，動物的習性，植物的開花和枯萎，夜空中的星座變化。

大地的甜蘇摩

微風吹拂岸邊。草木好比是無形樂器上的絲弦，在女神的氣息吹過時，奏起一陣音樂的低吟。鎮日斜躺著、聽著輕柔的聲音、沒有塵世的焦慮和喧囂，真是令人樂以忘憂。老鷹以完美之姿奮力高飛，自在地擁抱著風。白鶴飛過淡彩色的天空，留下一縷歡騰。

眾生都出自梵母，由祂哺乳、扶養，最後再回歸祂的懷抱。如同月亮、雲朵和雨水，祂以祂的汁液滋養植物。在黑暗的森林和晶瑩的草地上，夜之女王在葉與葉間游移，當祂激起植物臣民流蕩在血管中的氣味和芳香時，便出現了無數的化學變化。梵母賜給我們食物和藥物。動植物犧牲自己來延續我們的生命，留存在它們身上的真正的營養，是祂的血、呼吸、骨骼和溫暖。我們吃的喝的都是祂的奶，那是大地之乳流出的甜蘇摩。

我們的身體得靠著日光、雨水和大地的滋養，來維繫生命，不過我們並不能直接吃下日光或泥土。為了生存，我們得倚靠植物進行光合作用，再把太陽能化成大地和水的成分，儲存在它們的綠色身體裡。這個神聖的過程是我們生命的依靠，對這個過程的崇拜，會不會是蘇摩這古老煉金崇拜的祕密呢？

我聽到迪瓦利醫師節奏有致地吟誦古代吠陀獻給植物的祈禱文，祈求蘇摩神降下蘇摩的祝福：「那些暗的、亮的、紅的、斑點的、棕色的和黑色的草藥，都是我們所指的對象。讓它們救治天神送給這人的疾病。植物的父親是天界，大地是母親，根是海洋，什麼力量都是屬於你的，你是最有力量的，什麼勇氣和力量都是屬於你的。因此啊，草藥，請讓這人不再患病。現在我調一種藥。讓體貼的你到這裡來，加上我的法力，使這人步出困境。讓我們頌讚的神奇植物，解救村落、牛隻、馬匹、人和動物。多蜜的根，多蜜的末梢，多蜜的中央，多蜜的葉片，多蜜的下半部。吃了多蜜的甘露，請讓它們流出以奶為主的奶油和食物。無論大地上有多少草藥，請讓千葉的草藥，把我從死亡、苦惱中解救出來。」

「我現在想討論一個字，就是蜜（madhu）。」老師唸完禱詞後提議，「古時候有一種學問叫蜜明術（madhu vidya），它是延壽的學問，讓人免於老化、壓力、欲望和性欲之苦。這種祈禱可用來激起藥的作用。『多蜜』（Rich in sweets）表示人拿著植物祈禱：『哦！天神，你滋養根，你滋養葉，你滋養幹，你滋養花和種籽。』這表示，你為了藥物和消除疾病的目的，活化植物的這些部分。」

風止熱散時，送來了夜的涼意。這時的湖面一片柔順，灑滿印象主義式的光影。林蟲開始鳴唱，異口同聲地轉起低沉單調的催眠之輪。先是一片寧靜，然後才大聲鼓噪，以神祕昆蟲學意涵的節奏鼓動著，樹木也以超世俗的原始合唱回應之。

上方藤蔓密布的峭壁，傳來一陣聲響。是否有人住在上面掩藏在石塔裡的巖穴？聲音又不見了，只有微風吹拂著森林和水面。歌聲以一種既陌生又熟悉的語言，再度響起。這是女性的聲音，可是我在高處依然看不到她。這時出現了一名女性，她貼著懸崖的垂直面上，忙著採藥或砍柴。她站在樹冠上數百尺的陡峭岩架，無懼地唱著歌。我驚愕地看著，期待著她的下一首祈禱歌，往湖泊飄然而下。可她不見了，只遺下拍擊船身的水聲。

太陽莊嚴地道別，把另一個壯麗的喜馬拉雅山夕陽，彩繪成淡紫、橙黃、深紫和玫瑰等的顏色。在高高的天空上，雲朵變成無重量的乳白色世界。漸漸地，在難以察覺的情形下，這幅景色變成了閃亮的青銅色，再逐漸化成火焰般的橙色，最後褪成夜色漸濃的灰色。瑪珠普察勒山脈周圍的山峰漸漸消失在淡淡的灰中，再消失在夜色裡。內外之間的無形面紗、天、地和水都消失在寂靜裡。我不知不覺地進入三摩地的境地，止息在夜光的廣袤裡。我靜靜地漂過虛空，在深映於湖中的倒影裡。

宇宙萬物此時此刻全在呼吸。我們不知道它的活動，但我們的身體依然記得。氣進入身體給我們另一刻的生命，在持續的祝禱聲中再回到它的根源。這祝禱聲表達了人類內心深處的想法。風中迴盪著各種聲音的回音，無始以來的言語、頌詞和歌曲，都隨著同樣的氣在此刻進入我的胸膛。我記得迪瓦利醫師的名言，也是其他人可能聽過的祈禱詞：「世間的一切倚靠植物維繫生命。沒有植物，人就無法生存。沒有植物，就沒有維持生命的空氣。」

夜色再度降臨。我望著夜空，想起那一段熟悉星辰的年代。那時，星辰離人類不遠，星光也在我們驚奇的眼中舞蹈著。人心被科技擄獲之前，我們認為世界是個奇妙的地方。我們沉睡時進入的夢境，也是祖先躺在平靜大地上所做的夢。

我在舟中漂浮，在世界與世界交接的某處。外面的蟋蟀和螢火蟲還醒著；而裡面，我的夢境正漸漸甦醒。星辰以古老的聲音說著話，光使用的語言比這個世界還要古老，喧嘩的太陽在蒼天布滿寂靜的奇觀。風吹著祕密的語言，呼吸著季節的香氣；它們到過一切處所，知道一切事物。子宮似的巖穴圍起冥想空的空間，因山的呼喚張大的嘴，則聆聽著無所不知的寂靜。頑皮的花張開單輪的鳶尾，產生了色界和香界；秋牡丹（anemones）和海貝則留在液態曼荼羅的官能之海。

我徘徊、沉醉地走過睡眠不可見的地景。月神揭開絲質的白雲和服，露出祂乳白色的光芒；當祂隨著夜晚的節奏而變化時，詩的嘆息就隨著盤旋的香龍裊裊上升。

植物的意識

回到遙遠的加州，位於高處的摩哈維沙漠。這裡巨石遍野的峽谷，是野生藥草的祕密花園。烈日下的漫長徒步，使這些野生藥草免遭人類的採集。它們沿著溪床分布，夜間的溪床有水流淌，到了日間卻又消失。這些植物一路上都有護法：警察響尾蛇縮蜷在密處，紅尾鷹居高俯瞰、時刻守望著地景上的動靜。沒有小徑的地方，就能在不遠處找到大自然中最上等的藥。

我徒步走過花崗岩壁和花兒盛開的巖穴，穿越亂糟糟的三角葉楊[47]，爬過一片垂柳，才進入一片空地。從懸垂而下的枝枒間，出現了一溪流水。流水先化為急流和平滑岩石間的水塘，再轉成漣漪流過懸崖下的一片沙河床。太陽下有一條開滿白花的濕堤，這是一小叢珍奇草藥，是上好的天然魚腥草（yerba mansa）。

對這美麗的野生花園，我的第一印象是陰柔。溫柔的綠蔭，潮濕的河邊泥土，在微風中飛舞的嬌貴花瓣，讓這裡有一種脆弱、清新的感覺。好像折下一片葉子或在自然的純真中留下印記，都會破壞它寧靜的和諧。

我坐著冥想和祈禱，然後才開始工作。開始挖掘時，我發現這片地景在溫柔的外表下，其實潛藏著頑強的力量。沙土掩蓋著一層密實、頑固的泥土。我忙著掘出第一株植物後發現，想把它們帶離家園顯然是件難事。

這裡是個關係緊密的家庭。高大的植物傲然屹立在小植物上，小植物則熱情地展開葉片，期待有朝一日也擁有高大的主幹能頂著白色的天空。一束束的長根深入堅實的土地，彼此像手臂般交纏著。我輕鬆地拉起那強壯、頑強和充滿水分的莖，讓完好如初的主根根留大地。即使取走它們的莖，這個植物社群依然存在。

草藥四周是鋪著一層乾草和落葉。我發現這裡也有一個社群。我闖入它們的家園，於是成群的瓢蟲便從午睡中醒來，爬上草木和魚腥草的莖，小手和觸角在空氣中摸索，再轉身跑下，萬一被新來的瓢蟲擋住就飛著離去。它們也爬上另一株植物，徘徊在葉片的上下側，被推開的就落回柔軟的草葉墊上。

我整個下午都忙著工作，慢慢採得一些完好的根。在這幽靜的地方親近大地是件好事，我輕輕地挖、刮、拉和戳，希望我有愛的法力，哄得這些生物心甘情願地解放自己，進入我等待的手中。我想起最博學的草藥專家迪瓦利醫師，他在教學期間曾傳給我一些智慧語錄。

「大多數植物的功能，也見於我們體內。」他說道，並形容人體和植物的相似，以及關係密切的地方。「樹皮可以是皮膚，木質部好比血管。根是專司吸收的主要地方，可以說是

---

47 譯注：cottonwood，楊柳科楊樹屬植物，原產北美，葉呈三角形，故名。

口腔和腸，即我們吸收東西的地方。心材好比是骨。植物吸收和釋放氣體，我們可以比之為人的呼吸系統；它們蒸發的水，就像我們排的汗，二者都有毛髮。」

「植物和人類都有代謝系統。植物以太陽光進行光合作用，我們則從食物和藥物中消耗這些能量。植物也有防禦系統，譬如葉子釋放香氣、根部釋放化學毒物等。荒漠的仙人掌把葉子變成蠟質層，以避免水分的蒸發。」

「植物是活的。它們跟我們的身體一樣，都具有生命的氣息。它們有枯有榮；根據阿育吠陀的說法，我們死後也會轉世。植物有活力素，可生出來年就會發芽的種籽。它們要延續物種，這是生物的主要活動。」

那麼，植物和人類生命有何不同？

「唯一的差別，在於人會以語言表達見解和感受，」老師說，「植物是生物，只因過去的業而降生在植物界。它們有一種特別的意識，稱為內在意識（antas cheta）。它們有快樂、痛苦、欲望和煩惱，並以各種徵兆來表現之。它們可能也有語言，只是我們不了解而已。它們有心。」

「植物有心？」我驚嘆著。

「是的。假如沒有意識，就不能感受苦樂。許多瑜珈修士具有神通，才感受不到痛苦。他們的心依然存在，只是他們控制了它，因而不具有感受。植物不會這些，它們時時都有感覺。」

我的領悟是：「煩惱意味著思考未來，欲望則以過去為本。」

「是的，植物有記憶。有研究成果顯示，植物記得某些人。」

「植物如何溝通？」我問。

「以一些訊號，」迪瓦利醫師回答，「只要捕捉到那些訊號，就知道它們說些什麼。研究顯示，有些植物非常愛聽音樂，且能加速它們的成長。我們很難說那是什麼行為模式或機制，但根據觀察，它們是有意識的，也能溝通。」

「你知道誰能跟植物溝通嗎？」我問。

「我想那是精神層次上的，是感受上的。過去有個回教醫師魯古曼（Lukuman），每當他進入森林，草藥就會跟他說：『我能治這種病！』所以當他需要時，就能找到那些藥。」

有這種才賦真是好極了！我思考著，想起我聽過的那些了解植物語言的草藥專家的故事。不需要生化學術訓練的負擔，不需要辯論氣味、溫度和行為模式，沒有臨床實踐對副作用的不確定感，只要單純直接地深入傾聽大地的聲音就行了。

這將會如何呢？我想。假如我們有一天清晨醒來，就聽見植物捎來的隱約消息，我們是否還能砍樹，在作物上灑農藥，砍伐和燃燒森林？或者我們會突然發現，我們的生活還得依賴這些生命的智慧和能力，唯有照顧它們、提供它們的所需，我們才能生存？

「根據阿育吠陀的做法，」我的良師繼續說道，「採集植物前，得先祈禱和邀請它們，我們會說：『我想用你來做藥。』先祭拜它們，再開始挖掘。這表示，你認為它們是有生命的，不只是一株藥草。這種藥比較有效。」

「祈禱如何增加藥效呢？」我問。

「我們知道植物擁有意識，擁有內在的感受。當你祈禱時，讓它們知道你本性寬宏，它們就會高興地知道自己將去服務他人。」

我站起來伸展手腳和呼吸空氣。我凝視著四周的土地，突然對草藥開始有種新的認識。這裡有造物者的傑作，祂的手指鍾愛地雕出火、風、水、土和天。植物怎麼不是神聖的食物呢？溪的對面正是野生花園。大理石花紋的花崗岩片站立著，就像一座勻稱的金字塔，岩石的表面細滑卻有被烈日曬裂的痕跡。紋理和地衣的圖樣，在岩石表面交織出一片色彩。裂縫中長出小樹和灌木叢，較大的裂縫則有一棵矮松子偶然棲身於此。在另一邊，大圓石屹立在長著點點絲蘭的山上，直達山脊的最高處。我看見的地方都散發出乾燥的熱氣，吸走了生物蒸發的潮濕空氣。這片綠色堤岸是一片熱石乾燥之海中的潮濕寶島。四周所有植物都堅韌得像龜殼和蜥蜴皮，以保護內在的脆弱生命，免受天空烈日的曝曬。在這嚴酷環境下長著柔弱且頑皮的魚腥草，這可是沙漠生命活力的體現。

採藥之心

「咒語和禮拜對製藥有什麼影響？」我問植物學家。

「根據阿育吠陀的說法，咒語和禮拜能使藥更靈驗，」他回答，「以你的內在能量來使藥物具有療效，目前還不了解這種生化作用究竟是怎麼回事。」

「乞士（sanyasin）和苦行僧只以壁爐裡的灰燼，就能治好許多病患。或許那些苦行僧以某種方式將能量傳入灰燼，這也就是灰燼能治病的的原因。有些人能以咒語治病，通常還是心病。他們讀些祈禱文，在火中放藥，再拿去薰病患。病患不久後就痊癒了。當我們唸誦咒語時，言語會化成能量，這種情形可能會造成體液的減少。當我們唸出神聖的音節時，不同的音高、音調和波長，或許就是改變腦內酵素和激素的東西，從而緩和了病症。這是聲音的科學。」

我嘗一小片魚腥草的根；舌頭告訴我，它有火和水的效果，這也就是沙漠之熱和讓人感覺清涼的溪流。魚腥草根呈粉紅色，多汁，有些纖維，咀嚼有聲。我口中馬上傳來一陣強烈的辛辣，如同品嚐摩哈維漫長生涯的熱力一般。一陣辛辣之後，我的口水和著植物汁液，出現了一種鮮甜的餘味。那是水的元素，是香蒲叢中的溪水淺浪，是垂柳的樹蔭，是夜晚的降臨。

「日月跟藥效和藥的作用有關，」迪瓦利醫師曾說，「我們知道月光陰柔，日光強烈。晝長且熱的地方，藥物的反應快速而強烈。依此為準，我們把藥分成阿耆尼和蘇摩兩種。增加赤巴的藥跟日有關，增加體重、精液、骨骼和脂肪的藥跟月有關。」

「阿育吠陀如何看待光合作用？」我很好奇，經典裡如何解釋植物和陽光的關係。

「用語不同而已，」植物學家回答，「印度文化崇拜太陽，知道太陽跟地上的一切生長、創造和能量有關。」

「千萬別在晚上挖草藥，」他解釋著，「一定要在陽光下挖，比較有效。因為光線會造成許多生物化學上的變化，產生特殊的化學成分。許多研究證明，不同季節和時間的草藥，化學成分的濃度會不一樣。」

我咀嚼著根，企圖根據自己的記憶，嚐出魚腥草是如何治療疾病的。美國印第安人非常推崇它，把它當成一般的補品。它的辛辣從胃往上蔓延，我感覺它激發肺的氣息，促進呼吸。它是有名的黏膜修復藥，能化痰止咳、健胃整腸。消化這植物時，我覺得荒野的療效也進入我的身體。

這藥很有效，就像永不妥協的沙漠。它需要人的尊重和謹慎、警覺和照顧，才不會造成傷害。我的直覺告訴我，現在只吃一小塊就夠了。我又繼續挖掘，馬上就感受到第二階段的消化過程，肚裡有一股熱氣升到了上半身。挖開的土壤傳來刺鼻的香氣，瀰漫在向晚的空氣中。

太陽撤回山巔時，金黃色的光也下山了。橙光退向圓石，再到矮松子的頂端，並在花園灑滿影子。深入土壤後，我的採收過程便慢慢進行。我極小心地鑿開小根束旁的泥土。挖出每株植物時，我的臉碰觸著植物的葉片，聞它的香氣，聆聽它要告訴我的話。我把它當成一樣祭品，想像它進入病患體內的旅程，和它治病的崇高目的。我的手虔誠地握著每一株魚腥草，彷彿想要安撫它們一樣。有一次它們跟我說話：「把我們放入溪流，我們會很開心。」這是它們的無言之言。

白日已盡，我躺在橫越溪流的珍貴藥草地上。在這沙漠的夜晚，我迷失在默想當天的所見、所聽和所感。石頭上的地衣裝飾，也有它的療效。;楊柳也有，還有香蒲（cattail）、橡樹和矮松等野生的營養食品，松樹和杜松濃烈的精油，仙人掌奇妙卻遭人遺忘的功效。水邊有許多有益的花、灌木、苔蘚、霉和蕈類，但我對它們卻一無所知。響尾蛇有牠的療效，飛去棲息的老鷹和其他鳥類也有。瓢蟲有牠們的角色，溪裡的蝌蚪也是。

迪瓦利醫師說：「我們只想著那些對我們直接有用的植物，但許多自然界裡的東西，都跟我們的存在息息相關。青蛙控制蚊子，蛇控制老鼠，烏龜淨化水。蚯蚓消化葉片、增加泥土，鳥類負責植物的繁殖和生存。微生物把廢物分解成其他形式。」

「這些東西時常間接地幫助我們，是我們生存的必需品。這就是為什麼宗教經典說，一切都是梵天所造，梵天造的物是非常重要的。經文常說：別破壞它們，與它們和諧共處；別自以為是地認為自己是植物的統治者。」

「我們時時都在輪迴之中，這是個循環的過程，而且我們下輩子也不一定是人。有了這種想法，我們對自然就會有清楚的認知。」

那一夜，我採收的魚腥草沐浴在冷水中，成束地睡在一起。它們的葉子，最後一次地吸飲著沙漠的月光。

第六章

欲望和解放

我們印度文化有許多苦行。有些瑜珈修士一日一食，有些赤身裸體地挨冷受凍或曝曬烈日。我十三歲後就不在乎食物的滋味；我回來吃人類最初的食物，就是小時候吃的食物。這是我的苦行。

世間有兩種知識——物質和精神的。透過只吃牛奶維生的苦行，我得到了智慧。我沒有了欲望。當然人不能徹底斷欲，因為那只是一具屍體而已。但我沒有邪念，沒有末法時代的人的想法。我只有最簡單的欲望：禪定和牛奶。因此，我有許多領悟，現在能給許多人很好的建議。

——帕蘇帕提拿的牛奶巴巴（Milk Baba）

培傑醫師打開《總則本集》，我們開始研讀「疾病根本原因之椏」。他抬一抬眼鏡，看我是否專注。

「醫者之道是要知道，即使病患完全康復，也只是治好症狀而已。」這位醫僧說道。

我多年來思索這句意義深遠的話，依然還能在話語間找到新的意義。我現在的了解是：醫藥最終要把人帶入精神境界。

「這枝醫藥知識的枝椏有三片樹葉，分別代表貪、嗔、痴三種『根本煩惱』，」尊醫解釋道，「這就是所謂的三毒。體內的三毒會發展成龍、赤巴和培根等體液。」

知識樹上的貪葉，畫了一對在毛毯下交歡的夫妻；嗔葉上是兩個對劍的男子；痴葉上則是一個睡覺的男子。

「人因業力而生，」培傑醫師繼續說，「形體一旦形成，就具有這三種體液。它們被稱為三『根本』、『保護者』或『生命之柱』，因為體液平衡時，人體就健康有活力。但它們也被稱為『破壞者』或『懲罰』，這是因為體液失衡時，人體就出現病痛和死亡。因此身體的健康與否，就取決於這三種體液。一般而言，龍、赤巴和培根是受到貪、嗔、痴三毒的主導。」

我在先前的課程，就知道體液分為物質和精神兩種，而且兩者的作用互有關聯。現在，尊醫就在闡明人身的成因是過去的果報，而且人一旦有了意識，它的『三種煩惱』就會影響體液的活動，進而影響人的健康。貪是使龍（經絡）增盛的主要力量，嗔使赤巴（消化的酸）增盛，痴使培根（身體黏液的分泌）增盛。

醫師說：「貪、嗔、痴都來自同樣的根源，就是無明。因為一切邪念和邪行都來自無明，所以必須了解什麼是無明。無明可以比為愚昧，意即不見、不解、不了。人都從子宮出生，都認同自己的形體，也有「我」和「我的」的想法。這種有我的想法，還有跟隨我而來的天生的貪欲，就是無明。」

我記得，卡魯仁波切曾解釋意識如何因身體的限制而遭受蒙蔽。他說心性本來清淨。心無形無狀、沒有圓心或周長，它無所住的。從出生以來，由於心受到身體的限制，這一了知一切法相的一切智，就被有我的念頭、感受和觀念給染污了。妄念之流不斷在睡與醒間生滅流轉，造成了自他、內外、夢者和夢境的分別經驗。人到肉身死亡前都是如此，死後出現的感受和看到的景象也如夢境一般。

培傑醫師繼續說：「每一種感官感知不同的對象，再研判感知的內容。如果五根感知的內容是愉悅，就會產生貪欲和執著；如果感知到醜或惡，就有嗔恚和厭惡。這是無明在感官中運作的結果。」

「三種體液平衡時，就是身體的保護者。但體液偏衰、偏盛或出現衝突時，就成為致病的因，造成疾病。在無明的影響下，感官意識不斷造成三種體液的失衡。為了維持體液的平衡，就必須控制造成不平衡的根本原因——無明。因為無明是一切疾病的根本，也就是一切苦難的根本。因此，我們可以說各種疾病的因只有一個，而不是很多個。」

當主觀意識詮釋著每一個當下的感覺經驗時，就會出現失去本來覺性的無明狀態。產生每個知覺的刹那，就出現貪欲和厭惡等反應、想要避苦求樂，因而遮蔽了清淨的心。因此，好惡的增加就造成積習，而這些累積的業果將如《總則本集》這一枝椏所說，是疾病的根源。」

「好比飛蛾受到火的吸引，」尊醫說，「每一個感官都是疾病的因，破壞身體的健康。在西藏東部的康省，獵人以笛音招鹿，牠們是被妙音吸引而上當的。脂肪的味道吸引狐狸，釣餌的味道吸引魚，大象喜歡在暗藏陷阱的軟葉上打滾。」

老醫師停下來笑一笑。「這在醫藥上，是很容易理解的道理，」他說，「你看，有多少人為了滿足口腹之欲而吃壞了身體！我們可以找到很多這類的例子。」

如同培傑醫師所觀察的，執著感官逸樂是人類毀掉健康的主要方式。無論喝酒、抽菸和吸毒等造成極大傷害的酒癮或毒癮，或是對刺激、權力和財富的微妙渴求，大多數疾病最終都和無明有關。在三毒的影響下，我們執迷於有害之物，厭惡有益之物，不知道該如何照顧自己。根本的無明不僅是個人疾病的根源，也是社群和國家遭受集體災難的根本原因。無明造成貪欲、憎恨和恐懼，由此產生戰爭、貧窮、水土和空氣的環境污染，再造成饑荒和疾病的傳染。

無的智慧

關於生活方式、飲食和心理狀態對人的影響，阿育吠陀和西藏醫藥有一套完整且系統化的理解；對三毒引起的體液失衡，也有相應的養生療法。了解無明如何影響我們，又如何以特定療法排除無明的不利影響，將有助於防治疾病和提升生活品質。假如有一定數量的人，使用傳統西藏和阿育吠陀的健康促進療法，這些方法就能成為創造健康社群、健康國家和健康的自然環境的根本，從而減少許多醫療需求。

但是，如同培傑醫師所說的，藥物和醫療終究只能減輕症狀。只要無明，無論是個體或集體的，依然存在，我執的情緒變化依然是未來的不幸和疾病的種籽。

「健康的人也有無明，」尊醫又說，「三種體液平衡才能擁有健康，沒有煩惱。雖然鳥高飛其影無蹤，但是無明依然存在，還會造成痛苦。要去除這棵毒樹，就得把它連根拔起；砍枝去幹是不能斷根的。同理，吃藥能治病，卻無法移掉根本的因——無明。」

假如良好的健康還不足以拔除無明之籽，我們又如何能解開那籠罩五官面紗的無明，並且斷除痛苦的根源呢？

「無明的反面就是智慧，」培傑醫師解說道，「智慧帶來覺悟，無明遮蔽智慧。無明造成各種貪惡，形成多種苦。智慧若遭蒙蔽，就不能清楚地了解物的本性。因為無明，我們無法了解真正的快樂。我們就像一個閉上眼睛，企圖分別金屬的珍貴與否的人。疾病、痛苦和不幸的因是三毒，人該要追求覺悟的永樂，去掉這些障礙。」

「為了滅除無明，我們必須培養『無的智慧』。身體是愛惡的根源，任何現象都可能是它們的因。為了了解感官是如何造成毀滅，我們就思維身體和一切物體都是無常的，檢驗它們是否具備永恆的快樂。從認識外在事物和我的無常，就能清楚地了解現象的本質。這樣的想法，可以養成『無的智慧』。無能控制無明，解除自性的這三種遮蔽，在貪惡造成傷害前就斷除了它們，以及治療疾病。」

根據阿育吠陀的說法，即便生理元素平衡，心、感官和靈魂不快樂的人，也是不健康的。只要根本無明蒙蔽了自性，就不可能具有促進生理和諧的內在安樂。在無明的影響下，無數雜念會干擾人的注意力，使心始終擺盪在焦躁不安和疲乏的無知覺之間。為了擺脫內心的不安、痛苦的記憶、自我批判、無意識的習慣和毀滅性的壯志，我們便遁入物質享受、社交娛樂和感官逸樂的世界，最後卻發現自己上了癮。在無明的覆蓋下，我們感受不到感官經驗的無法把握，以及各種感受即生即滅的現象。貪戀剎那的感官快樂，根本無法令人滿足；相反地，它們只會造成縱欲，加速老化和形成疾病。

培傑醫師繼續說道：「當我們覺得某樣東西美麗動人時，其實這不過是心的產物。當我們分析吸引我們的對象時，只會發現構成這東西的元素。舉個例子來說，男人因看美女的臉孔而心生愛慕。假如我們分析臉的構成時，只會找到皮膚的毛孔和油脂、淚水、口水等身體分泌物，以及牙齒和頭髮等。每個部位都是無常和會腐朽的。外表美麗，但內心充滿邪惡。

如果依照這種方法檢驗吸引我們的東西，我們就會發現，沒有可以執著的東西。」

尊醫的話具有難以挑戰的真理：把最吸引我們的東西，看成幻象、不可把握和不夠理想的。我心裡想，身在一個把外在美視為人類生活主要目標的時代，我們為何還要把自己和別人的身體想成沒用的臭皮囊呢？醫師的話出自佛陀的第一聖諦：就連性的極樂或諸神的至樂，都蘊藏了隱約的不安，而且終究是會結束的。俊男美女年老色衰時，身體也因老化和疾病而產生苦。

培傑醫師的教誨也表達了第二聖諦：人生而有之的苦有個根源，這個根源就是無明。無明蒙蔽了我們透見貪惡的真相。他的話也包含了第三聖諦：斷滅這種苦的輪轉，也就是貪欲的斷絕，就是涅槃。實現涅槃的方法即第四聖諦道諦。在尊醫的教誨中，道諦就是「無的智慧」，即我們所執著的一切都是無常的。

尊醫對「疾病根本原因之桎」的簡述，就是道地的佛法。他以西藏醫藥的語言，簡潔地形容了洞見實相所生的捨和超脫，如何使我們免除三毒的纏縛，不再具有疾病和痛苦的困擾。在三毒的影響下，我們找不到永恆的快樂。為了快樂，心不能有染污，要讓本來自性再度顯現。寂靜的心可以促進體液的平衡，使人重獲健康，讓身體沉浸在一片內在喜悅的光芒中。

「無明在西藏生命的法輪上，被描述成一個拄杖而行的盲婦，」培傑醫師總結道，「這是因為無明遮蔽了如實知見的智慧。雖然人可能有極高的智慧，不過卻被體內無明所蔽。據說人有八萬四千種煩惱，煩惱的根源是無明。眾生有無明，所以便徘徊在茫茫苦海中。」

「了解無明和三毒，便能斷除一切疾病。現在領會了無明，不表示我們馬上就沒有苦。而是從今以後，我們可以體察無明的意義、減少苦。一盞油膏滿溢的油燈，不能當下燒完所有的油；火焰將慢慢消耗油膏，最後才油盡燈滅。同理，當我們慢慢理解了無明和如何擺脫它的影響時，就能得到解脫。」

火神阿耆尼

這是加德滿都的拂曉。山谷裡煙嵐繚繞，嚴寒沁骨。天亮時，四周的山也漸漸現形，如同一座倚在地平線上、來自遙遠世界的古老山脈。一眼望去，朦朧的天空線盡是巴爾瓦達（Balwatar）宏偉的鄰舍，多層房舍的屋頂和露臺層層迭進，露臺上則吊著藤蔓、花草和衣服。磚瓦和洋灰吸收冬日的濕氣，讓無論多麼豪華的房舍都瀰漫著一股霉味。

我的鄰居每天早晨都在屋頂平臺上，朝天敬獻印度沒藥和樟腦，再把少許穀粒拋入諸神的居所，一旁還有虎視眈眈的鴿子。一個鄰家女人刷著罕見的烏黑長髮時，鐵灰色的天空則慢慢變成澄明的淡藍綠色。這時遠方傳來一陣鼓聲和號角聲，還有祭師喃喃唸著一串韻文。

牛群往東飛奔而去，刺耳的哞哞聲中夾雜著下方巷弄的狗吠聲。一隻鳥停在我家屋頂的欄杆，霎時間成了藍寶石晨光中的一團黑影。牠化為卡格．巴孫迪（Kag Basundi），那精通多種語言和草藥傳說的烏鴉神。森林裡的瑜珈修士說，觀察動物的習性，可以了解草藥的祕密。烏盯著我，金星的最後一道光芒在牠的頭頂上逐漸轉暗。

當太陽移過屋頂懸著的經幡後，我發現自己默唸著伽耶諦咒，這是吠陀時代對創造天地和天堂的造物主所唸的祈請文。這咒語是對梵天之光的致意，梵天的顯現就是生氣勃勃的朝陽。梵天有太陽的臉龐上、燦爛的金眼和閃爍的金舌。當祂騎著光亮的駿馬拉著戰車開始新的一天時，祂伸展的陽光之臂則以愛的祝福擁抱整個宇宙。祂的生命力，喚醒沉睡的眾生，歡迎他們從睡眠之死中歸來。

太陽的壯麗是婆羅門每天崇拜的對象。迎接晨光的讚詞、頌歌和儀式，從最早的雅利安遊牧民族時代，就這麼一代代地傳了數千年。人們站著迎接朝陽的臉龐，唸誦輝煌的吠陀拜火時代所傳下的神聖經文。「讓我們祭拜和敬仰不可思議的神明，」他們以梵文唸誦，「願祂的光賦予我們神性。」

另一天開始時，加德滿都婦女便忙著炊爨之役。阿耆尼是火的化身，也是婆羅門崇拜的具體可見的神祇。在尼泊爾城鄉的每個清晨，阿耆尼都跳躍在爐灶的祭壇中，祂飢餓地吞噬誕生祂的柴枝。這位家家戶戶的賓客，以閃爍之眼望著帶來燃料祭品的人。當祂以金牙啃食祭品之時，祂那不安的身體便發出了光芒。

阿耆尼創造了太陽，讓夜空綻現星辰。祂是劃過天空的閃電，深海的磷光，火山騰騰冒出的岩漿，原子中的核子火焰，照亮現代屋舍的電流。阿耆尼是所有生物體內生機勃發的溫暖。在死亡時，阿耆尼吞噬柴堆上的空屍，喚醒靈魂踏上輪迴的旅程，再鍾愛地供養另一個子宮中新生的胚胎種籽。一切事和一切人，都曾多次進出阿耆尼中去經歷輪迴的過程；祂非常了解眾生，只可惜眾生不認識祂。

對吠陀時代的藥物而言，火神扮演了重要的角色。阿耆尼的生熱能力，讓物質改變狀態。阿耆尼在人體內，了酵素和細胞之火的生理功能，祂幫助人體釋出貯藏在食物中的光、能量和溫暖，遺下等待排泄的廢物。這兩個包含一切代謝活動的過程，是健康的根本。二者失調時，便形成疾病的兩個主因：減少活力、增加毒性。我們的健康得完全仰賴阿耆尼和諧的作用。一切疾病，尤其是那些影響腹部的疾病，都跟阿耆尼的活動失調有關。

古典亞洲醫療哲學把消化過程比為炊火。阿育吠陀把阿耆尼比為消化之火，我們每餐都得向這位腹腔之神獻祭。阿耆尼遍布全身，但以胃和小腸為主。我們可以把阿育吠陀所理解的阿耆尼，跟現代生理學做個簡單的對比：阿耆尼是指膽汁、消化液和酵素的分泌。阿耆尼在消化道的主要功能，是萃取純淨的營養素，排除有雜質的副產品，再為腸道廢物解毒。阿耆尼旺盛的食欲，釋放蔬菜取自大地和陽光的精華，讓它們能被身體吸收，至於沒營養的渣滓則由腸道排出體外。

阿育吠陀以自然現象為象徵，描述阿耆尼失衡時的生理現象。阿耆尼偏盛時，就出現代謝過盛的病症：消化機能旺盛、人常覺得腹飢口渴和膽汁分泌增加。阿耆尼偏衰，則出現代謝緩慢和多痰的病症：消化機能緩慢、吸收能力變差、整個代謝過程受體液停滯影響變得緩慢。阿耆尼的不穩定，據說是受龍的影響：有時胃口大開、消化機能旺盛；有時沒有胃口、消化機能緩慢；腸道不受控制，蠕動也不均勻。

阿耆尼平衡時，消化過程順暢，腸胃裡沒有脹氣、灼熱、噯氣、逆流、疼痛或淤塞的情形。腸道蠕動規律，營養就能完全釋出，被身體充分吸收，廢物也容易排出體外。體溫穩定，氣色健康，目光炯然，心地澄明。身體健康，人自然無憂無慮。

整個加德滿都，從鄰里小花園到遠山密林的植物，都在阿耆尼升起時，崇敬著這位賜予溫暖和陽光的國王。幼芽冒出泥面，伸展的枝條像祭神的手臂，葉片愉悅地張開來獻祭，盛開的花獻上色彩和香氣。植物王國全天飲著天上照下來的明亮光線，讓自己化成大地生命的基本營養成分。阿耆尼催熟梯田的稻米、舞於田野的黃芥菜、果園的果實和農地的菜蔬。

阿耆尼有各種形相，有歡喜相也有恐怖相。祂喚醒各種生命，再化身為它們體內永遠無法饜足的食欲。腹中飢餓是阿耆尼想吃東西，而且從第一次吸乳到最後的晚餐，我們的滿足都拜祂所賜。兩千年前，火神燒焦的手指從此改變了印度的地景。當時的雅利安人焚燒原始的處女林，供人們從事農業活動、養殖家畜、建立村落和帝國。現在的加德滿都天空，是一片深沉的棕，這是渴求能量的人口，燃燒行將消失的森林裡殘餘的珍貴林木所致。沒有樹木，就不會降下雨季時節滋潤的甜美蘇摩。阿耆尼也從喜神變成惡魔，無情地讓大地飽受乾旱的侵襲。

根據阿育吠陀的說法，不論是人體的發燒或星球的燃燒，都是阿耆尼排毒的方法。這些毒素是生命失衡時的產物，而產生毒素的這把火，則是濕婆用以折磨那些不依自然法則生活的人。

「在這黑暗的末法時代[1]，」培傑醫師說道，「不善之人會出現各種發燒情形。這些發燒都一樣，但也可能出現變化，因此醫師很容易誤判病情。有些發燒很難辨識，也就很難醫治。發燒也常快速地引起併發症狀。末法時代的疾病，有些是發作不久即死亡的現象。發燒若又碰上感染，也會演變成怪病如各種癌症等。」

一排排車子在遠處的環道狂囂怒吼地等待加油，加油站因為汽油稅增加而罷工。警察看守著憤怒的駕駛，因為貧窮和困苦這種一觸即發的深沉挫折，很容易造成暴力和動亂。神祕主義者長久以來一直宣稱，欲望和憤怒也是一種火，只有他們的心流淌著蘇摩的寂靜。我們越是吟誦好勇鬥狠的火焰，我們的未來越是沒有光明，因為燎原的戰火將毒害脆弱的天宇。濕婆和鑠乞底女神[2]安居的喜馬拉雅高山雪域，軍隊以宗教仇恨和想像的界域為名，掀起了自殺式的戰役，挑起了造物者的憤怒。沒有了慈悲，科學和軍事的結合，就誕生了褻瀆神明的煉金術——把自然界的生命力化成焚化的原子。印度在傲慢的民族主義下，把自己的核子計畫命名為「阿耆尼」。這一神聖家園的美麗歷史，會終結於放射性的毀滅之下嗎？這是阿耆尼對我們褻瀆生命聖潔的懲罰嗎？

或者，我們將敞開心胸傾聽古聖先哲雄辯滔滔的智慧，以便驅除來臨的黑暗？他們聲稱，我們體內的阿耆尼，是我們的頭腦、心地和靈魂之光。阿耆尼的變化能淨化每個層次的污染，從細胞的代謝、概念和見解的吸收，到淨化靈魂的內在之光——能根除栽種在貪習中的業力之籽。阿耆尼是能辨別真妄的能力，是照亮實相、消除妄相的專注之火。它是智慧和覺悟之光，能燭照心地，幫助我們完成目標——無論是世間的成就，或解脫一切苦難的無上正等正覺。人類被賜予阿耆尼的力量，可是對祂的神聖卻毫無認識。我們握著未來的鑰匙，可以決定將來是核子的地獄界，或是正覺文化的時代。

在心的深處，也就是存在的核心，燃燒著阿耆尼的純淨之愛和清淨的本質。這裡有煉成的真金——「智者之金」，它能把金屬的黃金變得一文不值。相較於阿耆尼的靈性光輝，世間的太陽不過是顆黑暗的星球，它只能照亮幻境裡虛假的影子。無上的正覺珍珠輝耀著古老的火焰之美，它靜靜等待著，把我們從誤以為覺悟的夢境中喚醒。每一刻中都有它的不可思議，只是我們看不見罷了。解脫之道始終開放在我們面前，只不過我們卻選擇了遠離它。我們要等到何時才願意接受這滴自由的甘露呢？

太陽攀越尼泊爾的天空。林葉的露珠已然蒸發，霧靄也化入煙塵瀰漫的加德滿都。這是加德滿都另一個棕褐色的一天。無始以來燃燒著的太陽神，此刻在祂伸展的臂膀和張目而視的雙眼下，街上是一片的人海兼車龍。祂的光流瀉到大地的植物上，讓維生的溫暖供養我們

---

1 譯注：Kali Yuga，用以指佛的正法衰頹，僧風濁亂，人不能修行證果的時代。

2 譯注：shakti，濕婆神的妻子。

的身體，流經我們的血液，讓我們的眼睛發出光芒。這是光之輪迴的一剎那。

阿耆尼在我的肚腹宣布了祂的存在，提醒我良醫要注意消化之火的溫度調節。該是吃粥的時候了。

薰香療法

「我現在教你薰香療法。」阿利爾醫師說。

我和高帕坐在煉金師的房裡，預備開始另一天的學習和工作。

醫師的手伸入櫃中，拿出一本舊書和一袋棕色粉末。他放下書本，讓我們看書上精美的細小筆跡。他打開那袋粉末，說道：「這叫安寧星球之香（Peaceful Planet Incense）。」他撒了一些粉在爐炭上，房間頓時充滿一種舒緩、甜美的淡淡花香和香料的香氣。

在香氣之學中，可以找到不可思議的療效。這也是世界上最古老的醫藥形式之一。一陣植物香氣飄入鼻道，進入祖先的腦海深處。這些植物精油微妙且複雜的香氣，可以喚醒記憶，使情緒變好，刺激免疫能力。香氣是聯繫五花八門的芳香植物王國、人類的心靈以及天界的橋樑。

「這個配方可以讓祖先開心，」上師解釋道，「可取悅男女諸神，排除煞星的影響，保證一切努力都會成功。也可安定心神，治療心神不寧和失眠。」

香煙繞過一道從窗戶射入的陽光，形成一種悅人的寧靜。

自有歷史以來，香跟祈禱就形影不離。阿耆尼的火舌在祭壇閃爍，獻給祂的香把天空注滿氤氳的香氣，這是為天界諸神奉上的盛宴。這種古老的煉金術時時在寺廟和神龕上演，這些地方也是最初治療身心健康的中心。植物甘露釋出魔咒，提振人的精神，諸神也很樂意在大地上添些吉祥的事，於是就出現了魔法。

「最重要的芳香藥叫如意寶香，」老師又說，「它是用昨天你買的珍貴草藥製作，再調入蜂蜜，唸過咒語就成了。使用時要很慎重，因為它功效很強。」

煉金師開始唸出書上寫著的材料：「等量的白沉香、松樹皮、白檀香、廣木香（kuth）、納奇木（nach，Helix ashera）、鐵力木（nagkesar）和藏紅花。磨成粉末後，加入純蜂蜜。」

在這些花、皮、根和心材的簡單混合物中，蘊藏了一部漫長且迷人的植物史。數世紀來，沉香、檀香和藏紅花一直備受西藏和阿育吠陀醫師的推崇。它們可用於調製口服止痛藥，也可用來進行精神治療的煙薰療法。沉香油即烏德油（oil of oud），是一種香甜、強烈和具有暖化效果的精油，它對心和神經系統具有奇特的療效。這種罕見和強烈的香氣，對意識有有極大的影響，可以用於打開此世和彼世的門戶，讓死者安然進入下一世。從檀香樹煉出的珍貴精油，是最神聖、最適於祈禱和最利於冥想的香氣。檀香具有舒緩、鎮靜和協調心神的功效，也可讓迷失於世俗擾攘的心重歸寂靜。據說它是沒有我執的覺者釋出的香氣。藏紅花則是療心的藥物，它能增強信念，使人精進，也能增進慈悲心。

這三種原料，是古代亞洲商路和地中海國家的珍貴商品，也是醫師的藥材和巫師、祭師、瑜珈修士的儀式用品。以前有很多檀香樹和沉香樹，但幾世紀來的精油需求，消滅了它們的原始森林。檀香的香氣不僅是諸神的食物和心的藥物，它也有助情的效果，因此是享受性交之樂者的愛用品。

「這個藥方傳了一千多年，」阿利爾醫師說，「可能來自另一個時代。材料很簡單，但材料的相互調和就有很深的學問。運用在儀式上，有利於任何工作。它為所有努力的人帶來好運，對生意很有幫助，還可以影響國王和其他重要人物。它可增加磁場的能量和吸引力，有助於發展神通力，也能驅趕出沒於房舍四周的蛇。」

醫師放下書本。「我開過很多這種藥給病患，也見證了它的驚人效果。最近有個非常落魄的人來找我，他身無分文，心情非常苦悶。我給他這種香，叫他拿去獻神。不久後，他就好運連連、財運亨通，現在有了房子和車子。」

如意寶也是白黑天（White Mahakala）的名字，祂是西藏喇嘛寺裡現憤怒相的「護法」。如意寶立在烈焰狂燒的日盤上舞蹈，火紅的鬍子和頭髮向上豎立在第三眼的四周，強而有力的六臂代表大圓滿。祂擺出莊嚴的姿勢，以駭人的武器嚇走鬼怪，祂的咒語聲迴蕩如雷鳴。一滴天界的純汞漂浮在祂的心地中央，隨侍的諸位女神則在消災賜福。祂從水晶瓶倒出無價的珍寶，以燦爛妝點天空，以豐饒澆灌大地。祂的世界是個珍寶曼荼羅：太陽是光輝燦爛的金，月亮是閃亮的銀。鑽石星辰燃燒在澄澈的藍天上，白雲在藍綠色的海洋漂浮，暗紅色的花長在綠樹和玉草間。

白黑天是佛教的慈悲化身為從極限中生出的動能。祂的形相，代表達成世俗和無上成就所需要的大定、不馳散、不變的意志和快樂的超脫。吸引世俗財富來解除貧窮之苦，是祂最淺顯的神力；祂較高的目的，是提供修行所需的精神和物質資糧，以便去除自生的煩惱、證得智慧。大黑天就如同密宗的所有神祇，祂不具實體的身體，揭示了洞見諸相皆空，進而克服無明的大成就。煩惱和尚未覺悟的心受到我執的纏縛，心被無止盡的需求給占據了，但在究竟實相中的我們，其富裕是受制約的心所無法想像的。這種洞見，釋出當下即有的活力、財富和慈悲心。

前天，高帕買了如意寶香所需要的藥材，並以當地的石磨磨成粉末。上師現在指導我們打開帶回的袋子，計算處方所需的藥材量，再放在手持的天秤上用舊銀幣稱重。當他在混合物中加入各種新的粉末時，也在香爐撒上一些，讓我們聞一聞它們的味道。屋內香煙繚繞，散發著一股異國的香氣，我們的心情頓時開朗了起來，話也多了。稱好草藥後，阿利爾醫師就在粉末中加入蜂蜜。

「健康不是男人的專利，」煉金師說，並小心地擠出一塊黏黏的東西，「它是屬於眾生的，人、動物和植物。一切眾生都需要健康。」

解脫病苦是人類最大的渴望之一。當病魔的爪牙深入身體，生命便出現戲劇性的變化。不能自在呼吸，身心不斷遭受痛苦的折磨，完全無法工作，日常活動也難以進行。假如食物無法消化、人無法成眠，一切的享受都是枉然。沒有了健康，即便最小的事也無法完成，擁有財富也毫無意義。

眾生都希望能免於病苦。我認為，眾生的健康其實是密切相關的，就好比是同一個身體中的各種器官。假如植物王國染病，人類和動物也會染病；如果水、土和天空受污染，文明也將消失。

「有許多無家可歸、無依無靠的人染病受苦，」醫師繼續說道，「窮人沒錢看醫師，因為一劑現代的藥值三千盧比。但疾病影響著每一個人，沒有貧富的區別。醫師該盡力照顧每個人的健康，不應只替富人看病。藥是為每個人而存在的。」

佛法的寬宏和醫療藝術結合時，就如同阿育吠陀這類古典醫藥所教導的一樣，二者便合力鋪出一條福報和修道的崇高道路。對經濟拮据的病患而言，能找到以行善之樂和他人健康為行醫圭臬的慈悲醫師，就好比是找到了一顆如意寶。「一個為己利而求財，忘卻才賦贈予他的吉祥之果的醫師，」托達拉馬拉的阿育吠陀書寫道，「好比是一個放棄黃金、辛苦地爬上高山尋找爛泥的人。」

阿利爾醫師繼續說：「人們厭倦了看醫師，因為病都沒有好轉。最後在走投無路之際來找阿育吠陀的醫師，例如我這間診所。我開了十五到三十劑藥後，那些人就能痊癒。剛才那位罹患重病的女士，以為自己快要死了。她只治療一次，病就痊癒了一半。她給我的錢很少，但我很開心。」

我在自己的診所見過多少這種景象呢？我思索著。假如傳統藥方能治好現代藥物不能治療的疾病，為什麼我們不優先採用這種療法，反倒是在走投無路時才求助於它？這種療法對醫病雙方都有好處，病患不會有副作用和經濟上的困擾，醫師也無須面對醫源性的併發症。

當然，醫師若是無法確實消除病患之苦、幫助貧病患士，就會造業。「醉漢能得救，」托達拉馬拉說，「殺害婆羅門的犯人也能得救。但拿了病患錢財卻沒能治好疾病的醫師，就無法得救。」

除了在古典治療哲學裡的古老智慧之外，有越來越多人體驗到自己在一般醫療上的全然無助。即使那些以金錢購買最好的醫療照護的富人，也往往投醫無效。當醫師也無能為力，科技之才也成了空許的諾言時，病患的希望和信念，往往就重新找回人類最年長的行醫者——始終陪伴我們的植物。對那些現代療法無法醫治的疾病，綠色植物就是無私地奉獻自己的如意寶，讓我們滿足生命的欲望和幸福。草藥醫療中，充滿了對大地慈悲的深厚感激，病患與醫師都欣喜於疾病的消失和生命力的恢復。

煉金師繼續他的工作，慢慢地攪著草藥和蜂蜜。他一小時後就宣布大功告成了。

上師把香爐放到桌上，說道：「這些炭從我黎明做禮拜，就燒到現在。」他把一些調好的藥撒在餘燼上，再把那碗草藥舉到煙雲裡。他口唸著悅耳的神聖祈禱文，賜福和保護那些使用它的人。然後他抬頭笑一笑地說：「如意寶香做好了。我唸的是香卡（Shankar）的咒語，它可以潔淨世間的污染。」

醫師指著一張濕婆化身為喜馬拉雅瑜珈苦行之王的大畫像。祂端坐著，臉上帶著三摩地的愉悅笑容，脖子上繞著眼鏡蛇。

「這不是我的地方，是香卡的，我只是保管者。香卡叫我這樣陪你工作，我就照做。你現在也是香卡家的一份子。『香卡有三隻眼，』」阿利爾醫師以梵文唱誦著，「祂心地善良，照顧所有的人。香卡是遍界的神。」

煉金師把神奇的香倒入一只袋內，他說：「把藥放在淨瓶裡，擺在神聖的地方。以虔誠的心使用它，把它獻給神。」

「這是上師最後一次授徒，」高帕低聲說著，「他不久就會合上書，變成巴巴。我們非常幸運，現在能向他學習。這個階段結束之後，他的煉金工作也結束了。」

「生命來自遠古的力量，」老師清理桌子時繼續說道，「祂在地上造了八十四萬種生命，也在所有生命中留下一點東西。人最晚出現，但能力最強。以前我們住在一個動念即刻成真的地方，現在我們來到世上，只是路過而已。」

阿利爾醫師手伸到桌下，拿出一條串在黑線上、閃亮的固化汞銀珠，示意我走向前來。

「這珠子能保護你，免去一切疾病和危險，」煉金師把線繫在我的脖上說道，「它能增加你的成就，賜給你力量，讓你都能心想事成。它的作用是塊大磁鐵，能增強你所發出的任何能量。務必小心！它也能增加邪念的力量，就跟善念一樣！這種汞敬愛佛法，對你的修行有很大的幫助。」

「好學者難求，」醫師說，「我老了，需要你們這種人把這個傳統延續下去。」

我衷心地感謝他，保證自己會努力宏揚阿育吠陀。

我和高帕向阿利爾醫師道別，踏出涼爽的簡陋診所，步入加德滿都炎熱的午後。靜靜走過薩尼巴的後巷時，我心想，再也沒有比這袋如意香和增強法力的濕婆精髓，還更珍貴的了。它們是多麼珍貴的寶貝啊！尤其在我知道老上師將永遠退隱之際。柔滑的汞珠是正念的小鏡子，而唸著神奇禱文的芳香草藥，正等待著人類的回應。

老比丘尼之死

西藏人把菩提迦耶（Bodhgaya）稱為法界中央的「金剛座」[3]。他們說，這裡是過去諸佛與未來諸佛成道的地方，因為那是世間唯一可以承受這股覺悟之力的地方。菩提聖樹旁的花園充滿釋迦牟尼的神像，這位萬古之佛或站立，或打坐，或開示，或斜倚，或刻在石頭上，或以金屬澆鑄而成，或畫在畫布上。在大菩提寺（Mahabodhi Temple）內，來自世界各地的信眾，將花撒在佛陀的金腳。從凝望祂的快樂笑容中，感染祂的喜悅，也把自己的祈禱加入數世紀的迴響中。

3 譯注：Dorje Den，也指佛陀成道時所坐的寶座，形容它猶如金剛般地堅固不壞，故名。

村子以東的岩石山[4]，是喬達摩[5]修行的地方。七年的苦行令他憔悴不已，他離開隱居處來到河邊不支倒地。那條河在兩千五百年後依然流淌，流過他躺著的同一片沙地。他就躺在那裡，直到一名少婦餵他喝煮過的奶。可是現在，這裡只有黑皮膚的村民頭頂著巨籃走去市場，女人在泥河中洗沙麗，孩子在收集白色婆羅門公牛的糞便當燃料。

釋迦族的王子在這美麗的菩提樹下休息，心形的樹葉在晚風中颯颯作響。夜色降臨星辰發光之際，他便開始了最後的祈禱。這裡目前的景象是，世界各國的出家眾在寺廟出出入入，苦行的老人裹著薄布蜷縮在庭院裡，三輪車夫在大地升起冷霧時回家休息。經營緬甸客棧的和尚，坐在黑暗中抽比迪斯（Bidis）廉價菸，也和晚間的客人談佛論道。遲遲升起的月亮，照耀著疲倦的夢想家。

就在這樣的月色下，我發現一位躺在菩提迦耶寺後方入口的老比丘尼，身旁散落著一些她的物品。她神情痛苦，連日的發燒令她虛弱不堪。她眼裡紅絲密布，眼球突出，面容憔悴，皮膚鬆垮垮地搭在骨頭上。她的腹部又腫又硬，無法排尿，身上發出濃烈的腐臭味。我為她把脈，聽到她急促的脈搏聲。她以刺耳的聲音告訴我，她快死了。

比丘尼希望我帶她去卡魯仁波切駐錫的喇嘛寺，讓她親近上師。三輪車的短暫旅程幾乎讓她一命嗚乎，抵達之時，從她胸口傳來一陣急促的咯咯聲。她不在乎治療與否，而且也找不到人來醫治她。我在空房裡找到一張床，把她舒適地安頓好，才穿過村子回到我位在緬甸僧舍（Burmese Vihar）的住房。

我獨坐在陽臺的昏暗燈光下，偶然飛過一隻蚊子，更顯得夜的寧靜。天上的獵戶座在夜空閃爍。根據怛特羅的星象學，宇宙的三世（triquiliocosm）正在形成，銀河和太陽系受到神祇業力的影響，展現出它們的年齡和時代，而它們對於存在的渴望，也在虛空中形成了行星的世界，並且成為未來化身的容器。

我的念頭飄越村落，飛向尼師躺臥的地方。我想像她腦海中飛過的會是什麼樣的夢境。尊醫的話輕輕迴蕩在這片寂靜中，告誡我生命的脆弱。「我們不知道何者先到，是明天，還是下一個世界。我親眼見證了它的絲毫不爽。人可以一分鐘前喝著茶，但剎那間就躺下死了。」

不久，尼師的痛苦就會中止：呼出最後一口氣，無生命的屍體被送入火中。

「即使生活只是艱辛的工作、痛苦和疾病，也沒人想離開這個世間。」高帕曾經若有所思地說。他凝望著帕蘇帕提拿河階梯上催眠般的火焰，當時有另一個人遇上了不可逃避的命運。我想著坐在柴堆旁的僧眾，冥想生命的無常，還有住在墓地的瑜珈修士。對於那些心被執著身體這一「護屍魔」占據的人，這種種的修行都是病態和恐怖的；但對於那些安居於無常之流的人而言，卻因此證得無懼的自由。

4 譯注：前正覺山。
5 譯注：Gautama，釋迦牟尼本名。

因陀羅明亮的星座之網像一顆顆散發出光芒的多面珠寶，被拋入菩提迦耶黑絲絨般的夜空。不久黎明即將到來，就是這樣的明亮天空，讓喬達摩覺悟了佛道。最後一次看著這樣的夜空時，善於以幻象迷惑心神的魔羅[6]魔王，出現在喬達摩的禪定中，等著破壞他的正覺。喬達摩只是平靜地碰觸他生命的見證——大地，魔羅和祂耽溺酒色的士兵便化成烏有。越過貪愛之海，佛陀抵達了涅槃之岸。祂不再飢渴，這是永恆自由的開端。

此刻，另一個清晨又降臨永恆的印度，這又是犁田、汲水、養育孩子、舉行火葬的另一天。眼冒紅絲、頭髮糾結、瘦骨嶙峋的乞丐，帶著羸弱無力且變形的四肢，呼吸著街頭的油煙。他們有些神智失常、充滿痛苦和絕望，有些又無私、驕傲和平靜地獻出他們生命的教誨，乞求他人的慷慨。深紅色的蓮花浮在澄澈的蓮塘，世界各地的香客聚在神聖的菩提樹下祈禱。他們帶著不安的心、平靜的心、疲憊的身軀、愉快的身體、果業成熟的身體，來傾聽神聖的佛法，也讓慈悲的真諦提振他們的精神。

女尼在晚間睡著了，她的肺在黎明時分開始積水。我一整個早上都坐著陪她，以水滋潤她的乾唇，扶她坐起躺下，復又坐起。她耐心地讓我把脈，我的指尖感覺到生命的消褪。昨夜那急促、緊張又有力的脈象，變成虛弱和不穩定的「死脈」。「解讀腕部尺骨的『命脈』，可以預知人的生命、業和福報，」培傑醫師曾經教導我們，「診斷前要多讀幾次脈。一般而言，脈象不規則或不穩定，就是惡兆。」

清晨過了一半時，卡魯仁波切的攝政波卡仁波切（Bokar Rinpoche）跟著一位隨侍僧過來，進行一種西藏的占卜。喇嘛面朝女尼坐著，光滑的念珠慢慢滑過他的指間。他開始唸咒，向照耀著他的光頭的陽光唸出他的祈求。不久後，仁波切就以念珠碰觸女尼身體的各個部位，再靜靜地坐回去。最後才開口說話。

他告訴老嫗眾生無常的道理。他說，因為她是守戒的女尼，所以能到西方的極樂世界（Dewachen）。他告訴她，這時要記得破瓦[7]的修持，這是人死時把意識轉出身體的方法。他複習著這些教導，解釋中脈就像一條空管般地朝上通過身體的中央。瀕死之人把他或她的意識想像成發光的種籽，在經過心臟時在脈中振動。觀想無量光佛——阿彌陀佛，端坐在頭頂。吐出最後一口氣時，意識之籽便升起，再從頭頂進入阿彌陀佛的心中。那些善於修持此法者，據說能馬上轉入淨土，永遠脫離苦海，進入解脫的正道。波卡仁波切說完便起身離去，隨侍僧也跟著離開。

大約一小時後，來了一個西藏巫師。他衣衫襤褸，態度不怎麼友善。女尼見到他，好像很開心。他隨便把了把脈，輕輕放下她的手腕。伸手拿了個小袋，取出墨條和一些木塊。他鬆開女尼的袍子、露出她的肚皮，再去磨墨。磨好墨後，便在她身上的各個部位，畫上護身的法寶。墨乾之後，他就離開了。

---

6 譯注：Mara，指奪人性命，妨礙善事的惡鬼神。魔王名波旬，經常率領家眷阻礙修行人成道。

7 譯注：Powa，密宗的修行法，指在死亡時把意識轉入較高的次元，以達到究竟解脫的簡易方法。

「當生命、業力和福報走到終點時，人就難免一死，」尊醫談論著《總則本集》中的「維持生命的三因之耗竭」，「其中一種耗盡但其他兩種依然存在，就可以延長生命。假如業盡了，人可以做善事來延長生命，譬如拜訪聖地和接受精神導師的加持。如果福報享盡，人可以施捨乞丐、供養諸神或以類似的方法積德。假如三者都耗盡，這就好比是雨季將盡時，萬里無雲的天空。沒人能幫你，你也沒有辦法解救自己。」

將近中午時，女尼非常不安。她的呼吸更不順，渾身不舒服，很渴，說話不清楚，極為痛苦。前天夜裡，我問她是否要吃止痛藥，但她一口回絕，還說先前吃止痛藥反倒加重了病情。她非常痛苦，但她一無所求。女尼希望獨處，於是我便進村尋找嗎啡。回來時她已往生。

其他房間的房客盯著出入口。女尼半坐著，一手伸出去，彷彿想站起來似的。她眼睛半閉，乾燥的唇緊緊抿著。我靜靜坐在對面的床上，其他人看一看就走了。寺廟住持拜羅・肯哲仁波切（Bairo Kyentse Rinpoche）來了。西藏人看見他，就跑出來排隊等待他的加持。他一副很不高興的樣子，我馬上就知道是什麼緣故。人死在不神聖的寺廟是不吉利的；這所寺廟才剛落成，還沒舉行淨化的齋醮儀式。女尼的屍體馬上被帶到河邊火化了。

我失神地走開了，心裡想著老嫗之死。我覺得她很安詳：往生在佛教世界最神聖的地方，在她摯愛的老師附近。她臨終前接受解脫的深刻教誨，儘管她在痛苦的最後階段極難修行。現在，她的骨灰留在沙上，那是喬達摩覺悟前後走過的土地。

當菩提迦耶只是一片小樹林時，喬達摩在這裡看見了實相。他看到生老病死之苦；恆常變化、不確定和堅實不變的無常；困惑的心和業力的永恆規則，以及永恆的輪迴。坐在世界中央的金剛座，他以正覺的寂靜制伏魔羅的誘惑，並以覺悟震撼天界，穿破無明之紗，使一切眾生找到歸家之路。

解脫心之妄鏈

黎明時分，我奢侈地停留在半夢半醒之間。即使外在感官召喚著我，我仍然留在這裡做著自己的夢。這兩個世界都是永恆的嗎？對於做夢的自我而言，這種清醒的狀態也是虛幻的記憶。我從容地伸展四肢，吸入生命的新鮮空氣，再靜定地打坐，享受第一道光線照亮天際時自在心靈的澄澈，這是多麼快樂的事啊。我感謝自己又進入了另一天。

我走入森林，找到打坐的好所在。溪水濺進座位下方陰涼的洞穴，在赤楊下閃著粼粼波光，復又消失在稻田間。旁邊的岩石表面長著草、藥草和苔蘚，那裡有蝴蝶在烈日中飛舞而下，在不牢靠的蜘蛛網間毫無戒心地嬉戲著。空氣中傳來輕柔的蟲鳴，偶爾也有水牛的呼嚕聲。老鷹在下方峽谷築巢，我看著牠們用喙理毛，再懶洋洋地倚著氣流飛翔。牠們飛翔的姿態把我的眼睛，引向費娃湖遙遠湖岸的耀眼陽光。

我打坐的地點極好。我在小平臺上擺好坐姿，這個地方的高度、傾斜度和寬狹度都恰到好處，能讓我保持清醒，這是訓練身體保持靜和定的好依靠。我的呼吸和心順暢且平穩地流動著，讓意識融入虛空之中，就好像孩子回歸母親的懷抱一般。念頭自動消失了，為何要不斷執著於它們呢？全神貫注於自身存在的真相，就能找到舒適和自在。

滿足是一種藥。它像藥膏般地安撫身體，平定被心之騷動所激起的水流，重新找回在占有之漩渦中失去的平靜。滿足解開肌肉緊繃之結，放鬆和舒緩繃緊了的肌肉層，讓身體變得輕鬆自在。這是長壽、健康的靈丹妙藥，它能調和生理功能，從而提升免疫系統的免疫能力。從滿足的靜止之流中，形成生命力的復甦，讓體液和器官回歸平衡的狀態。心變得平靜，液體和營養的循環流暢，呼吸也會很順暢，習慣的思考形式也會慢了下來。我們會憶起生活充滿焦慮和掛慮前的時光。

平靜能治療一切疾病，它也是複雜擾人的輪迴之解藥。它是隱藏在時間緩緩流轉的意識深處裡，無價的珍珠和平靜的花朵。時間靜止之河如同豐富的營養素，此刻流經我的血液，在靜靜的呼吸緩緩的起伏中慢慢地流動。當生命展現在我專注的感官之前，我便吸收著這豐盛的精神供養。在這古老瑜珈術的不動中生出了新生，它如此空曠卻又如此整齊。溢出的滿足，克服了飢餓和需求。擺脫自我的一切煩惱和負擔，是多麼快樂的事！

我記得在遙遠的洛杉磯，那兒的時間是珍貴的商品。時間就好比曾經注入南加州沙漠的泉水和河流，蒸發得一乾二淨了。時間消失在時時焦慮和過度工作的永恆忙碌中，複雜志向的需求把時間擠出我們的生活，反覆的日常工作消耗了時間，這一切只為了維持科技的不經久的舒適。這時，時間成了比食物還難得的東西。

街道上如火般地燃燒著千萬輛車輛，呈現出一種不斷移動卻又煙霧瀰漫的靜止的生活。受到希望和恐懼牽引，交通在日落、日升時聲勢最為壯大。有色玻璃和方向盤形成的面孔之流中，盡是寫滿經濟焦慮的臉孔、期望財富與權力的臉孔，不禁令人期待在這複雜的世間能有一張簡單喜悅的臉孔、無聊和失神的臉孔。

滿足的氣息流經我靜定的身體。

我想著自己所認識的，那些因生活太過忙碌而生病的人。他們沒時間預備食物、輕鬆地吃飯和讓腦海平靜地消化食物。沒時間休息的人帶著疲憊的身體，深陷在筋疲力竭裡。在與時鐘的競賽中，他們養成吃興奮劑的習慣，然後又吃鎮靜劑來調和興奮，因而造成了毒素的飽和。把自己困在飢餓之網，很快就會耗盡生命。

「你認為最重要的事是什麼？」我曾問修苦行的那拉揚．基里（Narayan Giri）。這位苦行者能看穿別人的心，所以我會聆聽他說的話，而且過去數年也一直沉思著那些話的內容。

「最重要的是知道我們是誰、是什麼、來自何處又將去向何方。」他回答。

我耳邊傳來雨季時暴漲的卡利甘達基（Kali Gandhaki）河裡，河水輕輕迴旋而下的聲音，還有空氣中隨著煙霧飄過森林的潮濕植物的味道。

「這個身體是什麼？」那拉揚指著他棕色的腹部問道。他柔細的皮膚、熱情的眼睛與溫和的舉止，透露出在印度森林多年的隱居生活，讓他擁有大自在的舒適。「它只是不斷手舞足蹈的五大元素。我們出生時有了這副形體，但它恆常變化，最後人就死了。一切都是無常，世間是一場夢，了解這點就是自覺。」

「為什麼世間有這麼多苦？」我問。

此時，雲層籠罩著諸神的居所——德瓦溝（Devkot）的小村落。

「因為人忘了自覺，」苦行人回答，「因為他們的心著火了，因為他們執著世間之物，因為他們飢渴。」

黑雲散去，雨落在平靜的綠洲上。這裡是長者們遠離「虛幻世界」的地方。

「人奉獻得越多，心就越平靜。」那拉揚說著一笑。

這時開花植物舉起它們張開的唇，迎接天堂的祝福。

此刻，午後的陽光曬暖了我打坐的花園。這美麗的地方，就在費娃湖上方林木叢生的懸崖內。

過去的年代，人心比較純淨，沒有強烈的執著，沒有珍惜自我的渴望，沒有衝突的情緒。在世間還沒有集體無明的煩惱時，禪修者很快就能進入深不可測之流，數日、數週甚至數月地維持這種禪定的狀態。卡魯仁波切曾說：「現在，即使有人全天修行，也只能體驗到很短暫的禪定境界。」禪定之喜真是無價的珍寶。

在遙遠喧囂城市的漩渦中，人們不斷地來來往往，生產這製造那的，舉行大減價增加收益。那些不願意或不能參與其中的，只能生存在掙扎中。商店、加油站、酒吧、餐館和戲院大排長龍，醫院、法庭、監獄和廟宇則餵養著那些窮人。機器在操控我們的消費時，以認真的節奏輪轉著；電腦化的公司眼睛和電子化的嘴巴，告訴我們銀行存款用盡了。一陣警報呼喊著生存的痛苦，另一陣哀嚎也響起了，那是有個生命在某處走到了終點。我的心默唸著古老的賜福兼保祐的語言。

我坐了下來，讓念頭流過意識的表面，如同費娃湖上的波紋。祖古烏金（Tulku Urgyen）數年前告訴過我：「念起時，就讓它流過。」在一間充滿光影和燃香的房間內，老仁波切坐在禪定箱上數著念珠，望著那吉．甘巴寺（Nagi Gompa）的窗外。寺廟飄浮在另一個世界的地平線上，四周是瀑布和野花，這一切遠離加德滿都擁擠的街道。我直挺挺地坐著，祖古以乾枯無神的西藏之眼專注地看著我，說道：「天上的月和水塘的倒影，哪一個才是月亮？」這簡單的問題令我措手不及，我回答道：「天上的月。」仁波切說：「是的，心和念頭也是如此。」

祖古烏金叫我把意念專注在頭部後方，直接觀照我的心，讓念頭自然地來去。他拿起念珠，讓它落在腿上。「就像這樣，觀看念與念間的縫隙。」他重複著這個動作時說我們在希瓦普利山（Mt. Shivapuri）的寂靜中靜坐，隱士也在上頭藤蔓密布的懸崖洞穴裡精進修行。

《華嚴經》把苦形容成一張充滿邪見、習染、執取、想望的網。我們追逐每一個念頭和紛飛的妄想，把它們當成天上月亮般地真實，卻看不清它們是從無而生，沒有住處，歸向無處，就好比一張在水中指劃出來的畫、空中的鳥徑或月的倒影。我們的行為，追隨無的虛幻演出，我們的執著讓自己不斷重複著既定的行為和之後相隨的結果。尊醫曾經說過：「妄念是把我們繫在苦上的鎖鏈。當我們執著於念頭，它會引發一個又一個的念頭，不久就造成無數的情緒衝突和流轉的果。」

卡魯仁波切的精神導師密勒日巴，唱出他心之妄鏈的解脫：「被欲望、貪得無厭和恆常盼望所役之人永無快樂之日。拋棄一切俗物，沒有焦慮煩惱的人，恆常快樂。拋棄束縛的瑜珈修士，了了知見一切皆妄，所以恆常快樂。看重自我的人，讓身心承擔感官娛樂的負擔，永無快樂之日。別鼓舞自己，或想得太多。讓心優游自在，放鬆就是了。」

假如我們打坐讓念頭流逝，就像烏金仁波切的念珠一樣，輕輕地落入僧袍的褶縫，這會如何呢？當我們觀看念頭與念頭間的縫隙、概念和妄想，我們又將看到什麼呢？「我發現流轉的念頭是幽靈似的投影，」女瑜珈修士薩樂．阿烏依（Sahle Aui）對上師密勒日巴唱道：「波浪從海面升起，復又消失在大海。世間的一切疑惑、錯誤和誘惑都被抹去。」

滅苦是要斷除不能自主的精神活動。無所修地止於無的境界，就會發現寂靜和安樂。

我想起了祖古烏金仁波切。他身裹毛毯靜靜坐在房裡的打坐箱上，若無其事地撥弄一串無憂的念珠。在他凝望著窗外時，我離開了他的住處，穿越加德滿都的谷地。谷地遙遠下方是加德滿都擁擠忙碌的街道，這跟其他城市並沒有兩樣。在每一處，人們向外追逐，被希望、恐懼和需求驅使，就這樣過著一成不變的生活。在這困惑的年代，很少有人住在自在的開放空間，沉思自在寧靜的清淨空間。我想像的解脫是條快樂的道路，但或許也是個孤單的地方，那是大師在人們被妄念奴役的世界中所找到的覺悟。

老鷹飛過午後的太陽，雨水聚集在東方的地平線上，夜籠罩著費娃湖的綠色峽谷。我在我的心鏡中，看見洛杉磯的夕陽。蜿蜒爬行的高速公路彷彿惡氣升騰的下水道，上面的居民疲憊地呆坐著，或在動彈不得的車陣中企圖不耐煩地加速行進。在上面，天空是血紅色的。在地上，無家可歸的人逐漸離開難堪的處境，步入瘋狂的奇境。城市的化學液體滲出暴怒的陰溝，流入窮人取水洗浴和飲用的水道，最後再流入海洋。這裡有孩童在海灘上玩鬧嬉戲，想像祖先曾經目睹過的海洋生物。我拿著從聖地菩提迦耶帶來的檀香念珠數著息，吸入這些苦難的悲傷，再吐出平靜。

我今天有什麼成就？我沒有工作的拖累，沒有把時間換成金錢。我沒有完成任何交易，也沒有參加重要會議。我沒有具體可見的進展，也沒有得到悅目的東西可分散我的注意力，或吸引旁人的目光。當我定在簡單的覺悟中，名利和財富都與我無關，我也沒有這類的煩惱。沒有世俗的成就，沒有社交換回的生產力，也沒有英雄般的功業。

一隻鳥在夜色漸來時，開始唱起歌來。我傾聽著牠捎來的訊息。牠為天空而唱，為樹木而唱，為動物而唱，為孩童而唱。牠為我的無所事事，唱出牠的感激。

第七章 被遺忘的女神

凡祭拜女性的地方，
皆有神靈居住其間。
——吠陀箴言

我在尋找醫藥的過程中發現，自己尋找的對象遠超過想像，而且這些發現也很不簡單。這些醫藥知識的價值和益處不以美石出現，卻化成一些交織於社會結構的線索——這些線索既精采又可怕，既複雜又落伍，既神祕又異常，既崇拜女神卻又奉行沙文主義。傳統亞洲醫藥有希望能治療個人、社會和自然環境的問題，但諷刺的是，這些蘊藏在宗教和文化觀的哲學，也促成了疾病和苦難。它們是充滿了真理，但真理的詮釋也使不公、社會不安、精神困惑等不斷流傳於後世。這當中，又以印度和佛教文化普遍而深固的女性觀最具代表性。

雖然阿育吠陀的治療對象有男有女，但它並沒有專門的婦科和治療女性健康的分科。這跟女性在印度文化的角色和地位有關：阿育吠陀把女性視為次等的人，只有論及傳宗接代才有地位。跟婦女和兒童健康有關的醫藥分科，叫「小兒科」（kaumar bhritya）。女性被認為是可以誕生和養育小孩的土，因此，專門的婦科便被歸入廣義的小兒科——因為孩子的健康與母親的健康息息相關。

傳統阿育吠陀著作雖然包含治療女性的珍貴知識，但卻非常缺乏婦科著作和對女性解剖學、生理學的見解，而且許多資訊還是錯誤的。譬如，有一篇文本對來經的婦女做了諸多規定，文末記下不守規定的悲慘後果：搽睫毛膏的婦女，生下的孩子一定目盲；喜歡精油按摩的婦女，生下的孩子就患痲瘋病；愛笑的婦女，孩子的牙就變黑；梳頭的婦女，孩子就是光頭。這些評說並不具備有用的醫藥訊息，反倒是鮮明地反映了當時的社會習俗。這些習俗對現代婦女而言，大都是荒謬不當的。但一些好的意見，也讓從前的婦女能在家務辛勞中稍事休息。

《妙聞集》[1]和《闍羅迦集》（*Samhitas of Charaka*）是兩千五百年前，印度兩大醫師撰寫的百科全書式著作。這兩部著作裡的婦科和胚胎學，既不發達，也不完備。不過，妙聞從事的研究較多，記下一些手術過程的簡介，譬如難產、一般剖腹手術和子宮切除術等。另外，迦葉（Kashyap）則是當代的妙聞和闍羅迦，他的著作偏重於小兒科，只可惜大部分手稿已經失傳。阿育吠陀婦科首度的長足發展，是十八世紀的潘迪・辛瑪拉吉・薩瑪（Pandit Hemraj Sarma）所立下的功勞。他根據尼泊爾檔案館的殘存手稿，以及十九世紀推廣產科的學者潘迪・加納納塔・森（Pandit Gananatha Sen）的著作，重新建構出《迦葉集》（*Kashyap Samhita*）一書。

被忽略的婦科

早期阿育吠陀忽略婦科的原因，可從印度哲學的女性文化地位和阿育吠陀的社會角色一窺究竟。古代醫師以男性居多，女性通常無法接受正規教育，便無法進修和當醫師。因此，

1 譯注：*Samhitas of Sushruta*，阿育吠陀古代三大經典之一，作者妙聞，目前的傳世本約形成於西元三至四世紀間。全書六卷，計一百八十六章。

男性在檢驗女體的禁忌下，便無法充分了解女性身體和生理的結構。在照見人體內部的現代方法出現之前，胚胎和產科的知識大都來自臨床觀察，譬如檢查流產後的胎兒等。墮胎法也禁止醫師深入研究胚胎發育的每個階段。雖然有這些種種限制，古代醫師對女性健康深入的學理理解，卻也反映了醫師敏銳的觀察力、推理能力和直覺的洞見。

婦科不發達的另一個原因，是女性在印度社會的生殖角色。在傳統印度的觀念裡，女性不過是男性生物學上的附屬品，替男性完成傳宗接代的主要目的。女性負責生育、男性是造物者的這種信念，就反映在小兒科上。因為這門學科是出現在君主制度下的印度社會，並且是由統治印度和尼泊爾地區的國王授意發展的。這一氛圍下的醫療，關心的是國王的健康，以及男性保存血統的傳宗接代問題。

雖然，阿育吠陀婦科是以男性主導、不切實際且以延續君王統治為目的，但傳統社會的女性仍有接受醫療。民俗醫藥這一阿育吠陀草藥知識的主要來源，其學問向來就掌握在女性的手上。女性的健康知識是訴諸經驗，藉由母女代代相傳來延續，其間不具有學院的教育或正規的醫藥知識。這些家庭保健的傳統，仍然保留在當今尼泊爾的家庭。這是喜馬拉雅山許多地區的女性，所能獲得的唯一醫藥形式。儘管阿育吠陀具有父權色彩，但在家庭的結構中，卻由女性持續負責這一基本的醫藥形式。

一段時間後，我發現源自吠陀哲學的宗教教條，其實才是尼泊爾和印度女性蒙受諸多苦難與疾病的長期根源。這不是吠陀經典的錯，錯在詮釋和應用吠陀經典的都是男性，從自身角度出發的詮釋。我在尼泊爾研習時共有十位導師，其中九位是男性。這些有教之士對女性的看法，自然比一般尼泊爾農夫或西藏流亡人士更有教養。他們的看法可分為社會守舊派、宗教正統派或激進的反傳統派。他們的評語或顯或隱都透露出一種文化的沙文主義。把這些觀點行諸日用之間，則影響及數百萬男女和兒童的健康幸福，也對自然環境有一定的影響。

家庭計畫的失敗，最能說明宗教正統觀念的誤用，如何影響女性健康。鄉村的婆羅門和剎帝利（Chetri）種姓非常抵制節育，這些地方對吠陀哲學的文化詮釋是強調早婚、男嗣、沒男嗣就再娶和禁止墮胎。宗教信仰也誤導女性認為，先服侍丈夫和兒子的才是好妻子。在普遍貧窮的鄉區，這種做法導致了廣泛的疾病。

女性面對的諸多健康問題，都跟對性知識無知有關。性在尼泊爾的印度文化是個禁忌的話題，社會、家庭和夫婦鮮少討論，甚至治療女性生殖問題的阿育吠陀婦科也不討論。小兒科有治療性交疼痛和類似的症狀，可是卻沒討論性愛生理學、性愛之樂或性滿足等相關課題。夜儀（Ratri charya）是阿育吠陀中治療「夜晚之職」的學門，《妙聞集》和《神聖歌集》（*Samhitas of Bagwat*）對此都有簡單的敘述。書中有草藥和礦物藥方，也教導人們促進閨房之樂的方法。性愛之樂作為一種藝術兼科學，傳統上是《愛論》（*Kama Shastras*）的內容，譬如《愛經》（*Kama Sutra*）即是。儘管這些學問是印度文化的一部分，但這種知識流傳不廣、奉行者也少。不了解性的夫婦，彼此就不親密，性交就只是為了滿足男性的欲望。這種對女體的不了解，使女性繼續成為男性的剝削對象。男性控制的不僅是婚姻中的性活動，還有懷胎生子的決定權。

這些對女性身體根深柢固且極少被質疑的態度，對女性健康有嚴重的負面影響。女性所接受的教導，是壓抑情感，否認身體需求，避免了解自己的欲望。尼泊爾女性大都羞於面對自己的身體，醫師若要檢查身體就選擇逃避，或等病重後才就醫。因此，許多女性常遭受無謂的健康折磨，但這些其實都可以輕易避免和治療。

儘管印度的吠陀哲學對女性健康有不良影響，阿育吠陀哲學卻照顧到女性的健康和福利。阿育吠陀建議女性的適婚年齡是二十二歲，印度文化則鼓勵女性更早結婚。發育未完全的女孩懷孕，會造成婦產科和小兒科的問題，也剝奪了少女就學的機會，導致文盲和壓抑問題的不斷循環。女孩步入婚姻生活後就得承擔沉重的家務，如果依循阿育吠陀的健康原則，少婦會更有機會接受教育，得以自我成長，身體也能得到適當的發育，避免不斷懷孕的負擔，在家庭中也能更有主見。

奉行於日常生活中的吠陀哲學鼓勵女性多多懷孕，把懷孕當成梵天的贈禮。農業社會需要人力，因此女性接受的教育是多子多孫才好。男性被認為是一家之主兼統治者，女性無權決定生養幾個孩子、何時生養孩子。一般尼泊爾村婦每一年半懷胎一次。在困窘的醫藥條件下多次生產，造成母子嚴重的健康問題；而人口過多，也影響到整個社會和整體環境。阿育吠陀只建議女性每三到七年才懷胎一次。如此一來，可以減少母親多次生育的痛苦，減少嬰兒死亡率，穩定尼泊爾暴漲的人口等。

天儀（Rita Charya）是兒童醫療的分科，專治女性排卵和生理期的問題。它鉅細靡遺地解說夫婦的行為準則——無論是否想要懷孕，還精確地記下生育的過程。它還敘述了一個至少可以維持兩千五百年的生育控制速率。為了有效地控制生育速率，女性的月經週期必須健康，男性必須樂意在一些月份禁欲。以上的兩種規定，都見於阿育吠陀。《淨儀》（*Din Charya*）則是阿育吠陀記敘維持健康的日常行為。若遵守其中的規定，且以草藥來平衡和強化生殖系統，女性就能更清楚自己懷孕的時間。對男性而言，阿育吠陀則把性節制提升為維持健康和長壽的途徑。這麼一來，男女的生活品質都能提高。

阿育吠陀的產科醫學說明了每月的飲食規定和養生法則，以促進懷孕女性的健康，避免流產之類的問題。譬如，懷孕期間要吃乳製品如精煉奶油、牛油、凝乳和牛奶等，還有蜂蜜、雷公根、蓮藕、藏紅花、蘆筍根和酸漿（ashwaghanda，即 Winter cherry）等食物和草藥。第三個月時，要特別服用刺蒺藜[2]；第六個月也要服用，可減少懷孕後期的水腫。阿育吠陀認為，孕婦就跟油鍋一樣的敏感。因此，孕婦懷孕初期和末期尤其要避免激烈的工作，因為輕微的震動就會造成流產。遺憾的是，這些養生法對許多村婦而言非常不容易。因為她們懷孕期間，無論陰晴都得在戶內或戶外勞動，也忽略了飲食的攝取。

2 譯注：tribullis terrestris，蒺藜科一年生草本，以成熟果實成藥，可散風祛寒，主治風濕痺症、營養不良性水腫。

阿育吠陀闡述了健康生活的自然法則。這一生命之學的智慧告訴我們，如何生活才能避免疾病和醫治疾病。它有許多珍貴的指南，依它而行，就能減少男女和孩童的痛苦。

培傑醫師的女性觀

「我們的人生幸而擁有身、語、意三行。我們可以選擇善用之，以獲取幸福和覺悟，或以不善待之，換取痛苦。我們多半都以不善待之。」這是培傑對現在一般人的評價。這位佛教學者、醫師兼傳統西藏喇嘛，有大半輩子住在荒僻的廟宇，選擇終生獨身。培傑醫師許多獨到的看法都具有道德意味，道盡了善、不善對我們此時和未來生活的影響。他的評論讓我有時常檢視自己的信念，並從對西藏醫藥的偏見和排斥中梳理出恰當且有意義的部分。

培傑醫師對生命的態度異於當今的一般人，這是可想而知的。他的看法是，世間是一個充滿個人思維和行為後果的虛幻空間。人在這短暫的生命中，因著短暫的福報而在其間修行佛法、離苦得樂。培傑醫師一生謹守具足戒，他不認為世間是個可依戀的地方，世間也沒有永恆和至道。他說要用戒律小心護持感官和心，以便脫離輪迴，避免在世間流轉。這位老喇嘛認為，人因欲而墜入苦難的世間，必須正確地利用這次的人身轉世來淨化自己，使自己不受業的纏縛。這種哲學觀，自然強烈地影響了他對女性、性愛、節育和墮胎的看法。

培傑醫師對性的看法，反映了他所身處的棄世的廟宇環境。「性是不善的，」有一次他說，「性出自求樂的私欲，結果卻糟蹋了身體。」這是個具有挑戰性的說法，我難以接受，卻也難以否認。

在介紹西藏的婦科時，培傑醫師說西藏和印度社會的男女都深信，生為女性是前世的惡業。他的解釋是：女性有乳房、子宮和經血等「三不足」。我問他為何這三種東西是不足的，他說它們是苦的根源，男性就沒有這些苦。

當我更加清楚那些影響喜馬拉雅山脈女性的醫藥和社會問題時，也就理解到，為何他們認同擁有女性身體是個不愉快的經驗。尊醫對女性苦難的觀察肯定有道理，但他的評論在實際運用時，卻有一種內在的危險：相信女性是「不足」的、次等的，乃是最終影響她們健康極為不利的因素。

繼續傳授婦科之學時，我們的討論轉向節育和墮胎。西藏醫藥跟其他大部分文化一樣，都曾運用各種草藥來避孕。培傑醫師評論這些藥說：「這是藥師佛傳給我們的藥方，祂預見到將來有一個年代，尼師和其他女性將冒懷孕的危險去享受性欲。以這些方子避孕是不善的行為，因為那鼓勵了更多性活動，也可能阻止能幫助人類的高尚人物的誕生。」

醫師翻查他的西藏藥方手冊後說道：「這些文本認為，避孕丸將延長黑暗時代，因為它讓女尼擁有性生活而不被人察覺。除非母親每年生產又有許多孩子，否則吃避孕藥節育是有罪的。這些藥的發明是為了幫助尼師和一般人，防止人們殺嬰。」尊醫接著說明，有時窮人因為養不起孩子，被迫把新生兒丟在森林野外而患下殺嬰罪。「西藏有這種事，」他說，「尼泊爾的情形可能更多。服用避孕藥的罪比公然殺嬰的罪輕，業報也比墮胎或丟棄新生兒輕。藥師佛因為慈悲而賜予這藥，讓人減少今生的苦業。」

在這些教導中，我發現自己在荒誕裡找到深刻的道理。培傑醫師認為避孕藥促進性交，提升人的欲望，但是要我將古代西藏想像成以下的情境，卻是難事一樁：禁欲的天真喇嘛受到淫蕩、雜交的女尼的折磨，而女尼的縱情聲色也造成了黑暗的時代。我推測，與其說避孕藥是給女尼的贈禮，讓她們避免因身體欲望而甘冒懷孕的危險，毋寧說這些草藥可能是女性保護自己，用來滿足丈夫性欲的方法。老師引述的文字，以當代標準看來無疑是如假包換的性別歧視，但其中仍蘊含重要的醫藥事實：西藏藥典有避孕的草藥。婦女和孩童因為多次懷孕所遭遇的苦難，譬如尊醫所說的殺嬰罪，確實顯示有廣泛推行避孕的迫切需要。

談及墮胎，培傑醫師說道：「母子危險的情況下就可以墮胎，因為救一個比死兩個好。藥師佛因此就研製了這種藥物，否則它們的作用就違背了宗教原則。據說執行墮胎者，下輩子要承受業報。」他接著教我使用不同的藥方，包括各種鹽、曼陀羅屬植物和提煉後的汞。

我請培傑醫師詳細說明墮胎的業報，他說：「母親情緒不穩、不愛孩子，她未來累世都會出現流產的情形。她只關心自己，不考慮孩子的未來。」

「那父親呢？」我問。

「父親也有惡業，但跟母親不一樣。母親負責懷孕的事，所以她的業重一些。那些不負責任的人業就重一些，譬如亂交的人。」

我發現，不論是尊醫或其他老師所說的話，其中的許多說法，在事實中還摻雜了對女性不同程度的誤解。他們有時也只是公然主張性別歧視的偽君子罷了。

一天午後，我向培傑醫師的得意門生羅桑・錫度（Lobsang Dhonyo）詢問老師對女性的看法。這位少年喇嘛的評語印證了我多年來的見聞：老醫師的想法，正是正統佛教僧侶的傳統看法。

「尊醫說異性始終相吸，」羅桑說，「他跟我說，異性相吸是出於無知。我們對別人的吸引力、好惡、愛妍惡醜，都是因為無知。美貌只是外表。我們讀生理學時，看見人體只有血、膿和其他排泄物。這是佛陀冥想時得出的教誨之一。」

「尊醫教導我們，因為無知，所以我們不能辨別好壞。因為無知，人類不僅會受虛幻之美吸引，也傾向於尋找別人的缺點。因為這樣，人與人、國與國，才有衝突。世間的一切問題都來自這根本的無知。」

這老僧對如何對待女性有什麼建議嗎？我暗忖。

「他勸我說，如果我被進來的美女吸引，就想想她的美貌多麼短暫。他說，如果我和女性有了關係，無時無刻都會起爭執。」

培傑醫師的教導呼應了佛陀兩千五百年前說的話。阿難[3]向世尊喬達摩詢問僧侶對待女

3 譯注：Ananda，釋迦牟尼的堂弟和得意弟子，以忠於佛陀和善於解釋佛陀的教導著稱。

性的態度應該如何。世尊告訴他，應該避免接觸女性；萬一避不開，就別跟女性說話；萬一要跟女性應對，就該保持正念。

「你這方面的修行成功了嗎？」我問。

「既然我們是人，本性就有好惡，」羅桑說，「當我以尊醫的告誡提醒自己時，就能減少對人的分別心。」

「病患無論男女進了診所，其結果如何，都得視醫師的態度而定。良醫認為『一切眾生可能是我過去或未來的父母』，也考慮到業力和輪迴的關係，就不會分別男女。」

我請羅桑分析西藏文化為何認為女性的果報不好。

「我們通常認為，女性的果報不如男性，」他回答，「就醫藥而言，女性要承受許多婦女才有的病。女性有懷胎九月之苦，生產之苦，之後又由母親照顧孩子。男性有自己的問題，但相較於女性而言，受的苦少很多。」

「就你和尊醫相處的經驗，你會如何說明他對女性的態度？」我問。

「不分性別、貧富，一律平等對待。病患都是平等的，因為大家都同樣無知。我們接受的教導要我們平等對待所有人的疾病。」

雖然培傑醫師的女性觀和道德觀，具有正統宗教和保守的色彩，但他也告訴我們，這些課題不能簡化成純粹的對和錯。他強調，這是現實生活中的複雜課題，除了佛陀之外，再也沒有人能透徹地理解。即使尊醫涉世行醫，他還是欣賞遁世的生活。他告訴我，遁世離居，才能避免誘惑和接觸引發人類欲望的東西。但他也說，覺者並不需要遁世離居。「佛子弟證悟欲望和現象的真相，就能享受感官之樂而不會造下惡業。」他說道。

培傑醫師接著描述，道行高深的修行人如何在諸色皆空、皆妄與無常中保持正念，從而在享受世間之樂時不染著。

最後，我看到的是培傑醫師個人的例子，這比醫藥課程中不可避免的宗教戒律，更能說明他的為人。看著他逐漸老去，他重視道德和宗教戒律的成果也更明顯。老邁的他散發出一種沉著、仁慈的氣質，讓親近他的人都謙卑恭敬地對待他。

我們是兩個世界的兩種人。老人這些具有爭議的論點，經常是我年少的心所不了解或不認同的，尤其是有關女性的部分。我知道尊醫完全不了解愛情或婚姻的複雜，也沒有性經驗。他承認女性醫療不是他的專長。我毫無預設立場地聆聽他的言論，理解其中流傳深遠、根深柢固的信念。我認為老師是個修行有成的人，也非常敬重他終生獨身所需的自制。我發現他和女性互動時態度恭敬無私，其他男性若是如此，必然獲益良多。

施雷斯薩醫師

我在學習的過程中遇見許多男性，唯獨沒有碰過女性。這一點也不稀奇，因為尼泊爾雖然有許多阿育吠陀和西藏醫藥的傳統行醫者，但有註冊並領有執照的還不到一百人，這當中又只有四名女性而已。當我終於碰到一個特殊的例子，了解到她為習醫所要克服的社會阻礙後，更覺得自己非常幸運。人們莫不以為阿育吠陀是男人的天下，尤其是婆羅門種姓的天下。這些婆羅門種姓理直氣壯地聲稱：「它不是女人的行業。」尼泊爾和印度的女性阿育吠陀教育，還處於「宗教」男性退學抗議學校收取女學生、大學校長勸阻女生從醫、老師辱罵女性的時代。如同一般的印度社會，阿育吠陀也因為忽略女性賦予各行各業的信念、力量和慈悲，尤其是在醫療藝術方面，因而削減了自身的力量。男性以精神優勢為名，否定女性的自主權，又為自己造下什麼惡業呢？我想。

在一個晴光照耀的午後，我在巴爾瓦達的家中會晤薩莉塔．施雷斯薩醫師。她知道我想見阿育吠陀的女性從業者，便在百忙中抽空見我。她口才好、博學，人又率直。她詳盡地回答我的問題，還能愉快地自我解嘲，也不知道自己所說的是否有用。我當時就很欣賞這位嬌小的黑髮醫師，她是尼泊爾第一位女性的阿育吠陀醫師。我對她的工作很感興趣，似乎令她覺得非常光榮。

施雷斯薩醫師專研阿育吠陀婦產科之前，是鄉下醫療站的一般執業醫師。現在，她擁有十多年治療尼泊爾女性的經驗，除了受人推崇，還擁有大批支持者。她在納拉迪維醫院（Naradevi Hospital）擔任公職，也在每天的大清早、黃昏或假日，到兩間私人診所看診。這些地方擠滿了重症病患，他們對她的高超醫術充滿期待。

施雷斯薩醫師每天在加德滿都的工作，讓她走過塵埃穢物堆聚的街道、走下擁擠的走廊和令醫師絕望的骯髒診察室，進入醫藥官僚和專業封邑的迷宮，抵達全身動彈不得的患者家裡，或者進入當地媒體耀眼的公開場合。讓施雷斯薩醫師持續承擔如此沉重的工作的理由，是她對病患的關愛和獻身阿育吠陀的決心。納拉迪維醫院的病患病況嚴重，而當地普及的貧窮也影響了她的許多私人病患。為了讓窮人獲得醫療，她還投入自己的收入。這位堅強、溫柔的醫師所說的話，讓我注意到尼泊爾女性嚴重的健康問題。

「生殖方面的健康，是敝國的嚴重問題，」施雷斯薩醫師說，「它影響女性、兒童和家人的健康。女性不健康，全家都會受影響。因為女性要負責照顧全家人、家務和農田，還要撫育嬰兒，承擔孩子最初的教育責任。患病的母親會影響孩子的生理或心理健康。尼泊爾的女性健康很差，尤其在生育階段。」

施雷斯薩醫師是虔誠的印度教徒，這種影響所有尼泊爾女性的宗教，也形塑了她的生命。不同於大部分女性，她會針砭讓女性恆長受苦的社會習俗，直率地表達看法。在討論家庭計畫時，她清楚地闡釋了宗教信條和女性所受的文化壓抑，對人口過剩和疾病的影響。

「女性健康惡化的主因，是早婚和生產過多，」醫師解釋，「即使健康教育普及，人們也了解如何節育，這裡的女性還是時常懷孕，因為這當中有她們無法控制的因素。女性無權決定懷孕與否，男女雙方不討論懷孕的事，也沒有互相了解。」

「最近有兩個人來找我，」她繼續說道，「女孩很害羞，不說話，大人就替她描述她的經歷。我問：『你是誰？』那男人說：『我是她父親，我要她懷孕。』我問了她的年紀。你相信嗎？她才十六歲！結婚兩年還沒懷孕，父母擔心死了。他們的擔心是因為社會和文化的關係。因為妻子無嗣，丈夫就得再娶。我說：『你再等個兩三年吧，如果她還是沒懷孕，我會幫她。』我試著說服她的父親，因為那女孩無權說話。」

「女性必須接受這些事，」施雷斯薩醫師又說，「人們知道孩子太多會造成貧窮，但當我們問：『幹嘛生這麼多？你怎麼負擔得起他們的教育和生活？』他們會說：『誰又來照料我們的小牛和嬰兒呢？』當他們下田耕種或收割時，一個孩子就得照顧另一個孩子，那是他們的觀念。孩子是他們的人力：一個下田，一個煮飯，一個看牛。因此，家庭計畫都失敗了。」

在沒有男嗣、丈夫再娶的威脅下，女性的壓力更大。「除非生了男孩，」施雷斯薩醫師解釋，「否則，女人總擔心丈夫再娶。因為這種恐懼，她便時時準備生下一胎。」

為什麼一定要生男孩？我感到不可思議，想起了嘉醫師特別的「換性手術」。

「這是以男性為主導的社會的影響，」施雷斯薩醫師回答，「在我們的文化裡，女兒一旦出嫁，就得離家到夫家去，兒子則留在父母身邊。父母是由兒子照顧的，所以會重男輕女。兒子結婚後，就會娶來另一個女人。」

這種安排的結果很簡單：兒子越多，就有越多可以幫忙父母的媳婦。許多家庭把新來的女人當成女傭，情況更糟的也有。媳婦的嫁妝對夫家也有許多經濟利益。

「女兒在結婚典禮上要送禮，終其一生，在每個重要的場合，她的娘家都要送禮過來。

人們認為女兒是賠錢貨，兒子不是。這是個自私的社會，人人都想得利。」

根據施雷斯薩醫師的說法，這些習俗似乎跟年老的不安全感有關。這些習俗，肯定造福了男丁眾多的父母。但那些只有女兒、沒錢幫她們購買丈夫的可憐父母呢？一份印度報紙的頭版刊登了一張非常陰森的照片：兩個為了幫助絕望的長輩而自縊的女兒。

施雷斯薩醫師知道許多家庭想生男嬰的故事。有一天，她對我說：「有一個患牛皮癬的美女，我看到她時嚇呆了。因為她全身上下的癬都流膿了，味道很臭。她的尿量很少，呈暗紅色。她把自己抓得流血了！」

女人的家人哀傷難過，不過不是因為她所受的苦。

「她的公婆心亂如麻，」施雷斯薩醫師說，「因為她丈夫是獨子，還沒有子嗣。」夫婦倆嘗試過各種藥，但都失敗了。施雷斯薩醫師的阿育吠陀藥物治好了女人的牛皮癬，而女人也懷孕了。她的婆婆因為她懷孕而接受了她，全家和樂融融。

「我想，如果沒有我們，」施雷斯薩醫師總結道，「這個家庭將會破裂，對那女人而言，會是個天大的不幸。」

除了嫁妝制度為父母帶來經濟利益和媳婦幫助家計的保證外，傳統印度男人也相信，擁有子嗣的他們，下輩子才能進入天堂。這種宗教信念、生男的經濟與家庭利益、孩子的勞動生產力等，都是不斷生育的誘因。這當中，完全不理會女性是否要生育、能否忍受生產的生理痛苦或能否養育孩子等問題。

「我詢問女性的病史時，第一個答案都是年復一年的懷胎，還有差勁的分娩服務。當我問生了幾個孩子時，她們通常都說生了五個、死了五個。」施雷斯薩醫師難以置信地笑了一笑，「有這麼多情況相同的女性到診所來。我接生過後，總是無法想像為什麼有人會想生八九或十個孩子！」

到施雷斯薩醫師診所的女人，最常見的問題是子宮下垂。她估計自己治過的女性，半數以上都有不同程度的子宮下垂，有些村落甚至所有女性都有這種問題。她解釋道，懷孕和生產會讓子宮周圍的肌肉與結締組織變得鬆弛，尤其分娩服務不好、產後不能充分休息或產後營養補給不足時，更是如此。子宮因此開始下垂，陰道也可能開始外翻。

施雷斯薩醫師治療子宮下垂的標準阿育吠陀藥方，包括三果煎劑的坐浴，以及十種根的精油或以茉莉葉為主的處方製成的棉塞。這些藥既便宜又容易使用，但是很多女性還是沒有時間或資源來進行治療。最後造成更嚴重的併發症，譬如子宮頸癌等。醫師見過許多因癌症而子宮出血的情形。

「經常懷孕容易出現子宮下垂的現象，」施雷斯薩醫師解釋，「女性子宮下垂，又沒時間進行坐浴和敷藥，再繼續工作的話，子宮便開始摩擦、流血、潰瘍，最後就出現癌症。」

「若減少懷孕次數，有良好的分娩服務，就能避免這些問題。因此，我們必須下鄉服務，因為她們沒空來找我們。這就是我現在要推動阿育吠陀健康營的原因。」

荒野健康營

施雷斯薩醫師的病患服務不限於當地山谷，這種做法不同於大多數的加德滿都醫師。很少有醫師走入那些通向遙遠村落的山徑。她和助手定期長途跋涉到荒郊野外指導健康營，這經常是讓當地婦女接受專業保健的唯一方法。施雷斯薩醫師在城內工作是靠螢光燈照明，在偏遠森林則靠煤油燈、柴火和月光。在這兩個地方，圍繞著她的都是致命的細菌——葡萄球菌、肝炎、結核病、傷寒；森林裡還有花斑蚊、水蛭和暴風雨的造訪。她在加德滿都度過獨特的一天後，回家享受美食和舒適的床。在鄉下，她吃人家提供的食物，睡在泥土地板上。為了應付這種艱苦的生活，她必須治好自己的胃炎和過敏，那是她學醫時因壓力而留下的後遺症。她以瑜珈的淨身法，鍛鍊身體忍受最簡單的食物和最惡劣的天候。

為了到辛都帕爾喬克[4]去，施雷斯薩醫師和助手必須先坐公車到達終點站，再沿馬藍支河（Melamchi River）上方的絕壁走八個多小時。從波德楚（Bhotechur）回來時，醫師必須攀越險峻的滑坡——那是雨季時無情的風雨讓岩石崩落而坍下的土坡。在沙利揚（Sallyan）的雲端，有及天的村落，她從恐怖分子的炸彈下死裡逃生。她走過的每個地方，都有無法通行的道路、交通工具在夜間拋錨的荒林、沒有橋樑的河流，還有成群等待著她的人。

---

4 譯注：Sindhupalchok，尼泊爾中部的一個地區。

在三天內診治千餘位病患，對施雷斯薩醫師和護士助理而言是稀鬆平常的事。藍毗尼的空氣塵埃密布，冗長的病患隊伍讓等待的人熱得暈眩。當她在沙利揚開辦健康營時，當地醫療志工還質疑阿育吠陀的醫藥價值，便成天地觀察著她；隔天卻帶來鄰近醫院的所有病患。除了子宮下垂，施雷斯薩醫師在診所和健康營最常見的婦女病，就是經痛、月經過多和白帶。

「我用阿育吠陀藥物治療這些毛病，」施雷斯薩醫師說：「效果很好。我不認為這是嚴重的病，因為它們容易治療。」

施雷斯薩醫師的療法包括灌洗、口服藥、藥油、奶油、酒、新鮮果汁，全都都使用草藥。阿育吠陀藥物對許多婦科問題很有效。許多藥草在當地村落俯拾即是，因此非常符合成本效益；它們的毒性較低，卻有長期的效果。施雷斯薩醫師的草藥特長，在於知道如何利用最簡單、最便宜且最容易取得的藥物。雖然她受的訓練是運用昂貴、外來的阿育吠陀配方，但她比較喜歡教導病患運用廚房裡的常用香料，以及花園中容易取得的草藥。她表示，薑、薑黃、丁香和小豆蔻等原料，對大部分常見疾病都有很好的療效。以廉價或免費藥物治病，是她聲名遠播的原因之一。

「尼泊爾婦女的另一個災難，就是缺乏分娩服務，」施雷斯薩醫師繼續說道，「最近公布的數字顯示，尼泊爾每小時就有五個婦女死於分娩。這是因為分娩服務不好、缺乏知識和健康的自覺，還有媳婦在家中地位低下的緣故。」

施雷斯薩醫師解釋，許多孕婦沒有來產檢，所以不能處理分娩過程的併發症。幸運的話，生產的孕婦會有訓練有素的助產士從旁協助，但一般都只有家庭成員在場。聽著施雷斯薩醫師描述各種生產過程的創傷，令我不禁想起培傑醫師的話。他說，女性天生要受比男性更多的苦。這也提醒了我們佛陀的第一聖諦：苦是生命每個階段的一部分。生產對女性而言充滿困難和危險，同樣地，這個過程對小孩來說，也是痛苦的經驗。

胎位不正或產道太窄，都可能出現嚴重後果。在這些情況下，接生者必須利用方法和工具，有時得借助外力，所以母子都會受苦。難產時，孩子可能缺氧而死，或因頭骨受傷而出現精神和生理障礙。施雷斯薩醫師工作的村落沒有急救設施，她曾聽說有婦女以農具剖腹生產而死。即使生產過程順利，母親也可能在嬰兒拉出時受傷，陰道會被撕裂和潰爛，為將來的問題播下種子。

懷孕時的營養失調和貧血，在喜馬拉雅村落和偏遠地區非常普遍。

「尼泊爾到處都是如此，」施雷斯薩醫師說道，「母親要照顧孩子、丈夫和其他人，自己只吃殘羹冷炙。她不了解自己的健康，不知道什麼是均衡飲食，也不知道要吃富含鐵質的食物或維他命。」

施雷斯薩醫師治療貧血的方法有飲食療法，以及用煉金法調製成的鐵氧化物。

「看到尼泊爾和印度的女性，令我非常難過，」施雷斯薩醫師說，「健康營結束後，我對尼泊爾村婦的健康狀況感到難過，她們真的受了很多苦。這些女性什麼都不知道，即使知道也無能為力。她們沒時間思考，無法改善自己的健康。她們照顧家庭、孩子、丈夫、公婆，卻沒有照顧自己。這是尼泊爾女性令人同情的處境。」

施雷斯薩醫師眼中流露的悲傷，包含了許多其他婦女的痛苦和日常生活的悲劇，但她的笑容卻充滿一股內在的力量。

「婦女屈服於這一切，」她說，「她們沒有試著想想：為什麼會發生這種事？為什麼我要跟著這麼做？為什麼我不能打破規矩？很少婦女會這麼想。你看，我們的婦女比較羸弱，可是男人都不想改變。男人要他們的寶座，要統治權。他們不想讓位給別人，因此我們必須抗爭。」

雖然沒有獲得男性同業的支持，但施雷斯薩醫師的前衛想法，對尼泊爾的保健改革卻有極大的影響。她經常在電視和電臺發表的意見，政府單位通常也會採納與實行。當她公開宣稱：「為了有效執行女性的保健，必須要有丈夫的參與。」這概念馬上成為政府推廣的新概念之一。「女性該獲得男性在精神、生理和情緒上的支持，」醫師說，「男性要尊重她們的感受。女性應該被平等對待，不該被男性宰制。」

查格都山生活記事

查格都山（Chagdol Hill）矗立在加德滿都谷地以西的稻田上方。從查格都山，東可眺望蘇瓦揚布寺的塔尖，東南是市中心，南邊是克提布村（Kirtipur）後方層雲密布的綠色斷崖，西探龍樹山和國王的森林保留地，北向甘野和象神喜馬（Ganesh Himals）。這一帶是尼泊爾比較富裕的地區，男人大都到城裡工作，或在小農地耕種。女性還是過著鄉居生活：汲取泉水裝在甕中爬上高高的楷梯、照顧牛羊、在花園中種植兼收割。

貝納德（Bernard）在查格都山區生活了十年，住在一間自造的紅色小泥屋。他跟我說，西方的海洛因買賣者入侵附近的地區，把從泰國走私來的棕色粉末賣給當地青年。貝納德希望有較好的同伴為鄰，於是開始邀請朋友住到鄰近區域。我在他的鄰戶租了個房間。在甘野的道路不通時，逃離了雨季後的博達那。漸漸地，一群來自世界各地的人聚集在山坡。貝納德的小屋變成小會客室，一群豪爽的人聚在一起，享用牛糞煮出來的食物。法國學者、德國苦行僧、當地的尼泊爾人、瑞士佛教徒和美國草本專家，一同大談哲學至夜深人靜，才在黎明之初的闃靜與黑暗中走路回家。

尼泊爾房東一家人親切好客，清晨送來擠好的鮮奶，晚上送來咖哩飯。白天男人進城工作，小孩上學，祖母在花園默默工作。房東的長女卡瑪拉（Kamala）在院子打雜，她的小兒子則跟鄰家男孩玩耍。我看書、冥想、看雨季時的雲朵飛越山谷。孩子放學後，上樓到我房間來上英文課。有時我坐在門口，跟在陽臺上紡羊毛的卡瑪拉說話。我們通常談尼泊爾的生活，或我在西方的生活。她絕口不提自己的事，對於我的詢問，她往往報以一抹羞怯的微笑。

至於她的父親，對自己的事總是侃侃而談。阿查雅（Archarya）先生清晨六點就來敲門，說他身為婆羅門，在太陽升起時就要起床洗腳。他告訴我他每天都祭拜偉大的神，我知道他說的是住在花園大岩石裡的蛇神那伽。我從窗口看得見他上班前以硃砂塗抹蛇頭、獻花、獻米、誦經祈禱等舉止。他下午回家後又會來敲門，問我今天如何，再去花園誦經祈禱。雖然他虔心奉神，可是這位新房東好像是一個無情且脾氣不好的人。他和兄弟有些過結，他的兄弟就是貝納德的房東。即使兩人房舍相連，雙方十年來都沒說過一句話。阿查雅先生說他修行有成，但他看來並不快樂。

我串門子時了解了房東的家庭狀況，再加上聽貝納德談論查格都山居民的曖昧情事，才知道阿查雅先生心事重重的原因。

有一天下午，貝納德談起他的房東：「你知道的，卡瑪拉的叔叔沒善用他的業報。」

我回答自己不清楚他在說什麼。

「你不知道故事的原委？嗯，你不該知道。他娶了個妾。他是個古板的婆羅門，認為自己就是造物主本身，女人是微不足道的。」

「怎麼會有這種想法？」我問。

貝納德是個社會學家，也是尼泊爾的長期住客，通曉尼泊爾語和梵語，對複雜的婆羅門生活也非常了解。他也是個活躍的哲學家，從不急於對別人的選擇遽下精深廣博的論述。

「《吠陀書》記載，有些神有三妻四妾，」貝納德說，「所以他有大男人主義的想法，認為自己有權娶別的女人。元配當然很不高興。這可憐的傢伙在家便不受歡迎，落入尷尬的處境。他必須賣了二姨太，再分掉家裡的田地，但整件事還沒落幕呢。」

貝納德繼續說道：「這必須從偉大女神鑠乞底的角色說起。在現代印度教中，很難找到鑠乞底的起源，因為所有吠陀經典的主神如大梵天、毘濕奴和濕婆等，都是男神。鑠乞底作為女性力量的起源，似乎要追溯到印度前雅利安時代的文明。當時祂聲名卓著，是很重要的神祇。祂化現女相，是母親，也是大地。我們知道，神祕的印度文明所崇拜的女神跟男神至少是等量的，因為從遺跡中找出的男神像和女神像數目相當。因此，女神在歷史上處處皆是，非常普遍，非常感性，是很動人的虔誠信仰，展現出男性虔誠的一面。但在吠陀經典中，鑠乞底只是雅利安神王因陀羅的妻子，是個次要小神。」

卡瑪拉的叔叔一心效法吠陀神祇的一夫多妻制，把自己在家庭裡的處境搞得很難堪。我很快就知道，要被制伏了的古代女神，把祭拜和崇敬禪讓給另一位作為化身的女性，是家庭中另一個成員鬱鬱寡歡的原因。

我住的小房間是由泥與木搭建而成，下面是房東養大黑牛和小白牛的小牛欄。房東的小兒子每天清晨帶黑牛去蘇瓦揚布山的草地放牧，小牛則繫在院子的木樁上，咀嚼從花園割來的草。每當爬著階梯回房時，我就盯著牛欄的一片黑暗，只看見地上的稻草和糞肥。一天晚上，我坐在階梯上仰望夜空，有了驚人的發現。牛欄裡傳來細小的聲音，門口也射出暗淡的光。我靜靜走下階梯，探頭向內張望。

欄子較遠的一端擺了一張小床，床下都是動物的屎尿。坐在床上的卡瑪拉，在燈泡下唸書給兒子賈格第斯（Jagadis）聽。我走了過去，他們抬頭對我笑一笑，請我一塊坐下。房裡瀰漫著動物的尿味，動物全都繫在牆邊。我們靜靜坐著，不知道說些什麼才好。後來我問卡瑪拉這是否是她的房間，她尷尬地承認了。於是我們便談起她的生活，說到不公的傳統習俗如何讓她住到這可怕的地方。

「尼泊爾文化很挑剔，」卡瑪拉說，「婆羅門只跟婆羅門聯姻，不同種姓的婚姻就受人唾棄。我來自婆羅門家庭，先生是剎帝利，我是二房。」

「我們是讀書時認識的，當時他已婚，住在附近。他要我嫁給他。我說：『為什麼？你已經結婚生子了，這會很難堪。』」

「他說：『沒問題，大家都是三妻四妾。我能照顧妳，放心。』他問了很多次，我說：『這是個大問題。』他的父母和妻子也都反對。」

「但我們還是結婚了。當我告訴他自己懷孕時，他說：『我不原諒妳。』然後就不再幫我，不來看我，不跟我同吃同睡，常去其他地方。我生產時他還故意躲起來。」

「生下孩子的四個月內，我都沒見過他。四個月後我去夫家，他的父母和妻子都哭著打我。問題不斷接踵而來。他常拿錢給父母和另一個妻子，可是有誰來愛我、幫我過日子？誰給我食物和衣物？我一無所有，沒錢，沒糧食，沒衣物。這些憂慮把我給逼瘋了，我恨所有的人。爸爸不跟我說話，不正眼看我，也不幫我。他不許我住在家裡，禁止我踏入自己成長的地方。」

卡瑪拉母子被趕出家門。她的父親每天夜裡把她們鎖在牛欄裡。卡瑪拉再也不能擁有婚姻和家庭。在婆羅門眼裡，她的地位等同於妓女，不配嫁人。這個少婦注定要當個被放逐的單親媽媽，盡可能做些散工，一輩子別指望能改善她的處境。賈格第斯遭其他孩子和老師的辱罵，已經換過好幾所學校了。

卡瑪拉曾經貌美如花，但現年二十四歲的她卻有四十歲的容顏。她濃密的頭髮變得乾燥灰白，橄欖色的肌膚長滿棕色斑點，還有黑色的眼袋。我問起她的健康狀況，才知道她飽受寄生蟲之苦，還有消化道和經期失調的問題。她非常沮喪，還有一顆破碎的心。

「我是個老女人，」她說，「我厭倦住在牛欄裡。」

我們說話時，卡瑪拉的母親出現在外面的庭院，不停地來回踱著。

「你該走了，」卡瑪拉說。

我跟她道了晚安，爬上樓回房去。我回頭一看，阿查雅太太正鎖上牛棚的門。第二天清晨家人醒來後，她的女兒和孫子才會被放出來。

我躺在草蓆上回想這哀傷且令人不安的發現，感受著折磨這片挑剔大地的沉重的精神貧乏。一段古梵語詩歌流過我的腦海，那是一個被遺忘的年代留下的遺跡：「凡祭拜女性的地方，皆有神靈居住其間。」在夜之寧靜中，我彷彿聽到樓下傳來卡瑪拉的聲音，她溫柔地跟賈格第斯訴說著床邊故事。

辛格醫師的女性觀

我和施雷斯薩醫師約了辛格醫師，在他位於新路（New Road）盡頭的辦公室見面。廣場在那裡從吸毒街（Freak Street）延伸到猴神哈努曼廟（Hanuman Temple）。我們比較早到，正好看到辛格醫師從一堆放琳琅滿目的旅遊紀念品的矮桌間穿行而過。在他身後的新路上，有一群人正圍著三位托缽僧，看他們要弄眼鏡蛇。僧人希望觀眾在驚嚇與新奇中，掏出幾個盧比來。辛格醫師慢慢走過一排可怕的面具、銀眼突出的頭骨、祈禱經輪、奇怪的樂器和醜陋的寶石。我覺得他好像有點不太舒服的樣子。

他見到我們時說他拉肚子，但他堅持跟我們見面。我們跟著他上樓，經過佯裝忙碌的辦公室書記，走進小房間裡。馬上有人送上茶來。

我們舒適地坐在鬆垮下陷的傢俱上，然後我對他說：「告訴我們一些故事吧，忘了你那不受控制的腸道蠕動。」

「你要自己提問題。」他暴躁地回答。

「我的問題沒完沒了，先談女性吧！」

「無話可說！我不談女性，這是非常個人的事，會暴露自己最深沉的看法。」

「那就談阿育吠陀史上的著名女性。」

「不！這我也不談。阿育吠陀史上沒有著名的女性，阿育吠陀是由男性主導的。」

「為什麼？」

「妳知道有哪些人嗎，薩莉塔（Sarita）？」辛格醫師問，希望轉移話題。

「歷史上沒有！」她簡潔地回答。我看得出她有些擔心這位老師。

「你為什麼這麼想？」我堅持著，「幾千年的阿育吠陀史……」

「談的人很多，做的人也很多，」醫師不耐煩地說道，「我認為每個社會都是如此，但在這個次大陸上比較多。我們的國家到處都有女神廟，有庫瑪利[5]這位代表生活女神的處女，我們以各種方式祭拜祂。然而，一旦進入如何對待女性的實際層面，我認為還有很多要改進的地方。」

「怎麼會這樣呢？」

「大衛，坦白告訴你，我不想涉入某些事，」教授清楚地說道，「我無法解決那些問題。我不願介入，我沒有資格談論。我沒有資格談一般的女性、阿育吠陀的女性，或是社會中的女性。」

「你當然可以。」

「如果我有資格，也只是我個人的看法，不能反映社會的規範。薩莉塔比較有資格。我不想談女性的處境。對我而言，她們非常可愛。要把她們當成一個階層來談論，令我感到困

5 譯注：Kumari，尼泊爾人的活女神，據傳是一位處女神的化身，是聖潔的象徵。

擾。人人都是獨立的個體。」

「那我們談薩莉塔吧！為什麼幾千年的阿育吠陀史上沒有女醫師？為什麼她是阿育吠陀史上第一位尼泊爾的女醫師？」

「一定有女醫師，只是沒有記錄。」醫師咕噥著。

「都是有名的男性。」

「我沒聽過有哪些知名的女性。這個社會教一套做一套。薩莉塔跟你說的會比較詳細。」

「這個社會一直都是如此嗎？」

「大多數社會都是如此。你不覺得《聖經》也把女性當成商品嗎？只有最原始的社會不一樣。原始社會的女性比較有權力，地位較高。強暴是文明社會的疾病，原始社會沒有強暴。」

「我知道東印度有個部落，」辛格醫師態度比較和緩地說，「那是個母系社會，一切都歸女性所有。孩子知母不知父，父親只是繁殖的工具，就像這裡的女性一樣。那裡由女性發號施令，男性沒得到女性的允許不准走進屋裡。不許男性進屋就表示他出局了。我們這裡的男人喝酒、吵架，各種暴力都很普遍，在那種社會也是如此。他們的男人也會喝酒、到處遊蕩，但是若有女性在場，他們就變得循規蹈矩。」

「說得更坦白些，」醫師說道，「這是我個人的看法、意見和經驗，你為什麼要知道這些呢？」

「這是很重要的問題，」我回答，「它跟不同層次的健康很有關係，包括公共衛生、家庭健康與個人健康。男女關係是社會最重要的一環。」

教授嘆了口氣：「既然你不放過我，那我就告訴你。不過，我說的不是典型的尼泊爾或印度傳統的看法，我不受任何傳統的束縛，完全不拘泥於傳統習俗。」

「社會的根本問題是，你越文明就越不自由。沒有自主權，問題就不斷產生。就某方面而言，古文明有許多必須遵守的嚴格規範，譬如要在一定的時間起床；做事要依正確的方式，否則就要受罰。越文明的社會，就有越多行為上的規定，而越自以為文明的社會，就越不文明。在維多利亞時代，甚至在吠陀時代，一切都依嚴格的方式進行，但社會依然是千瘡百孔。這樣的你是個機器，不是人。這是對人類精神的否定。」

辛格醫師停頓了好久，才再說話。施雷斯薩醫師裹著圍巾靜靜坐著聆聽，努力不讓人發現她的存在。

「女性對我而言是個母親，」醫師心情更放鬆地說道，「她最先是母親。我有個善良、美麗的母親。她幾乎也是全社區的母親，大家都叫她媽媽，街上的女人也叫她媽媽。她跟地位最低賤的人說話、坐著交換紙菸、給他們食物吃，不管他們是什麼階層的人。我認為她是最好的女性。」

「我想，我對女性的態度多半受到母親的影響。對我而言，每個女性都是社會各階層中很特別的人。我覺得女性代表愛、情感和具有一切使人成其為人的特質。但現在社會上的一切事情都令我很痛苦，這就是我不想談的原因。我試著在自己的能力範圍裡，依自己的想法行事，但我還是改變不了什麼。」

「這個社會怎麼會遺忘這些呢？」我很納悶，「四處的廟宇都在祭拜那些女性神祇，人們認為女性是神聖的，在日常生活中卻不肯付諸實踐。為什麼？」

「不知道。我無法回答。我認為世界若由女性統治，生活可能會好過一些。」

我們停下來喝茶，聽著巷弄的嘈雜聲。辛格醫師既疲倦又虛弱，施雷斯薩醫師則陶醉在自己的世界裡。

「傳統上如何看待女性治病的能力，還有女性行醫的好處？」我終於問道。

「我認為女性能成為好醫師，是因為她們用『心』在治病。她們很理性，但也比較容易受到情緒的影響。她們可以非常冷血，這不成問題，但那是因為憎恨某些事物，而受到情緒的影響。」

「男性能從女性身上學到什麼？」

「他們應該更貼近心靈，」辛格醫師說道。這時的他靈感源源不絕：「他們更該以右腦思考，而不是左腦；別太理性，要放入較多感情。我認為，這是我們的古老文化試圖要超越的。所有靈修談的都是沒有理性、超越理性的狀態。那是怎麼樣的呢？你無法把這些事概念化，只能用心去感受。所有古書不斷強調要把自己獻給神、信賴神、屈服於神。只要一提起神，其中必定有什麼深義；但我覺得那只是超越人體的一種狀態。你得承認，一定有人類智慧不能理解的事。一旦你承認有許多不了解的事，你就會變得謙卑。是什麼造就這美麗的世界？你要否認那個存在嗎？它的名稱是什麼，其實一點也不重要。」

「耶胡迪・曼紐因[6]在愛因斯坦面前演奏音樂，愛因斯坦走過去跟他說：『我現在相信有神的存在。』他已走出自己的知識框架之外。你一定注意到，我很講究邏輯和理性，但又不完全屈從於邏輯和理性。我寧可屈服於那些完全不合常理的東西。」

「我為你舉個母親的例子，」辛格醫師神色和藹地說，「母親愛孩子要經過思考嗎？這完全是母性自動自發的體現。愛情也是如此，也是完全不合邏輯的。不是由你決定：『我想愛了』，你是墜入情網的。這是我欣賞女性的原因。她們非常自動自發。我相信女性，而不相信愛算計的男性。對我而言，是她們創造了今生之美，也使今生更有意義。即使在森林，在最荒涼的地方，若有愛人相伴，那裡也是天堂。天堂不是一幢美麗的建築，它是心在的地方。假如有人可以給你這樣的快樂，你要如何待她？」

「但是，這個文明社會卻以規章律令，來扼殺人類關係中所有的自發性。這就是我反對宗教制度化的原因。制度化的宗教都有它黑暗的一面，大多數謀殺犯都以宗教之名行凶，現在你還可以看到有許多人被殺或被殘害。十字軍聖戰、宗教裁判和這塊次大陸上印度教與伊斯蘭教的衝突，全是奉神之名而行的大業。假如神真的默許信徒犯下這些可怕的罪行，祂將

6 譯注：Yehudi Menuhin，一九一六—一九九九，美國名小提琴家。

是地球上罪行最重大的罪犯！」

「我經歷了印度歷史上的分裂時期。這是個最可怕的時期，你可以看到人們的暴虐蠻橫。我遇過許多被宗教之名虐待的女性。社會不平靖，女性最先受到虐待。你知道嗎？在印度教與伊斯蘭教的暴亂中，女性受的苦最多。」

教授往後靠，定定地看著我。我們默然對坐；時間在醫師言語中的痛苦逐漸消褪時一分一秒地過去。

「阿育吠陀的智慧如何幫助我們消弭這些傷害？」我最後問道，「如何以一種新的思考來欣賞女性？」

「我們都沉迷於自己的世界，」教授回答，「你以自己的感知看社會，看你認為對你好的，看你認為對社會好的。我們試著把自己的看法用在別人身上，至少也試著說服別人這是好或壞的。人人都是獨立的個體，最理想的方式是容忍別人擁有自己的方式，不是你想要他們的樣子。唯一的條件是不互相傷害，不觸犯別人獨立存在的尊嚴。」

泰梅爾之夜

薄暮又漸漸籠罩著泰梅爾[7]，另一個週五的夜晚又慢慢降臨。我坐在路邊等待施雷斯薩醫師，身後是一間西藏珠寶店。珠寶店今天休息，主人可能在鄰近的家中吃犘犘[8]與喝嗆酒

（chang）。交通跟平常一樣擁擠，堵塞和混亂的小巷，指引著排煙的交通工具在不規律的動線上喧囂前進。一隻死狗躺在我前面的路邊，可能是被殺後遭人丟在街上。牠搜尋食物、打架、吠叫、受凍和挨餓的日子都已結束。

現在街道上出現了新的奴隸，那是我上回到訪時所沒有的。一個身穿西式緊身衣物的印度女孩，嘴裡嚼著口香糖、抽菸、在人行道上吐痰。她在拉皮條的掮客陪同下，走去當地的酒吧。性感、粗魯、遭受嚴重虐待的她們，既想惹人注目吸引客人，又不敢太招搖以免招來警察。他們不理會我，也不正眼看我。我心裡暗忖，他們是否知道愛滋病，還是已經患上愛滋病了。

尼泊爾政府估計，境內目前約有三千個愛滋病病毒帶原者，還有一千兩百宗愛滋病病例，但這些數字都不切實。人們在這種社會環境下絕口不提這個問題，男人也不想知道如何使用保險套。這裡的檢驗器材不足，也幾乎沒有治療的服務。

「我們沒有愛滋病病毒帶原者和愛滋病患者的確實數據，但人數每年都在增加中，」施雷斯薩醫師上星期說道：「印度的邊境是開放的，人們從村子湧向大都市。教育程度不高的他們不知道愛滋病病毒或愛滋病，這是個大問題，而且數目還會再增加。」

7 譯注：Thamel，加德滿都最熱鬧的地方，也是外國旅客聚集的所在。

8 譯注：momos，包有菜肉餡的西藏食物，類似餛飩或煎餃。

愛滋病病毒主要是由到印度嫖妓的男性，或在孟買、德里賣淫的女性帶入尼泊爾。施雷斯薩醫師曾經拜訪一些直接受到賣淫衝擊的村落。當地丈夫找到的年輕太太（婚姻協商時說得如此動聽），讓他們患上致命病毒；當地妻子也發現，丈夫把傳染病帶回家裡。

「我上一次舉辦健康營的村落在辛都帕爾喬克，那是一個盛行拐賣女子的地方，」施雷斯薩醫師說，「女孩十二歲時，父親兄長就把她帶到印度賣淫。他們不認為賣淫是不道德的，反倒覺得驕傲，因為她賺回的錢可以建房子。錫頂屋表示這戶人家的女孩去了印度。丈夫有時也會把她們送去。這是我們國家很糟的一面。」

我以前沒見過泰梅爾有性交易活動，但它始終存在。街巷暗處充斥著海洛因和大麻的買賣。嘉醫師曾經嘲諷，尼泊爾男人永遠缺少錢來買需要的東西，卻永遠有錢嫖妓。

而那些發育未完全的孩子，則吸引著另一種男性的目光。這些來自世界各地的男性，湧到加德滿都或其他亞洲城市，尋找無家可歸的男孩女孩，帶走他們、讓他們洗澡、養育他們，再靠他們來滿足自己的性欲和情感上的飢渴。孩子希望生存，但街上永遠有新的髒面孔，有些則不留痕跡、姓名、家庭或歷史地消失了。

我坐在階梯上，背後的窗戶滿布西藏綠松石、銀、琥珀、珊瑚和祈禱文。我祈求觀世音菩薩，想像祂慈悲的千手環抱著這些貧窮的孩子，解放那些被帶去從事性奴役的少女——她們的陰道那朵獻出生命的蓮花受到污穢精液的褻瀆，好讓家人可以擁有錫製的屋頂。我看著祂千隻發光的手撫摸著孤獨的男性，撫去無明的愚昧，除去性誘惑和真實快樂兩者間的簡單混淆。祂以五千隻甘蜜手指，賜福給曾經存活在路邊死狗體內的意識，它們此刻正在中陰[9]徘徊，尋找著新生。我為自己祈福，希望心中的神讓我體內的性活力和冷靜的智慧能和平共處。

千手觀音最早出現在印度。當時喀什米爾的出家公主葛隆瑪・帕摩（Gelongma Palmo）在森林的洞穴患上痲瘋病，觀音化現在她的面前，把晶瑩的水倒在她的身上，馬上就治好了她。現在，在泰梅爾那些如地毯排列般的混亂窄巷，其中的唐卡商店窗戶，卻流出了觀音如月的光芒，在精神貧乏的黑暗中閃耀著祝福。

觀音是個男性，卻也充滿女性的特質。將世間之苦化成慈悲這種無與倫比的變化術，使觀音洋溢著一股女神的氣質，而且祂往往以這種形象化現在世人面前。祂的精髓，體現在法理遍及中國的女性觀世音菩薩身上。祂們都是真愛的化身，告訴我們心可以帶領我們渡過苦海，登上遠方的解脫之岸。我觀想觀音，祂那高貴的風儀帶著真理的力量和美麗。觀音以美妙的蓮瓣之眼看著我們，臉上散發出光彩。祂身披柔軟的淡色細紗袈裟，黎明之光染紅祂海螺般雪白的法身。祂為我們的解脫而祈求，伸手祝福我們，溫柔的掌中有千隻眼睛看著我們的苦難。祂的千隻手臂以庇護的環抱之姿歡迎一切眾生，但街道上飢餓的人流卻繼續承受著各自的痛苦，不知道觀音的存在。我們的世界迫切需要這種女性的慈悲。

9 譯注：bardo，佛教認為人從死到生之間的中間境界。共分三階段：臨終中陰、實相中陰和投生中陰。

男女諸神已經遠離我們的生活，我們現在不再把女性當成神祇的化身。曾幾何時，天神和我們一起生活，但現在的街道卻充滿了生存的恐懼。為何男人的渴望，要為女性和孩童帶來如此徹底的墮落，讓他們的身體化成疾病和哀傷的盛宴？難道男人沒有聽到內心裡的女人和小孩的聲音，正召喚著他成為一個完整的人嗎？男人生來就是觀音，如此溫柔、無害和善良，但這一雅致鮮明的男性特質已然消失，只留下我閉眼之後仍在致命塵埃中打滾的破碎家庭。

在我的心中，神先由男性變成女性，再由女性變回男性。這個過程揭示了我們生命中的一支雙人舞。在虛空海洋的包圍下，濕婆和帕娃蒂[10]以忘我結合的狀態一起移動著，泛起一陣漣漪流過虛空的表面，再從平靜中生出世間和世間的居民。祂們是太初的創造者——原人（Purusha）和原質（Prakruti），前者是最初的虛空，後者則是充滿動力的表現形式。它們乃是留存在我們體內的，父母的血肉。我們的身體是個奇妙的蒸餾器，體內所蘊藏的造物主聯合和對立的種子，在一呼一吸間進行著無數的水火的變化過程。日月在神祕脈管中循環，如同脊髓之杖上糾纏著的蛇族，統領著維持體內平衡的一系列生理事務。眾人不論生理上或精神上都是男女合體的，形成了濕婆和雪山女神合體的形象。

在印度煉金術裡，汞是濕婆的精子，硫是雪山女神興奮時的陰道分泌物。汞從來不能單獨使用，因為它毒性強、性質不穩定。為了成為有用的醫藥或達成煉金的目的，汞必須和硫的陰性分子結合。同理，男人的精子如汞，若缺乏女性使它安定下來，男性力量便會成為社會和環境的有毒物質。我張開雙眼看著貪愛的激情演出，瞥見街道上堅強的少婦，她們的溫柔逐漸燃起一些無形的突變病毒。

「男女結合才造就了意識和宇宙，」迪瓦利醫師曾經說過，「男女的身、心和靈都能結合，就能做一切事。任何困難都可迎刃而解；任何世間的不善都可消除。男女共事能創造較好的社會。」我再度祈求男女之間深沉的煩惱可以停止，男人能主宰那條折翼的性愛之龍。男女之間自古以來的傷口，把世間弄得一團混亂。

夜深了，街道的雜音轟炸著我的感官，加重了壓在我身上的疲憊。施雷斯薩醫師終於來了，她躲開車子和嘟嘟車[11]穿過街道。看診一天的她又疲勞又憔悴，不過這也是落入加德滿都苦難之海的另一滴奉獻。在忙著逃離混亂的人群、震耳的音樂、鳴笛的車陣和乞討的手時，我們是不可能交談的。陰陽餐館（Yin Yang Restaurant）裡舒適而短暫的憩息正等著我們，去喝一碗碗辛辣的冬炎湯[12]，讓我們逐漸恢復原有的平靜和幽默。

10 譯注：Pravati，濕婆的配偶神。
11 譯注：tuktuk，一種柴油引擎的電動三輪車。
12 譯注：tom yam，泰國式的酸辣湯。

第八章　進入蓮花

願一切眾生。得無勞倦身。猶如金剛。願一切眾生。得不可壞身。無能傷害。願一切眾生。得如變化身。普現世間。無有盡極。願一切眾生。得可愛樂身。淨妙堅固。願一切眾生。得法界生身。同於如來。無所依止。願一切眾生。得如妙寶光明之身。一切世人。無能映蔽。願一切眾生。得智藏身。於不死界。而得自在。願一切眾生。得寶海身。見皆獲益。無空過者。願一切眾生。得虛空身。世間惱患。無能染著。

——《華嚴經》

人類胚胎的研究是對生命起源的深思。我們來自何處？如何獲得這一比其他眾生更有機會證得解脫的珍貴人身？從懷孕過程，可以發現什麼普遍的原則？當生命走到終點、行將受生之際，這些原則又對受生後的生命有些什麼樣的說明？再也沒有別的地方，能像種籽之潮聚集在創造者四周般，創造出這麼多的奧祕。關於這些問題，傳統西藏和阿育吠陀醫師的智慧，再度提供了大量具有深意的甚深妙論。

早期的醫師發現，植物的生長必須具備四個條件：能發芽的種籽、生長的泥土、供應養料的水和促進成長的氣候。醫師因此推論，人類的誕生也必須具備四個條件：精蟲與卵子是種籽，子宮是泥土，母體內提供養分的液體是水，胚胎的發育則是氣候。遠古的醫師根據對自然現象的敏銳觀察，加上推理和直覺，就能理解懷孕的過程和胎兒的發育階段。這種方式既具備醫學見識，也有極高的精神修為。他們沒有先進的微生物學技術，卻能極精確地解說胚胎每週的生長情形，對生殖疾病也有特別的診斷法和輔助醫療的參考因素；他們還提出一個概念模式，預先指出了日後遺傳學上的發現。

早期亞洲胚胎學的複雜，見於醫藥與怛特羅（業和輪迴的學說）和數論宇宙原型的整合。先知運用這套綜合哲學的語言和概念，推斷意識離開舊的身體、進入新的身體前的變化，以及意識停留在一個類似子宮的地方的情形。他們對整個生命過程的敘述，長久以來一直是解答生命過程的合理假設或看似可信的答案。但最重要的是，其中還含藏著一些通常深埋於無意識的、進入這些神祕領域的經驗。這些學說促成了禪定和瑜珈術的發展，以指引追求解脫者如何超脫無止盡的輪迴。而把這些學說運用在醫藥上，就形成了優生學（punshavan karma）等的一些療法。

古代胚胎學是在微觀世界中，研究宇宙的原理。當醫藥的重點特別擺在人類懷胎的情形時，這門學科的原理就擴展到一切的生命形式，最終就觸及宇宙的形成。我們發現，在阿育吠陀胚胎學中，有一座橋樑把人的精子和卵子，連接到原人和原質這些原生力量上。前者好比濕婆，是個無形、靜止的創造之父；後者則像鑠乞底，是一切形象和行動的母親。這些永恆的創造者不是別人，正是賦予我們血肉的生身父母，讓我們擁有生命所需要的身體組成要素。它們以合一的神祇、精神與物質的對立、太陽與月亮等方式，留存在我們體內。因此，阿育吠陀和西藏胚胎學便反映了這兩種文化的創生哲學，即認定意識是形成現象世界的根本。也就是這股力量促使個體的心識之流渴望再生，並使得新的銀河和世界體系在虛空的子宮內合為一體，進而造就了一個擁有無窮意識的身體。

生命的誕生和誕生前的情形，是諸多形塑和影響身心的經驗中，對身心造成最大的影響的部分。但我們對它們的記憶，卻都遁入初生時的朦朧之中。不過是在很短的時間之前，我們和其他生物——甚至動物——都擁有極為類似的胚胎；無論是生理特質，或是無條件地依賴母親的滋養，其中的相似遠勝於所有表面的差異。胚胎學提醒我們，眾生來自同樣的祖先；這是一場來自共同子宮源頭的冥想。喚醒這些記憶，可以讓我們又再尊重一切的生命，幫助我們理解先知所說的解決世間之苦的終極方法：「宇宙一家。」

傳統的胚胎學研究，最先教授的是父母的健康，尤其是生殖體液的活力。這門學科運用三元體液論的術語，描述精子、卵子形成的生理過程，以及各種影響受精、懷孕、孩子長遠健康的因素。這種醫療知識在實際運用上，是和壯陽補精法與優生學相互結合的。其中有些方法與現代世界形成文化上的衝突，有些則太過神祕難解。不過，它們還是擁有許多珍貴的道理，特別是以植物從事醫療的部分——譬如運用草藥治療性無能或安胎等。這門學問的前景，是一個住滿健康人士的世界，而這一切，都是父母為了後代健康而潔淨身體的結果。

人之誕生

我在蘇瓦揚布山下的噶魯巴寺（Gelugpa）找到培傑醫師。他坐在一間狹小房間的矮床上，身裹厚重的紫紅色僧袍，抵禦清晨刺骨的寒意。我和加德滿都睽違了一年，尊醫也比上次見他時蒼老了許多。老醫師剛理的光頭，清楚地露出他的頭型。本來瘦削的他更清減了些，臉上褐色肌膚的皺紋令他更顯憔悴，但他的眼睛仍然雪亮、炯然。從他的話音中，我聽見了他那隨著年華遞增的蒼老。他的聲音更為尖細嘶啞，但簡練的話卻讓人無法質疑他話語中的權威。

我很高興再次見到這位尊貴的醫師。尊醫知道我走過半個世界來聆聽他的教誨，似乎很高興。可惜他正忙於廟宇的活動，「我帶謝爾卡寺的喇嘛來參加法會，」他說，「沒有多少時間可以教你。過幾天有位高僧住持要來舉行灌頂法會[1]，我們還有許多準備工夫。不過，你要是能一大早過來的話，或許我們每天可以見上幾小時。」我衷心感謝尊醫的建議。

我每天黎明起床，開車經過煙霧迷離的田地，來到蘇瓦揚布山下。寺院裡的喇嘛忙著立起掛經幡的竿子，鋪設一捲捲繽紛的西藏地毯，裝置仁波切坐的錦緞皇座。大夥在外頭工作、玩鬧時，我則和培傑醫師就坐在樓上的小房間裡，由他向我解說我感興趣的課題。

第一講論及人體的概念和形成。明亮的晨光照入寒室，照亮了醫師的僧袍和平滑的赭色肌膚。培傑醫師查看醫藥文本時，一位少年喇嘛則忙著在我們的杯內倒入熱騰騰的甜茶。老師以優雅的手勢闡釋他的概念，解說並評論西藏的胚胎學觀點。

「人的誕生，必須眾緣具足。」尊醫開始說道。他教導我《論述本集》的內容。如同《四部醫典》中的其餘三部經典，這套知識最初也是聖者明智大仙提出的。明智大仙亦即藥師佛的化身。

「胎兒的形成和發育，有四個必要條件。第一是父母的精血純淨無染。第二是土、水、火、風、空等五大元素。第三是三種體液：由土和水組成的培根、由水和火組成的赤巴、由風和空組成的龍。父母提供了這些元素和能量，胚胎就會開始發育。第四個條件，就是想要再世為人的業和情感狀態，這股力量會對父母生成一股吸引力。」

1　譯注：empowerment，灌頂意指上師在行者心中植下成佛的種籽，並准許行者修持無上瑜珈部的法門，以及圓滿次第的五次第法門。

西藏的胚胎概念，源自印度阿育吠陀醫藥理論與佛教哲學的結合。物理層次上的胚胎構成，是父母體內元素和體液的和諧平衡。但就精神層次而言，是指意識進入輪迴的過程，以及意識與未來父母彼此間的業力關係。

「要懷胎，父母的精血必須純淨無染。我們吃的任何東西，最後都會化成經血或精液。由於種種身體元素的活動，經血會變成紅色，精液則會變成白色。當經血和精液結合時，就出現了意識。」

尊醫簡單的話，充滿了學問。我之前上過的許多課程，都在解說身體把食物的養分提煉成生殖體液的生理過程——從胃裡最粗糙的營養汁液開始，逐步經過器官和組織內部的酵素變化。醫師以這一過程，描述阿育吠陀和西藏醫藥對代謝過程的理解。這道萃取過程的最後產物，便是活力素。

在阿育吠陀中，精液跟活力素一樣，是一種遍及全身的液體，而不是特別貯存在生殖腺裡。它往往被類比成甘蔗的汁、牛奶的牛油、芝麻籽的油等。當精液受到熱情之火的刺激，便從全身流向睪丸，再從睪丸流出體外。人們把比擬為精煉奶油，說它會被欲望之火融解。

父母的精血是懷孕過程的第一個環節。得自父親的白色汁液是精子和精液，得自母親的紅色汁液則是卵子和子宮內壁的血。這兩種體液必須健康，具有一定比例的土、水、火、風和空；這是懷孕的第二個必要條件。這五種元素是構成父母體內三種體液的根本，這也就是第三個必要條件。這三種因素將構成孩子的體質。

精血的純淨，對胚胎的健康和孩子的成長至關重要。精血是營養精煉的最後產物，所以是所有身體組成要素的精華。父母的體液失衡，精血的成分就會受影響。培傑醫師運用三元體液論，詳細敘述不健康的體液，會造成什麼不良的影響。他還以傳統醫療的概念描述出一套診斷體系，可以直接理解和治療現代的不孕症。

「父母患有龍病，精血就會不滋潤、失去色澤；龍病使經血變得粗糙、色變黑。父母患有赤巴病，精血變黃、味酸、有惡臭。父母患有培根病，精血變白、味甘、碰觸時有寒涼之感、黏性大。父母患上赤巴和龍混合的病，精血就變乾燥。父母患上龍和培根混合的病，精血則成塊狀。父母患上培根和赤巴的混合病症，精血就呈疙瘩狀。若三種體液都出現問題，精血就發出惡臭，無法受孕坐胎。若要健康的受孕坐胎，必須這三種元素都純淨健康。」

培傑醫師用傳統術語解說生殖系統的常見症狀。龍影響精血的情形，見於人們壓力大和營養不良時；一些子宮內膜異位患者排放黑血，即是如此。赤巴色黃表示遭受細菌感染，譬如淋病和前列腺發炎等。培根失調則跟黏膜有關，譬如遭酵母和真菌感染。

「假如嬰兒有善業，父母身體就健康，」尊醫說道。他盤腿結趺坐在墊子上，在喜馬拉雅的明亮晨光中顯得很有威嚴。他翻閱《四部醫典》時，那本藍綠色封面的書就攤放在他紫紅色和藏紅花色僧袍的褶縫上。「父母的精血和體液都純淨，孩子有善業，就能受孕坐胎，否則母親就無法受孕。母親的經血要純淨得像海水，又像兔血般的色深紅、有光澤。父親的精血也要純淨，色白、量多、質重。」

按照培傑醫師的說法，一個誕生於健康家庭的健康孩子，是善業的果；反之，就是惡業的果。每個世代都在前一個世代集體累業影響下所形成的，父母的健康直接影響到下一代的健康。個人或許可以不關心自己的健康情形，但健康意識其實是孩子受胎和養育小孩的基本需求。其實傳宗接代的責任還包含以下的遠見：提供孩子一個善業的環境。

健康的孩子是家庭和社會的資產；體質弱而長期患病的孩子，則是家庭和社會的沉重負擔。飲食不良、藥物、化學毒物和壓力，都有辦法影響胚胎。假如我們讓身體遭受污染，生殖「汁液」的品質就會變差，也會遭受毒素的污染。當環境污染與兒童健康日漸惡化、出現科學製藥長期且跨越世代的影響時，這會是個越來越重要的議題。

培傑醫師的教導，透露了人類醫療的重要資源。假如人類致力於長遠的預防醫療，透過身體的淨化，或許就能為後代子孫造就出更平衡、更純淨的精血。精血越純淨，孩子就越健壯，智力也越高。

阿育吠陀和西藏醫藥認為，人能夠有意地懷出天賦異秉和健康的孩子。以養生療法淨化和提高精子、卵子的活力，就能生出體質極好的孩子。以優美的環境和喜樂的禪定提振女性的心靈，就能影響子宮裡成長中的意識，生下冰雪聰明、富創造力的孩子。透過誦經持咒和奉獻來祈求天界的賜福，正業之籽就能植入孩子的心識之流，將來就長成健康和福報。許多草藥能提供胎盤大量的營養，促進胎兒成長。有些療法能減少父母對孩子體質不平衡的影響，譬如每三個月以金針針灸。以上種種，才是優生學最初且最主要的目的，而不僅只是為了決定嬰兒的性別。

輪迴轉世

「心無始無相。」年邁的老師說道。他正在介紹受胎所需要的四個因素，即希望轉世為人的意識：「眾生的心沒有不同，它叫風心（Wind Mind），因為它具備風的特質。眾生都會進入中陰，一種死與生的中間狀態。中陰就是心離開舊的身體、尚未進入新的身體前停留的地方。心在受胎前並不依附於任何形體，這一唯有正覺者才能看得見的心，可以感知別的形體，它也能即時隨念而去。這是因為心內具備風的元素。」

在西藏佛教的醫療教誨中，輪迴轉世被認為是根本的真理。這種觀念源自那些編纂《西藏度亡經》[2]這類經書的幻想家和神祕論者。這些談論死亡過程、死後狀態和意識如何回歸形體世界的學問，是保存在那些洞徹實相者的傳承中。那些人是經由禪定的狂喜或瀕死的經驗，了悟到這些內容。西藏醫藥把這種比較宏觀的輪迴觀點的看法，用於理解今生和來世的健康情形。

業病之說，就是輪迴哲學用於醫藥的例子。疾病分三種：表層的、中層的和深層的。表

2 譯注：*Book of the Dead*，又譯《中陰聞教得度》，描寫中陰境相、投生歷程的西藏密宗經典。

層疾病指那些暫時性且影響體表的疾病，譬如感冒和傷風。這些病多半跟日常作息和氣候變化有關，與精神或情緒沒有關係。中層疾病指那些長期累積、對內在器官有所影響、涉及較多情緒問題的疾病。往往是由生活方式引起，譬如酗酒引起肝病即是。至於最深層的疾病，指意識之流中夾帶而來的累世心病，即受胎時進入胚胎的業病。因此，這些疾病往往跟父母的健康和業密切相關，就某種意義而言，可說是他們提供了讓業成熟的條件。

培傑醫師舉例說明業病的種類，包括生產創傷（如腦性麻痺）、生育缺陷和體質失調等。這些病不是對藥石無效，就是會出現似是而非的反效果。癌症就是典型的業病，其中既有個人的惡業，也有社會對環境造成不良影響的果報。代代相傳的遺傳性疾病也涉及共業的因素。業病可說是體內惡業的成熟，是一種心的疾病，或二者皆是。癌症顯然就是一種心病，因為它與長期壓抑強烈的負面情緒有關。

輪迴哲學不僅解說複雜疾病的起因，也提出了解決之道。治療業病前必須先治身體，但更重要的是，必須根除心中致病的惡業，這就得靠修行來淨心。有些病患，可以透過身心結合的療法來治好疾病。有些病患因為病情嚴重或身體太虛，終究不治。假若是病入膏肓的病例，據說拔除業根的淨心修行，可讓病籽不轉入下一世，停止它的繼續發芽成長。

培傑醫師繼續說道：「要受孕坐胎，父母的紅白精血和孩子的心必須融合。少了孩子的心，就無法形成人形。」

「心受業和情緒所驅策。處在中陰的心，受來世父母性交的吸引。於是，業力便把心拉向父母，心再透過情緒的力量感知父母的存在。心因著自身業的關係，必須轉世成人，也因著情緒的意向而受到父母的吸引。假如父母和孩子沒有先前的業緣，就不會出現受孕坐胎的情形。」

這一深奧的學問，說明了發生於意識受胎前的種種現象，還需要更進一步的詳細解說。

我打斷老師的說明，問道：「假如停留在中陰的心不受吸引，那還有沒有轉世？」

尊醫的解答，澄清了情緒在輪迴過程扮演的角色：「嬰兒有形體是因為業與情緒的關係。情緒是業根；假如放下情緒，我們就不必遭受業苦。情緒是推動業輪的動力，沒有情緒，業就沒有作用。佛陀也有業，但他沒有情緒。凡夫如我們也有業，而且還繼續受到情緒的影響。至於菩薩的業籽，雖然存在卻不活躍；但凡夫的業籽還根植在情緒之田裡。」

「在中陰裡，心受到情緒的宰制。有深行的禪定者，他的輪迴與凡夫不同。這些大士可以選擇來世父母，而且能因為利益眾生之故自行進入輪迴。中陰裡的凡夫受無明的驅使，前世的業統御著他們的經驗，使得他們渴望未來的父母。」

大約一百年前，在一個業已消失的西藏國度裡，有位婦人在森林裡採集藥用植物的根、花和果。心情愉快、身體健康的她，等著腹中胎兒的誕生。自從受孕以來，她就不斷做著吉祥的夢。

胎兒有了動靜。婦人知道，該回到她隱居的隱士之崖（Precipice Hermitage）了。她的生產不是正常的分娩，兒子的腳先於頭出來。這期間，附近鄰居都看見了奇妙的事：房子的四面八方出現了亮麗的彩虹，雪如花雨般地輕輕落下。孩子降生人世的那一剎那便睜眼四處張望，露出燦爛的笑容，然後開口說出佛法傳揚各地的預言，還唸誦慈悲的六字真言「唵嘛呢叭咪吽」。這就是卡魯仁波切——羯磨．讓炯．昆察，即自生和遍在——的誕生。

西藏胚胎學描述了四種不同層次的轉世者：凡夫在不知過去未來的狀態下進入子宮和形體；入道者帶著過去和未來進入子宮，但進入後就忘了過去未來；初登果位的菩薩帶著過去和未來進入新的身體，但出生後就忘了；道行高的菩薩則會記得過去與未來的一切。這些正覺者由於累世修行和傳播佛法的強烈動機，因而有自由選擇輪迴轉世的條件。據說受生為人時，他們會趁父親吸氣時進入父親口中，再下行進入他的體內，透過精液進入子宮。母親受孕時會有奇妙的徵兆，懷孕期間會做吉祥的夢，新生兒也會有奇特的舉止。

禪宗的虛雲大師入胎時，父母雙雙夢見一頭老虎跳上床來，醒來時則聞到一股令人陶醉的馨香。他的誕生跟卡魯仁波切完全不同，卻一樣的不尋常。他出生時全身裹在膜狀的囊裡，遺留在生產時不幸喪命的母親身旁。第二天，來了一位雲遊四方的草藥師，他打開囊袋抱出嬰兒。

西藏密宗禪定的主要目的之一，是要控制心的潛意識，和促成輪迴的生命力，以期來世能轉入有利於修行的好環境，或者徹底關閉輪迴的大門。這些能量的禪修法，模仿生命氣息和風在經絡中的活動，讓能量能深入蘊藏在經絡系統深處的意識狀態。掌握了這些能量，高明的禪修者便制伏了牽引凡夫世世輪迴的力量。

這種禪定法，用於修習密宗本尊法之前的皈依。學生接受的指導是：想像自己進入化為男神的上師口中，再順著中脈進入上師體內，再從祂的生殖器官進入配偶女神的「祕密天」裡。意識在「祕密天」的虛空中開始有了血肉，並形成一個嬰兒神祇的新形體。這種觀想是在模仿菩薩轉世的過程。透過這些經驗，學生便能了知受生的本質過程；熟悉這些禪定法的禪定者，在命終時和死後都能重複著這個過程。

懷孕和生產並不容易，有時還會有危險，讓母親和孩子受苦。佛陀說過，生是今生的第一大苦，接著是病、老和死。認識生老病死是不斷重複於大千世界、有苦無樂的輪迴，就是離世的根本。它讓無數求法者，透過經典和修行，追求解脫的終極境界——涅槃，即滅絕貪愛，使我們脫離輪迴。

「心沒有欲望，就不會轉世為人嗎？」我又問尊醫。

「是的。」他回答。

「禪修的目的是克服欲望嗎？」

「修行的目的就是克服欲望。」老醫師耐心地回答。

胎藏之學

古典胚胎學描述的精子和卵子細微構造，顯示早期人們對遺傳學的理解。據說精液中有種籽（bija），也就是精細胞。每顆種籽是由籽素（bijabhaga）組成，它們負責形成特定的器官和內臟。籽素又由次微粒組成，假如次微粒不健全，就會造成精細胞結構和功能上的異常。這個概念和現代微生物學的說法大致相當：精細胞中ＤＮＡ鏈的染色體裡，還有個別的基因。

西藏醫藥宣稱，孩子的性別主要由三種因素決定。第一個因素，乃是父母紅白精血的相對數量。

培傑醫師說：「假如精子多，受孕的就是男孩。假如母親的血比較多，受孕的就是女孩。」第二個因素是受孕時間。培傑醫師說明西藏和阿育吠陀婦科的共同看法：假如在女性生理周期的第一、三、五、七或十天受孕，就是男孩；假如在第二、四、六或八天受孕，就是女孩。對現代醫師而言，以命理學角度解說決定嬰兒性別的染色體，實在令人難以接受。

第三個因素，是心在尋求轉世時對父母的愛憎。對母生愛、對父生瞋者，就是男孩；對父生愛者，就是女孩。儘管這個概念的對錯與否，無法以科學方法證明之，但在密宗關於意識輪迴的修行法中，卻扮演著一定的角色。抱持父權和父系觀點的藏傳佛教，普遍認為只有男性才能成就解脫。密宗行者觀想自己進入父親之口，就是要扯到女性受男性吸引的這件事。

培傑醫師繼續授課：「人體是由三種體液組成，體液的組成又跟五大元素、父母與小孩的業緣有關。胎兒的形成和發育，必須有五大元素：風跟胎兒的氧氣循環有關，以維持胎兒的生命；空提供生長空間；火促進代謝；土形成肉體，水促進發育。」

「土產生嗅覺、肉體和骨骼。水產生血、味覺、體內的水分和液體。火產生氣色、體熱和視覺。風產生呼吸、皮膚的軟硬度和觸覺。空產生頭和身體的腔和脈管，以及聽覺。具備所有這些條件，才能形成嬰兒的外形。」

阿育吠陀把胚胎形容成胎藏（garbha），此即精子、卵子和真我[3]的結合，它是由心髓（rasa）——母親最純淨的營養汁液——所滋養。在所有影響胚胎活力的因素中，以「神我」最為重要。「神我」是由心和思維能力所組成，是由以太形式的五大元素組成一個靈魂的軀體，再從前世移轉而來。

五大元素是五種心理和生理的和合元素，也是最原始的元素。就是這五大元素聚合成我們的存在，它們既是物質，也是能量和智慧。造物主的這五種原子，不停地流過迷宮般的經絡和身體的經脈管道，形成一個微小的宇宙曼荼羅。我們的骨骼是大地的塵土，而持續循環的礦物，則在形成和分解著我們堅實的骨髓。水在雨水和河流、汗水和血液、海洋和朝露間不斷地流轉，生命的油膏則慢慢發展成堅實的骨骼結構。我們的呼吸悄悄地出入，它的清淨和輕柔在體內的空間伸張和收縮著。強烈的光線在我們眼睛的光芒和身體的溫度中反射回來；消化之火照亮了我們的氣色。我們的身體是個溫暖、液體、光和呼吸的網絡，也是一個短暫易變的形體。

3 譯注：atma，印度教所說的靈魂，又譯大我、靈體。人死後神後繼續存在，轉世時可移轉入新的生命。

早在醫藥史的萌芽階段，西藏和阿育吠陀醫師就已逐週地描繪出胎兒的發育情形。在沒有複雜科技的協助下，這是早期自然主義科學家的傑出成就之一。他們的觀察，來自累積的身體證據和冥想的洞見，其結果和已知的西方科學研究成果非常一致。

培傑醫師開始為我解說這古老的知識：「第一週，精血結合，好比牛奶和血協調地混在一起。第二週，精血因聚合而變厚。」

受孕十二天，子宮閉合，就像「夕陽下的蓮花」。

「第三週，胎兒猶如凝結的乳酪，中間呈白色，四周是血液。這個階段的胎兒形體還沒形成，其性別可因唸咒、瑜珈術和各種藥物而受影響；第四週後就不行了。第四週的胎兒形狀猶如小蘿蔔。」

根據怛特羅瑜珈[4]的醫藥理論，最先形成的身體部位是肚臍。透過肚臍進入胚胎的母體血液，具有滋養的溫暖和氣息，會刺激胚胎形成最初的管脈。

「第五週時，蘿蔔中央開始形成肚臍。第六週時，肚臍中央開始長出脊椎神經。胎兒在臍帶的協助下逐漸成長。肚臍接到子宮的主要血管，母親吃的食物營養便是經過這些血管送到胎兒體內。缺乏這種滋養，胎兒便無法成長，就像稻米無水無法成長一樣。」

發育完全的肚臍，就擁有五百條敏銳神經所組成的神經叢，它們的功能是協助把精華提煉成紅色和白色的精血。這些經絡在密宗修行中也扮演重要角色，能活化生命氣息流經脈輪[5]的循環。脈輪是以太身體的能量中心。

在沒有超音波這種內視工具時，古代醫師依靠敏銳的觀察力和演繹推理，發展出胚胎學的概念。如同現代醫師一樣，他們遠道而來聚集在一起討論學問。在一次會議中，他們辯論了身體如何形成的理論。有人推測頭先長出來，因為頭是意識的所在。有人說是心臟，因為它是活力、思維能力和心的活動中心。有人認為肚臍是最初的器官，因為它是營養的入口。有人說手腳最先成形，因為它們負責所有的活動。有人猜測是大腸，因為大腸是婆多或風的活動中心，統領體內的一切活動。有人說是感覺器官，因為它們專司感覺活動。還有人說軀幹最先形成，因為所有部位都跟它有關。最後，阿育吠陀的醫聖德罕溫塔里[6]做了結辯：所有器官是在不同階段同時發展的。他以自然界事物（譬如芒果）的生長情形為例，說明各個階段的不同有機組織都是同時形成的。

「骨骼、牙齒和脊椎來自父親，」培傑醫師繼續解說初始階段，「肉、血和生命器官來自母親。胎兒的意識形成了感覺器官。」父親提供堅硬牢固的元素，母親則提供柔軟的器官和組織。

阿育吠陀認為逐漸形成的形體，其組成會受到精蟲、卵子、心髓和神我的影響。心髓讓

---

4 譯注：Tantric yoga，一譯密派瑜珈。

5 譯注：chakras，指人體內的一些精神中心，印度教認為人體內有七個脈輪。

6 譯注：Dhanvantari，印度教神話中為諸神治病的神醫，也是《妙聞集》中的醫聖。

胎兒正常的成長、精神充沛、豐滿、有力氣和其他類似的滋養能力。神我則決定形體將誕生於何種動物界、壽命、自我意識、感覺器官和感覺意識、苦樂、愛惡、判斷力、記憶等。神我中帶著心的各種影響，譬如個性和感情傾向。神我也決定形體的健康情形，影響身體健康、感覺的清晰度、生殖力和其他類似的特性。

「第八週時，胎兒的眼睛繼續成長，頭部也成形了。第九週，胎兒體內出現空間，形成了胃。這時的胚胎稱為魚，因為它沒有四肢。」

生命的開始，好比一顆種在子宮泥土的種籽，赤裸的覺性則裹在母親的血肉裡。由於渴望存在和過去業的成熟，於是便從無形的中陰轉入生命的演化階段。胚胎發育時，人人都經過植物、低等動物和高等動物的階段。

「四肢在第十週開始形成。十一週時，眼耳鼻口的形狀也逐漸形成，性器官和肛門也比較完整。第十二週開始出現五臟，第十六週出現六腑。十四週時四肢發育更完全，十五週時肌肉長得更多，十六週則出現手指和腳趾。第十七週，聯結身體內外的各大血脈逐漸形成，這時人體發展已然完成，具有四肢和頭的胎兒被稱為烏龜。」

最後三個月，成長中的胎兒對母體的排泄器官形成沉重的負擔，進而影響了子宮內部血液和營養的品質。因此，胎兒最常接觸雜質的第十八至三十五週期間，就被稱為豬的階段。西藏、阿育吠陀和中醫都認為，有些兒科疾病如水痘，其實是個自然且健康的過程，它讓人體排除這段時間所積下的胎毒。

傳統胚胎學不僅描述胎兒的身體發育，還有各種轉世時的意識經驗。不出大家所料，古代醫療專家不認為胎兒一開始就擁有意識，而是第三、四或五個月才有的。大家的歧異在於，各家對胎兒何時具有身體感覺、情緒與知覺的定義不同。眾人一致認為，意識跟心有關，即心開始跳動時，心就具有作用。西藏醫藥和阿育吠陀都認為，心一有了意識，胚胎便能感受到情緒、過去的記憶和渴望。這些念頭和感受透過血流，從胎兒的心傳到母親的心，使母親對不同食物與味道產生愛惡之情。

「第四週的胚胎形狀像蘿蔔，」培傑醫師解說著，「意識開始進入形體。第七週，眼睛開始發育，這是第一種感官意識。第二十四週，胎兒完全成形，可以體驗各種苦。母親喝熱飲，胎兒就有熱的感覺。假如是冷食，就有冰冷的感覺。母親突然一動，胎兒就有下墜之感。母親舉重物，胎兒就覺得受到擠壓。第二十五週，龍的體液開始流動。第二十六週，胎兒開始記起過去，感受到不同的情緒。第三十七週，胎兒會出現感到悲傷與不適，覺得自己被血和體液包圍，也開始因為過去的業而產生邪念，由於無明而開始體驗到愛惡。」

此刻，胎兒完全成形，意識住在新家，等著脫離狹窄的住處，進入另一段人生。

「假如胎兒在母體腹部右側，」培傑醫師說道，「乳汁大都集中在右乳，母親會夢見男子，感覺身體輕盈，這是生男之兆。假如胎兒在母體左側，左邊乳房會先有乳汁，母親會夢見歌唱、裝飾品和珠寶等，這是生女之兆。」這種完全對立的說法，是以怛特羅對經絡系統的概念為基礎，它指出人的右鼻孔是太陽的開口，左鼻孔是月亮的開口；前者是陽剛的生命氣流，後者是陰性的氣流。傳統醫師和助產士都擅長以這種觀察法，預知孩子的性別。

人類是來自一個溫暖、凝乳狀的小塊，它沒有明顯的特徵，是原始的，和母親是一體的。我們擺脫了動物的形體，穿過胚胎期的各個演化階段。漂浮在這半透明、黑暗的液態世界裡，我們感覺得到那個賦予我們生命的人，她的每一種感覺、每一個念頭和每一種情緒。最後，我們被推入產道，擠過迂迴曲折的海螺殼。吸入第一口氣息時，時間之輪便開始流轉，不知道吐出最後一口氣時，它究竟轉了多少圈了。

在自我感知的發展中，具有內外、心靈、自他的兩種對立。不久後，我們就將失去感知四周的能力，逐漸遠離我們本有的自發性和善於表現的能力。分別心增加，直到我們發現自己在世間的孤獨。

「分別是一切苦的根源。」我那年邁而充滿智慧的老師說道，為他的胚胎學解說下了結論。

我們體內還保有一個澄明的胚胎，它黑暗的眼睛望著無垠的虛空。在我們的經絡系統的幽深處，流動著我們的知覺系統所感知不到的生命力脈管，這裡還能感受到周邊的世界。在我們身心最深沉的某個地方，我們依然記得跟整體的聯繫，不曾斷絕過。

假如我們能脫去在風、水、火、土這些元素舞動、流淌和震動時，我們所想像出來的那個虛假的「我」，便能再次感受四周和自身內在的生命。這樣一來，我們對別人的苦樂能感同身受，自然也想別人快樂無憂。沉睡的佛陀將會覺醒。

第九章

悅性療法

只要行醫用藥者認定他人是自己前世的父母，行醫用藥乃是為拔除眾生之苦，那麼醫藥就是崇高純潔的。稱職的醫師根據佛理，以愛行醫濟世。以愛和安全行醫用藥的醫師，其效更佳。

——卡魯仁波切

醫師治療的結果，是其修行境界與善之表現。

——阿旺・培傑醫師

根據阿育吠陀生理原理的起源，即數論系統的說法，生命是原人（即本來的空）和原質（即活動狀態的本質）的互動結果。生命誕生自原人的子宮，所有大母（Great Mother）各種後續層次的表現，從心靈的妙相，到感覺器官感知到的最粗糙的外在元素，都呈現為三原素[1]所交織成的大小宇宙的根本。三原素以最純淨的形式，出現在生命的一切時和一切所。它們最初是意識內的概念衝動，透過能量的活動而化為真實，最後再以物質的形體呈現。這些階段包括薩埵[2]、剌闍[3]和答摩[4]。了解三原素的性質及三原素如何決定、影響內在生命的表現後，人就能了解世間、身心、疾病和醫療的許多祕密。

自然界的無數活動，都可以根據三原素的功能來加以描述，而且它們本來就沒有善惡之別。火山猛烈的爆發力創造了新的土地，腐爛的身體進行鈍性（tamasic）的分解，全是生命的必要過程。在阿育吠陀哲學的脈絡下，三原素用以形容精神、情緒和生理的特質，以及它們對健康和疾病的影響。我們有必要分別哪些特質對健康有益，那些對健康有害。薩埵通常被認為是正面的，剌闍和答摩雖然時而有益，但基本上是負面的。

觀想藥師佛，是闡明薩埵這個詞彙諸多特性的方法之一，尤其是薩埵和醫療的關係。藥師佛的蓮座盛開著有情眾生向上提升的內在清淨覺性；祂以最善的金剛跏趺坐，坐在象徵冷靜的善性之愛的蓮花月輪上。藥師佛左手是善於平衡的姿態，手托的缽內盛滿使人長生的甘露妙藥——賜予淨覺的飲料。右手做可治療一切疾病的尊勝印，手持結果的訶梨勒枝椏，這是對眾生有益的無上妙藥。藥師佛琉璃藍的虛空身體充滿每一個無限的虛空界，發出的琉璃光消解眾生心中的三毒。祂的金色法衣發出清淨美德的溫暖光明，身體四周是金光迴旋的清淨虹彩。這些都是關於薩埵豐富意涵的例子。

阿育吠陀以三原素描述醫藥的三個領域。

「有鈍性、激性（rajasic）和悅性（sattvic）三種療法。」高帕解釋道。一天下午，我和高帕待在阿利爾醫師的實驗室裡。「鈍性療法來自魔界，是造成痛苦、恐懼和負面後果的激烈方法，譬如手術和毒藥。激性療法來自人類和大地的中間界域，具有苦、鹹、酸和澀的滋味，雖然味道不討人喜愛，但效果良好。悅性療法則是養生療法，也就是回春方術。這種療法來自天界，既沒有惡味，也沒有不好的效果；它不僅見於人世，在其他天界的天神、仙人和聖人之境也非常著名。」

阿利爾醫師也有同感，他補充道：「天界來的藥是長生的煉金藥，是由清淨的修行和藥物的外在變化所共同創造的。製作這些甘露藥物的醫師，可以聞名三界。」

悅性、激性和鈍性三種藥物最明顯的區別，可從現代醫藥和傳統阿育吠陀源起的比較中一探究竟。對抗療法的三種源頭——外傷科、外科手術和合成藥物，發端於汞混合物和任意

---

1 譯注：gunas，數論本體論的核心思想之一，這個字有性質之義。
2 譯注：sattva，在三原素中代表純粹、善、光明、教化和光亮等。
3 譯注：rajas，代表激情、塵垢、能量、熱情和開朗等。
4 譯注：tamas，代表無明、愚痴、不明、不動等。

放血的時代，而世界大戰的戰場也促進了它們的發展，然後再藉由製藥市場擴散出去。結果，對抗療法最主要的意義，是以症狀來辨別社會的激性和鈍性行為之影響。這種療法利用霸道的療法來治療嚴重外傷和意外，利用精密科技來治療急性且危及生命的病症，利用生物化學來處理症狀。

反觀阿育吠陀和西藏醫藥歷史，卻可以追溯到古先知的神祕冥想。醫藥界內有他們所闡釋的精神和自然界的普遍原則。據這些古代醫聖的說法，健康不僅是病症的治療，也是體液、組織和廢物三者的平衡，更是心、感官和靈魂的快樂。最終，阿育吠陀和西藏醫療藝術的終極目的是覺悟和解脫。因此，這些醫療體系的主要關注，是在和諧、平衡、長生和超越智慧中證得健康和長壽，從而證得內在的清淨。

阿育吠陀之法

阿育吠陀乃是以健康的生活方式，達致預防疾病的一門藝術，這是它最首要的特色。迪瓦利醫師說：「醫藥和治療不是阿育吠陀的重點。它首先教導人們，如何透過行為、飲食和日常起居獲得健康，並且維持健康，然後才是開藥。治療疾病是次要的目的。在現代醫藥裡，我們還沒有提升到這個層次。」這種醫藥哲學和其中所意指的醫病角色，是悅性醫療系統和其他醫療系統，最重要的區隔。在剌闍和答摩影響下的醫病關係裡，病患只是個不許質疑、被動地接受治療和藥物的角色；但在悅性的關係中，醫師主要是個教授師，傳授病患負起自我照顧和個人健康的職責，以改變病患的身體而獲得健康。悅性的醫師，是追求健康這一共同旅程的靈魂之友，幫助病患提升自我。

對辛格醫師和大部分阿育吠陀行醫者而言，生命之學不只是一門醫藥之學。他在一次哲學討論中提到：「阿育吠陀告訴我們如何正確運用感官和智識，它是一種非常實用的方法。它不想進入較高的層次，只論及日常生活而已：凡事不可太過，也不可不及，只要做到最理想的狀態，而這種狀態是言人人殊的。吠陀醫者（vaidye）該做的，只是幫人們選擇最適合的方式。」

「阿育吠陀中的『法』，意指適合你、對你有益的行為，」迪瓦利醫師有一次解說道，「有些人把它界定為一種生活方式。法教導我們什麼是有益的，什麼是無益的。對你有益的東西就是你的法，你的宗教。知道什麼無害、什麼有益的醫師，就能指導你什麼該做、什麼不該做；你就能學到你的法。」

阿育吠陀式健康諮商的重點，在於培養悅性的生活方式，以維護個人體質的平衡。幾乎每種病都其因，或至少有幾種合和的因素。這些因素都源於人的日常活動，因此從事治療之前，就得找出和改變這些日常活動。不斷除病根，一切醫藥至多只能減輕痛苦；從壞處想，醫藥倒是會抑制症狀，讓病患繼續從事不健康的行為，讓疾根繼續擴散。除非建立健康的起居生活，以輔助論症下藥的醫藥治療，否則這治療對醫病雙方都是無效，而且雙方都會覺得很沮喪。阿育吠陀和西藏醫師運用正業、正命、正思維、正確的睡眠習慣、適當飲食和關心等悅性的養生法，來促進生理平衡。一旦做出這些改變，許多病症往往無藥而癒，而一些還沒治好的疾病，不久也會輕易地治癒。依照阿育吠陀的說法：「飲食良好的人不需要草藥或醫療，飲食不好的人也不須草藥或醫療。」

悅性療法是最高層次的醫療，藥效最佳，引起的不舒適感和副作用最少。為了讓悅性療法真正產生效果，必須有正向的改變，有時甚至是根本上的改變，這也是有些人在日常生活中很難做到的原因。「悅性意指『對眾人都有益的』，」有一次，在談論阿育吠陀的精神層面時，施雷斯薩醫師解釋：「然而，我們無法對每個病患運用悅性療法，因為這種療法很複雜。悅性的飲食肯定有效，可是人們也得改變自己的行為。」

「疾病的成因之一是習氣[5]，也就是那些我們不該做卻又去做的事，我們是因為疏忽和習慣而做了這些事。人生來就有自己的業、社會的業和教育的業；要改變一種精神狀態，需要很長的時間。要控制那些習慣，我們需要強烈的決心，而強烈的決心就是心的功能之一。一旦我們的思考過程和活動都是悅性的，我們就會逐漸創造出一個悅性的環境。悅性的變化是完全可能的，但也是困難的。這是非常高層次的治療。」先知醫師留下的手稿裡，鼓勵醫師要過悅性的生活，以成為健康生活的典範。

阿育吠陀和西藏醫藥哲學宣稱，醫師的悅性發展程度，將會影響治療和藥方的效果。最明顯的例子之一，就是同理心在醫病關係中的影響力。壓力大、工作負荷重、冷漠的人際關係，以及複雜的官僚政治等激性病症，對醫師和護士都是情緒的折磨和體力的消耗，也將造成醫護人員和病患的交流不良，導致誤會和傷害。以真誠的關懷和專注的注意力，用心地創造和滋養悅性關係的醫師，在臨床工作上更能獲得享受和滿足，更能令病患滿意，誤診的機率也相當低。

在傳統的亞洲醫藥，甚至近來的對抗療法，醫師的清靜悅性（sattvic clarity）不僅是重要的精神特質，也是診治的必要條件。醫師的技術和成功，主要在於他們察覺細微外在病症的能力，這些外在病症能說明身體的內部運作情形。人的氣色、複雜的脈象、皮膚的溫度、精神的無形光亮、可觸知的腹部狀態和穴道、身體姿態的意義、病患的氣味、舌的情形，以及無數其他的診斷指標，都在向傳統醫師經歷高度訓練的眼、耳、鼻和手透露它們的祕密。診療過程是一種專注、溫柔的碰觸和聽診的悅性藝術。

現代的精密科技已經排除了許多醫療診斷上的人為因素。由於缺乏傳統診斷法的訓練，醫師只好完全依賴實驗測試，而不依賴自己的感知能力。在這個過程中，許多重要的生活議題——譬如壓力與不當飲食的影響，以及一般的解決方法，在人們追求生物化學的經濟利益時都被忽略了。

「醫師的首要職責是運用頭腦從事診斷，」迪瓦利醫師曾經評論：「現在主要利用儀器

---

5 譯注：pragyapard，人常生起各種思想和行為，所薰習成的各種心中的習性、習慣。

來診斷。我認為診斷順序應該相反：必須先診斷，再利用病理檢驗，作為診斷結果的輔助。這也是現代醫藥和阿育吠陀的根本差別之一。」

辛格醫師相信，仰賴科技，是西方對東方療法和思考方式越來越感興趣的原因之一。「如果你到梅約診所[6]去，」他曾在一次極熱烈的討論中說過，「當你離開診所後，電腦會記下你的所有健康數據，但你卻連一位醫師都沒見到！這樣能解決健康問題嗎？西方人覺得孤獨，所以才渴望人的接觸。」

古代醫師在許多方面的訓練都比較好，能以比較簡單的方法滿足人類的需求。

靈力治療

傳統東方醫藥哲學以觀察人體內部整體力量的運作為基礎。若是意識到身、心和環境的聯合是一種悅性品質，醫師就能了解影響個體的一系列廣泛的因素，也能洞察深層的致病因素。阿育吠陀鼓勵醫師研究不同的對象或科別，藉此增加全面的醫學知識，也提醒人們越是專精的醫師，其實了解的也越少。我向迪瓦利醫師學習期間，他時常強調阿育吠陀的思考是整體的，而不是專精的。這位草藥專家曾說：「過度專精，就不會考慮全身性的問題。阿育吠陀關心生命的各種細節，而現代醫藥只考慮疾病和症狀。」

迪瓦利醫師覺得，如果運用阿育吠陀和西藏醫藥的診斷法與發病理論，現代醫藥就能更有效，疾病的治療也比較容易。「文化、日常生活起居、飲食、周遭環境、家庭情況、社會階層和精神因素，都會影響健康。」他解釋道，「病因在於營養的話，阿育吠陀和西藏醫師就是營養師，利用特定食物的知識來從事醫療。有時他們會扮演衛生學者，建議人們日常的生活起居習慣；有時則是物理治療師，建議某種運動療法。一個醫師該具備所有這些訓練，雖然現代醫藥也運用這些方法，不過卻分屬不同科別。」

中國醫藥最先傳授的診斷概念，其中之一就是「神」。「神」的字形為「一塊田地上穿過的一豎」，這個表意文字表示了無形之氣融入物質的概念。這樣的神，可以凝聚意識；而在阿育吠陀專業術語裡，神則是活力素的光明，也是心和腦所釋出的活躍、正向的生命氣息。神使眼睛迥然有神，讓聲音充滿自信。神志清明的病患，願意聆聽身體的訊息，接受自己有責任改變生活方式來創造健康，也從生病中得到了經驗。這些澄澈之神的悅性表現，可活化免疫系統、加速治療；擁有澄明的精神，就連重症都能療癒。當神暗淡無光時，病患的氣色槁然，態度消極，精神衰敗，連簡單的輕症也難以療癒。

或許現代醫療最大的災難，在於醫師對病患之神的破壞，這每每發生在醫師促使病患相信復原和醫療無望的時候。醫師告知病患得和疾病共同生活，使病患對往後要服藥過活的前景深感沮喪；或是醫師無能的診斷把病患當成精神病患，讓病患被迫進行無謂的療程；醫師

---

6 譯注：Mayo Clinic，美國著名的聯合醫療診所，是由美國最大的醫師家庭梅約家族所創。

揶揄病患對另類療法的興趣，使病患遭遇可怕預言的恐嚇等，這些都令病患充滿無助和絕望。若要實現希波克拉提斯[7]的「無害」的誓言，只有當醫師避免製造負面情緒，努力提升病患的神時才有可能；一旦病患的神接觸到薩埵，就能完成療癒。

「我們給予病患希望，激發他們的意志力來加強療癒的力量，」迪瓦利醫師說，「鼓勵的言詞令體內的生命力增加，藥效增強，療程變快。醫師該有堅定的意志力、自信和治療病患的義務，不應該有困惑，對自己要充滿自信。病患也該認定，疾病是可治療的。醫病間的信賴是必要的，不相信醫師的病患，病就不會好。」

無論從醫或不從醫的治療者，身上都會散發出一種悅性的靈氣，讓別人對他們產生一種宗教式的信心。在這片讓祈禱、咒語和聖者加持都融入日常生活的土地上，把身體的康復歸結為神明的影響，是不足為奇之事。對一個悅性的心靈而言，信心療癒是精神法則和身體能量殼的天然功能；但對無神論者而言，這只是一種心靈的安慰。無論前者或後者，病患的身體都會有所改善。

參與高帕的山邊靜修時，我們在深夜時分偏好談論的話題，就是靈力治療。瑪哈塔吉醫師受過阿育吠陀和生物化學訓練，是定期到訪開示的導師之一。他在一次晚間的課上說道：「尼泊爾和印度有許多地方沒有醫師，只有巫師而已。你喝的水要等巫師朝水吹氣後，才能飲用。有時治療者只說：『你必須排除疾病。』病患就無藥而癒。這背後有個科學理論：你相信的話，荷爾蒙的分泌就能治好你的病。有時醫師無法治好病患，可是一個普通人卻可以。」這些話印證了一個普遍的傳說：瑜珈行者光靠注入生命氣息的灰燼，就能治病。

儘管辛格醫師對神祕現象抱持懷疑的態度，他還是見證了瑜珈的法力，也承認有一股超越理性心靈的力量。他曾在貝拉那斯印度大學裡，目睹一位老漢當著數百位科學家和教授面前，變出一碗碗甘蜜。有一天下午，他在司納芒葛拉的辦公室裡對我說：「有位住在恆河旁的苦行巴巴，每逢週二和週六，就有一大群人圍著他，你必須排隊才能接近他。到場者都有自己的問題，譬如『我想生個兒子，先生』、『我的兒子如何如何』、『我的公司碰到問題』等等。他只有一黑一白兩種粉末，分別裝在兩個大瓶子裡。他會說：『好！你會如願以償的，就是這樣！』大家都不知道自己會拿到哪一種粉末，但我知道他送的是什麼粉末：白的是碳酸鈣，黑的是煉過的馬錢子[8]，這是兩種非常普遍的藥。這位老漢為世間製造了無數嬰兒，他都有他們的照片。換句話說，他讓這麼多人如願以償。」

「你該怎麼解釋這件事呢？你不能。我認為，其中有些人類眼睛看不見的東西，或是藥物所能做的事。如果只由物理化學的角度思考，便受到物理和化學反應的束縛，現代醫藥就是如此。一旦進入精神層次，就不會有是否可能的問題；我要的話，他就會痊癒。這裡面有

7 譯注：Hippocrates，西元前四六〇生於小亞細亞的希臘醫師，是西方醫藥的醫學之父，著有《希波克拉提斯全集》。

8 譯注：nux vomica，馬錢科喬木，以乾燥成熟種籽入藥，主要產於印度的山地林中。味苦性涼，可止痛解毒。

物理和化學的原理，還有一些沒有原理可以解說的特殊情形。」

醫師的修持

數世紀來，敏感的醫療者從觀察中發現，念頭和感受是由微妙的能量組成，其中還充滿了以太式的三原素。悅性療法的醫師以慈悲和快樂來提升病患的神，就能增加醫藥和療法的效果。醫師證實，因痛苦而變得敏感的病患，壓力和不快樂的激性症狀，對病患都有負面的影響。阿育吠陀承認這種現象，也鼓勵醫師培養悅性的精神狀態，以便造福病患。基於這個目的，祈禱和禪定便是最好的訓練。這是打開醫藥潛能，並視之為修行之道的重要鎖鑰。據說能和病患的內在交流的醫師，才是最好的治療者。「唯有那些祈禱和禪定的醫師，有能力治療心和情緒的疾病。」在我學醫初期，嘉醫師這麼說過。

「醫師有必要致力於修行和相信梵天，」瑪哈塔吉醫師詳盡地說明，「阿育吠陀教導說，醫師開藥時必須心地純淨、神志清明，抱持著賜福的態度。透過祈禱，就會有好的結果。我在開藥時，會根據疾病唸誦不同的咒語。我執行我的責任，但也祈求梵天，讓藥物更有效。大多數印度和尼泊爾的傳統吠陀醫者都相信梵天，而且唸誦咒語也是他們生活的一部分。一旦達到一定的程度，他們的成就會更大。」

醫師周遭圍繞著一股祈請和禪定的靈氣時，就能成為真正具有才賦的醫師。

「假如醫師擁有神力或神通，病患的治療就更有效，」迪瓦利醫師表示同意，「在印度教的思想中，我們認為自己只是工具，不是從事治療的人。治療者是全能的梵天。醫師應該這麼想：『梵天，請幫我治療這位病患。』如此一來，就有一股神力支援著醫師。假如你擁有梵天的祝福，就能非常成功。」

悅性療法的醫療哲學相信，我們和自己的內在靈性接觸得越深，就會更加健康；醫療在阿育吠陀中不過是其次的角色，最重要的工作是支援病患的精神發展。「阿育吠陀的根本是精神，」施雷斯薩醫師解釋道，「因為吠陀跟神力有關。神力、精神和心，是我們最深的活動中心。」傳統阿育吠陀和西藏醫師鼓勵病患參與宗教活動、祈禱、學瑜珈，以及進行打坐、觀想等精神訓練。

古代醫聖教導過，行醫用藥是培養悅性的絕佳路徑，可以引領醫師步向精神解脫。《總則本集》清楚地闡明了這個概念：醫師若具有藥師佛的悅性特質，就能獲得解脫。當醫師把禪定和祈禱融入日常的醫藥實踐，治療就會成為一條修行之道；悅性的正念可洗去身、語、意三業的污染，使診所頓時化成神聖的廟宇。與病患的互動可以是六波羅蜜——布施、持戒、忍辱、精進、禪定、智慧——的體現，使醫師獲得超越的成就。在本來自性的祭壇上，醫師放上了布施的祭品；在專一的禪定中，他不懈、精進地執行治療儀式；在清淨智慧的引領下，他耐心地將疾病化為健康。因此，療癒的藝術便是證得內在成就的無上車乘，也是打開內心祕密蓮花的無上法門。

當病患回診時，如果帶著一身因藥物治療而造成的惡化病況，醫師的良心就會不安。為了不傷害別人，醫師必須使用審慎和安全的療法與藥物。阿育吠陀和西藏的醫藥，是以不殺生為根本。藥師佛美妙地闡述了這一悅性醫藥的觀點：祂的右手伸出施願的大手印，以神聖的訶梨勒果實，象徵賜給我們的自然界的治療能力。神祇以這個姿勢提醒我們，醫師終究不是治療者；是植物界提供的不同元素、效果和氣味，讓人類的身體重獲平衡。醫師把執行治療藝術視為替造物主的悲念服務，毫不吝惜地把大地慷慨獻出的悅性藥物，用於利益人類的身心，就能得到自我的滿足和職業上的成就，避免自他的痛苦。

以謹慎和慈悲開出的草藥，可以把由答摩之德統御的植物界原初的感受—意識（feeling consciousness），轉化成悅性療法的技藝和科學。大部分臨床使用的草藥，是具有微量毒性且可食的植物性營養，因此不容易出現副作用；那些含大量毒素的草藥，只在不當提煉和不當開藥時才會出現問題。大部分常見草藥的副作用都輕微且短暫，長期食用也不會逐漸出現合成藥物所造成的複雜醫源性併發症。大部分用以做藥的藥草，都具有滋養和維持免疫力、調節和平衡生理功能、清潔和解毒等悅性功效，可以對付疾病的病根。相反地，合成藥物本身就會製造肝毒素、壓抑免疫系統，容易造成生理不平衡，以至於無法治療慢性病和退化性疾病。

阿育吠陀、西藏和中國醫藥都承認，有一些特定級別的草藥具有高度的悅性特質。只能治病的草藥，不如那些能防治疾病的草藥；而既能防治疾病又能促進精神發展的草藥，就是無上之藥。譬如蘇摩這種「仙藥」、怛特羅煉金術用於抗老延壽的淨化汞，都是地球上最高層次的藥用物質，能夠治療一切疾病，又能賜予人類精神的解脫。因為缺乏這類靈丹妙藥而把自己交託給梵天的人，可以輕易地獲得許多無上的悅性草藥，以促進健康、延年益壽和增長智慧。中藥最著名的例子就是人參和首烏，而阿育吠陀最有名的藥則是訶子、醋栗和梵草[9]。

悅性醫療體系認為，許多常見疾病可以用簡單和無毒的方法治療。不需要藥物或儀器的醫療按摩，就是最好的悅性醫療藝術之一。好的治療師必須具備禪定的專注與輕鬆的撫觸，對病患身體和情緒要非常敏感；這些技術使得悅性療法很有療效且對人體無害。阿育吠陀認為，按摩是治療多種頭痛、失眠，以及緊張和壓力造成的多種疾病的良方，其益處包括抗衰老、增加組織的營養吸收、排毒、增加自覺、平衡情緒、增加皮膚的光澤和彈性、增加免疫力、延壽和增加視力等。阿育吠陀按摩法以香精油作為五大淨化法的藥劑，名為滋潤（snehan）；這個詞彙的意義之一就是「給予愛和滿足」。

傳統的中醫和阿育吠陀醫師都要接受按摩訓練。這種教學法增加了醫師手部對人體的敏感，既能促進他們的診斷技術，也能增加他們的病床禮儀。如同阿育吠陀機敏簡單的觀察指出，為病患按摩是和病患建立關係的良方。

9 譯注：brahmi，過長沙（bacopa）屬。

另一種形式的悅性療法則是針灸。它能活化身體的治療反應，也沒有任何有害的副作用。它也是說明醫師的精神狀態會影響治療結果的好例子。《黃帝內經》記載，在注入氣時，醫師的神必須與針合而為一。假如醫師不集中精神，由心質（mind-matter）組成的生命力場，就不會從經絡進入生病的器官。同一原理也見於氣功和氣和氣療（pranic healing），它們不使用針，而是直接把氣從治療者手掌導入病患體內。氣功中的「功」意指「身心合一」，也就是說，在絕對專注之時，生命力以有形的潮和流開始流動。唯有深沉和穩定的專注才能集中生物電流場，為醫療或任何其他目的而導引氣。針灸的非凡療效，能刺激內分泌和刺激副交感神經，產生放鬆的效果；當行醫者遵守黃帝的勸誡，讓自己的神和病患的氣場結合後，它的益處更能完全顯現。

傳統亞洲醫藥的古代哲學和悅性療法，在現代西方世界受到廣泛認同和接納。令我非常驚訝的是，尼泊爾有許多阿育吠陀醫師對自己的傳統不感興趣，卻對致力於趕上採用對抗療法的同業比較關心。不幸的是，尼泊爾的現代醫藥，卻充斥著任意使用的抗生素和冗長的檢驗過程。

承擔病痛之苦

一個冬日的早晨，我帶施雷斯薩醫師逃離納拉迪維醫院裡的沉痼重症，到希瓦普利山上喘口氣。喜馬拉雅的風箏乘著棕色和黑色的羽翼竄入空中，我們沿著小徑走入杜鵑花林。這片林木跟下方遙遠的街道一樣乾燥且塵埃密布。我們的交談，最後仍然轉回阿育吠陀在尼泊爾的地位。

「尼泊爾有許多醫師掛著阿育吠陀的名堂，卻以現代醫療方法來行醫用藥。他們都以運用合成藥物為榮，」施雷斯薩醫師說，「很少有吠陀醫者對自己充滿信心，他們不說自己是阿育吠陀醫師。你們西方人對阿育吠陀非常感興趣，但我們的國人卻對現代醫藥更有興趣。」

「有一次，我問一些學生：『你們為何那麼反對阿育吠陀？』他們說：『妳和辛格醫師從阿育吠陀得到什麼好處？別的醫師都有車，辛格醫師卻一輛車也沒有。』誰能告訴他們物質不是一切？」

這是一堂重要的人文教訓：對聲望和社會地位的激性與鈍性關注，會影響醫藥的悅性形式。

「我忘不了發生在巴爾坪的一件事，它顯示我們的人民是多麼守舊！」施雷斯薩醫師又說，「那兒的下等人從事造鞋業。他們窮，皮膚毛病也比較多。醫師和健康工作者都是婆羅門，不能碰觸病患。有一天，我看見了一個皮膚化膿的患者。醫師很害怕自己會染上什麼病，於是就叫病患到外頭的庭園站著等待，他再從高處倒下藥物。我問：『你為什麼這麼做？』醫師回答，『他是個下等人。我不能碰他，這裡也沒有人能幫他清洗。』於是我抬起病患的腳，清洗他的傷口，幫他敷藥。那人大聲尖叫，因為他從來沒見過、也不會再見到這種服務病患的方式。這就是尼泊爾。」

佛教成為在亞洲傳播醫藥知識的主要媒介，歷史原因之一就是它對身體排泄物不具偏見的態度；而印度教的高級種姓卻執迷於潔淨。即使今天，西藏醫師接受的教育，還是不能嫌惡身體的每一部分，他們也認為不淨的觀念是在製造無明。我最近造訪尼泊爾時，羅桑．錫度醫師描述了他同培傑醫師學習的一次經驗。

「尊醫指導我們不要害怕病患的排泄物，」羅桑說，「有一天，他要我檢查一個病患的尿。我檢查樣品時，覺得它是髒的。尊醫逮到了我，他說：『別以為它是髒的，要時常想著病患的苦。』」

這種精神修行，幫我克服了由無明的分別心所造成的厭憎，最後就了知了較高的悅性見解，讓我免於恐懼。在沒有良好衛生和無菌技術之前，任何使人平靜的方法，都能把臨床工作深化為精神修行。

從終極的目的來看，醫藥實踐的薩埵體現，並不是依賴可利用的藥物。雖然對阿育吠陀和西藏醫藥來說，溫和的療法通常都是悅性的，但不是這些醫療體系的所有行醫者都是悅性的治療。相反地，儘管對抗療法必須承擔醫源性病苦的沉重業債，可是它本來就比較適合於治療激性病症，所以還是有無數現代醫師以真誠的利他和悲心來行醫。「假如醫師修法，」卡魯仁波切指導我，「他的藥就是法藥。這藥是西藏的或西方的，都不重要。」

我向培傑醫師和其他老師學習期間，時常聽說禪定和修行對健康的益處。尊醫說，禪定、誦經、唸咒能增加生命力，增強抵抗力。向藥師佛和其他神祇祈請的成就法，能吸引神祇的醫療加持，有時能奇蹟般地治好病患。禁食和禁止世俗活動，可以消除許多疾病。滿足於簡單的生活，是治療縱欲過度、令龍聚集的特別藥方。當人的生命即將結束時，放生、施捨窮人、朝聖、舉行法會驅逐有害邪靈，就能延壽。我知道一切苦都源於無明的遮蔽，這些致病的習性都是由貪惡之心所造成，而悅性的宗教活動則能防治這些疾病。

戒律在治療上扮演著重要的角色。可是，矛盾的是，我在博達那或見或聽的每位尊貴的喇嘛，都遭逢疾病之苦；就連證得無上瑜珈成就的卡魯仁波切，後半生也得忍受疾病之苦。我不解的是，假如禪定和修法是很有效的，為什麼還有這麼多有成就的行者，患上完全可以避免的疾病？為什麼了悟無上覺智的精神導師，時常不在乎自己的健康？他們既然知道寶貴人身是諸神的居所，為何他們卻吃使他們生病的食物、忽略基本的養生之道、甚至濫用自己的身體？

「為什麼有這麼多根除無明的禪師還會生病？」我問尊醫。

醫師思考這個問題時，我們則靜靜坐著呷茶。

「精神導師把疾病視為一種開啟學生智慧的方式，」他回答，「他們用生病和死亡，說明疾病和無常的道理，目的是要激發學生修法。」

「此外，也有其他的原因。開悟的導師有能力消除虔誠學生心中的惡業。當學生生出大信心，他的心就和上師合而為一，於是就會發生這種妙事。師生之間有了這層因緣，上師就能藉著讓自己生病，來揭開學生的昏暗無明。這種承擔他人之苦的方式，是一種殊勝且深刻的加持。」

「什麼樣的病能讓別人承擔呢？」我問。

「基本上，病有兩種成分，」尊醫回答，「主要的病因是業，或是過去、前世所造下的業；次要的病因，則是業力激化三種體液的緣故。這也就是說，業依然存在，可是業需要三種體液來促成疾病。喇嘛承接的疾病，通常是那些業造成的病，不過，他們其實是可以承受任何疾病的。」

「精神導師也是人，儘管他們可以拔除自己心流中的業根，關閉未來之苦的門戶，可是身體還是有退化和死亡。他們以疾病和死亡來淨化自己最後的業。我們在今生或來世修到這個境界，就不會再為自己和他人帶來苦；可是因為過去的業力，惡業還是繼續形成果。假如我們造下任何業，必須會因它而受苦。即使尊貴的喇嘛也得因自己的業而受苦。」

「假如每個人都因自己的業而受苦，喇嘛怎麼能消業呢？」我問。

醫師耐心微笑著面對我的堅持。

「我很難具體地回答這個問題，這需要西藏的宗教觀才能理解。這種醫療是建立在師徒的關係。喇嘛通常在加持時取走他人的疾病，於是造成兩人間具有某種業的關係。當徒弟尋求喇嘛的庇護時，他是嘗試把自己的心融入老師的心中，而造成加持和業力的轉換。假如徒弟具大信心，喇嘛的祈禱就能清淨他的罪愆。」

「為了明瞭心的性質，知道這些事是如何發生的，我們必須習禪。身心在禪定中可以分離。這個過程是：冥想身是由五大元素組成，也是父母的紅白精血。一旦理解身體的和合本質，我們就再冥想心的無始無終，也能把自己的心融入神祇的心——譬如藥師佛的心，再融入上師的心，最後則冥想這三顆心融為一體。」

尊醫倚回靠墊，拉直長袍的袖子，從深色眼鏡的鏡框邊緣專注地看著我。「有許多關於偉大行者替人受苦的故事，」他說，「這就是同仁法（Tonglen），即施受法，它是一種非常根本的佛教修行法。同（Tong）的意思是『施』，仁（len）是『受』。呼氣時，觀想自己施與幸福、財富和祝福；吸氣時則接受各種苦。假如修這種法，心願都會實現。」

施受法的思考

「施受法」是一種可以發展慈心的禪定法。一開始時，冥想每一個眾生，在無止盡的輪迴中曾有一度是我們的母親。現在，在遍界之中，我們過去的母親卻經歷著無數的苦。想著她們給我們的慈和愛，我們就吸入她們悲傷的黑煙，直接進達我們的心靈中央。在那裡，盛開的蓮花中住著一位光明神祇，或是一點的光點，這些就是我們的佛性。這位承受普世苦難黑暗的心—神（heart-deity），變得充滿了慈，這就是我們吐出的純淨白光和彩虹般的光。將吐出的氣擴及虛空，想像一切眾生都被這些令人提奮的光所感動，當下就進入喜樂的境界。在禪定法會期間，藉著把眾生的福利放在自己的利益之前，可更進一步地發展施受法。培養對眾生福祉的關心，可以把我執和自重，轉變成無條件的愛。

心的梵文是hridayam，意即「接受的、施與的和循環的」。這個字精確地說明了心這一器官的結構性功能，即接受靜脈來的缺氧的血，送出有氧血液給動脈，再把血液注入循環系統。這種接受暗血，送出充滿生命氣息的亮血的物理現象，很像施受法的過程。施受法是一種隨著呼吸和心跳，無意識地發生在體內的「施和受」的情形。在施受法的禪定中，心也有施和受，它吸入眾生的苦，再放出悲光。

慈是眾生的根本，心是體內的慈的中心。根據西藏胚胎學的教導，在受孕當下，意識藍色虛空般的光就尋求轉世，融入精卵子的紅白汁液中，而結合成極小的一點心籽。這顆心籽逐漸包在三層的鞘中，好比是寶盒外的寶盒一樣，就這樣居住在心的裡面。這無形、不滅、全能和遍在的覺知，就是每個人心中的佛果寶石。從輪迴之苦到開悟的整個變化旅程，就是重新發現和解放這顆眾生皆有的愛的小粒子。我們把這內在的覺性，賦予它一個精神的形體，形成一尊安居在心蓮中的神祇。這種覺性就是永恆之慈，是超越人類一般理解的快樂源頭。

「施受法尤其適合行醫者，」尊醫繼續說明，「病患會感受到醫師的影響，並且有所反應。」

雖然我們大都不知道周遭的微妙變化，但我們還是持續在許多地方進行「施與受」的過程。傳達情緒的肢體語言、目光接觸、費洛蒙的潛在香味，以及環繞每個人的生命力的電磁場，都是精微溝通的所有媒介。無論是有意識或無意識，醫師心裡的每個念頭和感受，都能傳達給病患——因為生病而變得敏感、無力承受壓力和負面的有害氣氛、需要關懷，甚於對科技藥物的奇蹟的需求。

施受法可以讓人警醒、積極地面對世界之苦，也就是醫藥界人士所面對的日常挑戰。慈可以培養出一顆溫暖有愛的心，這就是身處痛苦和恐懼之人的醫療靈丹；誠如卡魯仁波切所觀察的，愛可以促進醫療的效果。這是為什麼慈心觀（sattvic practices）在傳統醫藥扮演了重要角色，而且祈禱和禪定的醫師成就卓著的原因。

「如果醫師的心充滿利他的悲念，病患對他開的藥具有信心，」培傑醫師說，「就沒有不治之症了。」

「過去有許多人擅長施受法，」尊醫繼續說道，「有一次，一個擅長施受法的住持在傳法時突然痛苦大叫。喇嘛問他怎麼回事，他說外頭有一隻狗被打。大家出去一看，果然有個生氣的人正拿著棍子趕一隻狗。住持叫那人進來，拉下袍子露出背部給他看：那隻狗被打的地方，都是新的傷口和傷痕。」我一邊記筆記，一邊想著這則故事的意義，老師則靜靜地等著我。這則故事似乎意指，身體也可以體現無我，體現自他的無差別性。

醫師繼續說著：「在許多故事裡，尊貴的喇嘛感染傳染病而死，傳染病就會停止流傳。

自己承受疾病的這種方式，跟因為無明和疾病而死不同，這種方式時常伴有奇蹟。」

「西藏有許多人以各種奇特的方式，來證明自己的開悟。有一個住在謝爾卡靈寺的和尚，他很平凡，一生都在寺廟幹活。有一年，村裡出現嚴重的天花傳染，害死了當地的許多人；和尚也染病身亡。當時是仲冬時節，大地凍結，柴火不足，因此他的屍體便搬去湖裡冰凍起來。不久，傳染病就銷蹤滅跡。當春天冰雪融化時，人們發現，放置和尚屍體的地方出現了一道彩虹。人們回到那裡，在湖面上找到完好的屍體。他就被帶回寺院，舉行一場特殊的火葬。當他的屍體化成灰燼時，柴堆中出現了一道化入天空的彩虹，灰燼中也找到了舍利子。大家才認定這個和尚是修行有成的人士，也相信是他把傳染病攝入體內，清淨了傳染病的業。」

在西藏佛教的世界，疾病可以是修行成就的體現，也是為眾生犧牲的體現。這是任何母親都能了解的，因為她們是以自己的生命來養育孩子。然而，這果真是眾多悅性行者（sattvic adept）身體不適的原因嗎？

在過去的歲月裡，我治療過男僧、女尼、仁波切和苦行僧，假如他們願意選擇更健康、更悅性的方式來照顧身體，他們的病通常可以避免。可是，許多人都不關心自己的健康，尤其是那些最具有悅性的長者。這種事不關己的態度，是一種精神發展的象徵，一種不執著肉身的體現，還是純粹的固執？很諷刺的是，即使疾病纏身，喜馬拉雅文化裡的長者，卻往往比西方許多具有「健康—自覺」的年輕人還要健康。這些年輕人時常無法忍受普遍存在於印度和尼泊爾的貧窮、污染與營養不良。在這種艱難的環境下，健康的悅性理想往往無法達成。在治療一些有智慧的人時（往往是在他們的學生或親人的要求下），我發現自己想要知道的是：究竟誰才是真正的醫師和病患？

培傑醫師的論述顯示，精神成就和身體健康儘管關係密切，卻不一定具有相同的意義。疾病是瑜珈行者修行的最大障礙，健康則是最大的舒適和恩惠；但疾病也是掃走惡業的掃帚，智者說，他把修行路上的艱難和痛苦都當成修行。如同不可思議的覺悟，並不常轉化成對健康的覺醒。因此，那些身體健康的人，也不一定會有精神上的成就。如同卡魯仁波切所觀察的：「假如健康本身會是覺悟的因，那麼許多美國人現在都開悟了。」

在醫藥哲學的本源還有一個假設：疾病等於苦難，健康等於安樂。在涉及修行法時，如施受法或其他以疾病淨化惡業的禪定法，這些典範的堅固根基都會開始消解。在日常生活中，對於人為何生病、為何痊癒、獲得什麼體驗等問題的清楚和簡單的解答，時常有令人迷惑的不確定感；在精神發展的脈絡下，疾病和醫療也預定了一個完全不同、大體上卻比較有意義的目標。關於悅性行者為何會患病的問題，我那智慧的老師的回應充滿了深刻的洞見，就是不提供簡單的答案。相反地，他的話都直指向那更神祕與更深沉的未知。唯有心被生命的陰晦難解開啟之後，我們才能開始了解真道。

尊醫的教誨

在我所有的醫藥老師中，培傑醫師過著最嚴苛的悅性生活。他不斷參與宗教活動，睡眠少，吃得很簡單。身為謝爾卡靈寺的住持，他肩負管理的責任，但他基本上對政治和世俗之事一點也不感興趣，只喜歡開藥和談佛理。

培傑醫師傳承了一種殊勝且古老的成就法，是他最初的上師楚桑仁波切（Chupsang Rinpoche）傳授給他的。老師說，這個法的利益遍及六道，包括最低的昆蟲到最高的神祇。尊醫的生命是以師承的祈禱和禪定為中心，每天修法六次，日夜各三次。尊醫數十年來一直持戒，監禁在集中營時也是如此。在西藏被中國入侵之前，有一次，老謝爾卡靈寺的喇嘛認為，他的祈禱影響他的行政職務，他因此停止修法；由於沒有唸誦修法的神聖祈請文，他便生病了。楚桑仁波切知道後，便告誡他說，即使只能在想像中進行，也不能再錯過任何一次修法。

培傑醫師晚上七點就寢，十點起來修第一次的法。第二次是凌晨一點，第三次則是四點。完成清晨的禮拜後，他便爬上寺廟屋頂，把修法餘下的祭品獻給鳥兒，再到大殿與和尚們修唱誦儀軌。然後徒步到大佛塔，一邊繞塔一邊祈禱；回到寺院吃了一碗清淡的湯後，又繼續誦經。九點左右他會到診所去，開始早晨的看診和開藥；看病的空檔則唸誦各種經文。午餐後，要看更多病患，還要指導學生與禪定，最後再回到大佛塔。

尊醫的寺廟課表偶爾會被打亂，因為他得跟眾喇嘛參與各種的佛教慶祝活動。有時在大佛塔附近舉行，有時則是到印度的菩提迦耶和達蘭薩拉[10]朝聖。有時眾喇嘛舉行較久的禮拜，其中有數天的齋戒，老醫師也會參加。我的老師把安逸和充滿世俗娛樂的生活，視為我們珍貴人身的誤用，這一點也不稀奇。

姑且不論他的寺廟、修行和醫療上的責任，尊醫本身倒是個很容易親近的老師和醫師。他為人殷勤沉著，嚴而有禮，謙卑而出眾，是個善的好榜樣。他溫和地規勸學生，強調待人以善的重要性。「為別人著想，以慈悲對待眾人，」培傑醫師會說，「每當看見窮人、乞丐和動物時，都該心懷慈悲。即使不能幫助人，也不要傷害他們。」

尊醫提醒我們，保有開放的心靈，才稱得上是稱職的學生[11]。「從醫是一份高尚偉大的職業，但切勿驕傲。驕傲的人，無法從別人身上學到學問；謙卑的人，能成為有教養且學問淵博的人。千萬別以為自己很了不起，因為我們不知道將來自己會有什麼樣的輪迴。」

尊醫強調，行醫用藥是佛法的活動。他鼓勵我無私地服務病患，他說這是佛教的精神。「生命短暫，」他在我準備回西方世界時曾說過，「別戀棧俗世的一切。因為無量世以來，我們的業都是愛己憎人，我們該捨棄它。這次轉世為人，我們有很好的機會行利益他人的事，

10 譯注：Dharamsala，印度西北部城市，是當今達賴喇嘛駐錫之地。
11 譯注：學人是佛教用語，可考慮使用。

就如同佛陀所做的。從利他中，你能完成心願、證得覺悟。」

尊醫的話點出一個重要的道理：即使行醫得不到財富，悅性醫療仍是一條自我成長的精神道路。

「治療時，必須收一些錢充作藥費，」培傑醫師繼續說道，「即使是花錢來治療窮人，都只要想著自己能如何幫助他們。西方人來看病時給我額外的錢，因為他們認為醫藥費很便宜。而來的尼泊爾和西藏人卻時常付不起錢。這就是行醫之道，盡量為人不為己。抱持這種態度，就能積下更多功德與平安。我只是因為這個理由才為人看病，我唯一的希望就是時常利他。」

這種悅性哲學，是培傑醫師長年獻身佛法修行的結果，也是他不斷祈禱、禪定和服務貧病患士的結果。

聽了尊醫說的話，並觀察他的日常生活後，我對他的過去總有些好奇，對那些影響他、形塑、供養了他的悲智的人，也是如此。我對老師所知甚少，但也就是這些吉光片羽，讓我對他充滿敬意。這個老人來自一個即將消失的精神文明；是末法時代長期籠罩西藏前，最後生活在繁榮寺廟時代的其中一人。我想知道培傑醫師受過什麼訓練，讀過什麼學說，他的老師跟他說過什麼話，他有過什麼經驗，能讓如今老邁的他，擁有一種與人自在地分享的悲智。

我花了很長的時間，才能自在地請尊醫告訴我他的故事。我知道西藏人經歷過大屠殺、嚴刑拷打與饑荒，我的翻譯員索南也告訴我，老師在中國入侵後成了政治犯，在集中營關了幾年。我對尊醫的經歷非常好奇，但他的嚴肅讓我不敢問起他的傷心往事。我的一些老師喜歡談論自己，可是培傑醫師不一樣。他很少提起個人的私事；他是一個有教養的學者和禪修者，不喜歡閒話家常。我只能想像他那些年裡的經歷。

有時候，索南和老醫師會無視於我的存在，談起話來。我請索南翻譯，他只會說：「尊醫談起他在西藏的事。」據我所了解的藏語和當時的氣氛，我知道那是令人難受的私人話題——他們擔心家園和親朋戚友。尊醫會從深色眼鏡後方專注地盯著我，或靜靜望向窗外。我只好不再追問。

我請教索南該如何提起這個話題。他回答：「假如你想知道某件事，就直接問他！假如你想請他告訴你他的經歷，他只會說『沒什麼好說的』之類的話。許多西藏長者都是如此，他們不想談論自己。」

老師的生命故事

拜師一年後，我請老師告訴我他的故事。尊醫最初有點厭煩，然後才回答：「沒什麼好說的，真的。我大約七十一年前出生，日期不清楚，西藏人不會記下確實的出生日期。」他笑道，繼續讀桌上的經文。

「告訴我你的家庭、你出生的村落。」我針對比較具體的問題追問。

醫師先是不理我，一會兒後才放下眼鏡向後倚，回憶著過去的事。之後長達數小時的談話中，我再度知道自己何其有幸，能遇見一個有如此修持和悅性行為的老師。

「我大約一九一八年生在西藏西南方的巴突克村（Patruk），在靠近珠穆朗瑪峰（Mt. Everest）的地方，」尊醫開始說道，「巴突克的意義是『六族』。這裡有一條從山上流下來的河，巴突克就是一片沿河分布的大區域。那裡住了六個家族，每個家族都由年長的族長當家。其中一位族長是古猶．南巴（Kuyu Nangpa），他有九個兒子。其中一個名叫肯波．阿旺（Khenpo Ngawan）的兒子，就是我的父親。我們家族是巴突克最大的家族，我有五個兄弟，一個姐妹。」

「我的父親肯波．阿旺愛談宗教的事，譬如業和死後之事。因為他篤信宗教，所以想讓五個兒子出家為僧，只留一個兒子負責傳宗接代。我的兩個兄弟進入查．林布（Tsa Rimpu），那裡離巴突克有六小時路程。另外兩個兄弟進入謝爾卡靈寺，騎馬去要花一天。這所寺廟有個規矩，每個當地家庭只能送一個兒子到寺廟去。」

「我排行老二，家人希望我加入教團。我六歲時在謝爾卡靈寺，由林卡．甘祖巴喇嘛（Lingka Kanjupa）剃度為僧。這所寺廟是當地最大的寺廟，有三百多位出家眾和學者，還有一千年的歷史。

寺廟位在陡峭的岩石山頂上，取名為謝爾卡靈是因為它像隻水晶杯。這個名字也指寺院草創時期的一件聖物，一顆很大的火山岩結晶，大家相信它是護寺之寶。」

從六歲到十三歲，培傑醫師研讀必修的入門課程。十三歲後，可以選擇專聲明[12]、因明[13]或醫方明[14]。尊醫挑了經，從十三歲念到二十八歲即鑽研於此。我曾聽一些年長的謝爾卡靈喇嘛提過尊醫的聰明才智，他是寺院三百名喇嘛中最傑出的學者之一。

尊醫繼續說道：「十九歲時，由於父親的鼓勵，還有眾人對我的聰明的普遍認定，我便開始學醫。西藏當時有兩所主要的醫療學校，即拉薩的卓浦里（Chokpuri）和門子貢（Menzikong），兩所學校都各有一百多位傳授醫藥的醫師。偏遠地區的寺廟通常只有一位醫師負責訓練學生。當時，我是謝爾卡靈寺唯一參與醫藥培訓的人。」

「我的第一位老師是個年邁的僧醫，他也是寺廟的行政人員。我認為，能跟這位老醫師學醫是我莫大的福分，因為他有很好的見解和技巧，而且他也已經開始進行生命階段中最嚴格的閉關修行。我受的訓練跟西藏醫藥的所有學生一樣，都是從《四部醫典》開始。我在這位老師門下三年。我背誦醫典，接受口頭指導，也研究唐卡的醫藥圖。」

尊醫的老師是楚桑仁波切，他教導尊醫醫藥和佛法。培傑醫師說仁波切是自己最重要的

12 譯注：dialectics，西藏和印度傳統教育的學科，聲明是語言、聲韻之說。
13 譯注：debate，即邏輯學。
14 譯注：Tantra，醫藥與醫療技術之學。

良師益友，也把他當成自己的上師。

「楚桑仁波切年紀太大無法教學後，我就開始跟第二位醫師學習。這位醫師住在我出生的村落附近，就在左蒙龍山（Jomolong Mountain）裡。我跟他學習了三年，研究解剖學、如何尋找血管和經絡來放血，以及藥灼[15]等。我們時常到野外，研究和收集製藥的草藥。這一帶的冬天非常寒冷，所以我只跟這位老師在一起半年，就在最冷的月份回到謝爾卡寺。」

謝爾卡醫療傳承的源起，可以追溯到兩位虛構的偉大人物：七世紀的大俞冬（Yuthog the Elder）和九世紀的小俞冬（Yuthog the Younger）。尊醫知道這整個傳承中的醫師姓名，最遠可以追溯到第七代，其中一人曾經是達賴喇嘛嘉華・土藤・嘉措（Dalai Lama Gyalwa Tubten Gyatso）的私人醫師。

「我二十五歲，也就是接受六年醫藥訓練之後，便參與寺廟的事務，開始行醫用藥。夏天期間，我會到山上採藥，路程近就獨自去，路程遠就結伴而行。我們時常到茲布里（Tsi Bri）區，那裡有一大片森林。舉行火供和祈禱後，我們便開始採藥。我就這樣為自己的診所採來大約五十種最重要的藥；商人和旅客也會從西藏的不同地方帶來其他草藥，還有來自印度的訶梨勒和香料。」

「我在謝爾卡靈寺當了十六年醫師，治療寺廟裡的喇嘛和鄰近村落的居民。我使用草藥、艾灸、藥灼、放血和外傷藥等藥和療法，進行醫療。通常都是輕微的小病，因為當地空氣新鮮、水流清澈、環境乾淨。最常見的病是吃久置和腐臭食物引起的胃痛。因為我是出家人，又認真行醫，所以沒有犯下大錯，病患通常都會痊癒。」

行醫用藥，使得我的老師長養出慈悲心（sattvic awareness），證得精神的圓融。

「在這段期間，我逐漸產生一股強烈的利他的想法。」尊醫簡單地說道，卻足以令人了解這些話的重要性。

「我三十八歲時，負責管理廟產，」醫師繼續說著，「我控制寺廟的開銷，例如要買哪些食物，跟農夫買什麼，每天花多少錢等等。這項工作，我做了三年。」

「一九五九年五月，中國人來了。我當時四十一歲，之前跟他們完全沒有接觸，只是偶爾見過一些中國商人。他們來了以後就攻擊村裡的士兵，沒收他們的武器。所有村落、軍隊和寺廟的幹事，都被叫到一幢大建築物裡開會，然後再全數關起來。我們被折磨了八個月：被迫長時間挺直地坐在一個地方、不斷被審問和灌輸毛澤東思想、不許睡覺和吃東西，完全沒有喘口氣的機會。其他時候，我們還必須做苦役。最後，中國人逼迫村民徒手破壞寺廟，再以炸彈把它夷為平地。」

隨著時間的流逝，從尊醫和其他謝爾卡靈寺的老喇嘛口中，我將知道更多在那些充滿災難的月份裡所發生的事。當時，大肆屠殺的中國士兵橫掃過他們的土地和生活，包圍寺廟，把喇嘛鎖在大殿，殺害藏人的宗教領袖，洗劫寺廟的藝術品、黃金和聖物。他們把尊貴的喇

---

15 譯注：cauterization，以燒灼劑或腐蝕劑燒灼或腐蝕皮膚的治療法。

嘛銬上枷鎖、倒掛在天花板上、毒打他們，也用其他方法折磨他們，最後再送進大型監獄裡。

「在謝爾卡村關了八個月後，我被移送到幾個不同的地方，」尊醫繼續說道，「先被帶到日喀則（Shigatze）三個月，之後到拉薩，再到左蒙龍，又回到拉薩三個月，最後到工布（Khombu）的寧吉里（Ningri）住了兩年。那個地方有一片廣大的森林，囚犯被迫砍伐樹林，興建工廠。每天都有五到十人死於飢餓、意外和毒打。」

「在寧吉里的第一年，我的工作是砍伐森林，興建工廠。第二年，我受命加入醫師的團隊，負責照顧瀕死的囚犯。瀕死者有特別的餐點，他們通常都沒辦法吃，醫師會將這些食物暗地裡派給大家。」

「在這之後，我又被移送到左蒙龍，當了一個月的農夫，再轉送到日喀則住了三年。在日喀則，有數千名囚犯從事不同的工作。年輕的囚犯搬運石頭和挑水，年老的大都在羊毛廠工作。那裡的生活苛刻，食物也不夠。囚犯中有四十個中國人，他們都是些反對侵略或娶西藏婦女的人。」

日喀則監獄的囚犯，大都是宗教領袖、軍人和在入侵前有官階的區域官。他們每天靠一小塊糌粑和一小杯茶維生，被迫學習中國的政治制度和毛澤東思想。學習者若表現得很尊敬毛澤東思想，也服從中國人的命令，就能在監中任職；而唸咒或禪定的人不是被殺就是被折磨。任何說出達賴喇嘛名字的人就會被槍殺。尊醫在受盡折磨後發現，若想活命，就得表面上服從中國的政策，暗地裡繼續自己的佛法修行。「尊醫被囚時，」羅桑・錫度曾經說過，「從來沒有停止禪定和獻食供（torma offerings），即使那裡沒有任何供品。」

培傑醫師繼續說著：「日喀則之後，我被帶到爾馬貢（Emakong）。那個地方環境惡劣，囚犯被迫從事許多勞動，因此生活比以前艱苦。中國計畫在這片不毛之地，開發更多工廠和畜養家畜的農場。雖然大家不再挨餓，可是有更多人死於工作，也有更多人選擇自殺。我在那邊的第一年，負責建灌溉水道和耕地。」

就在這個時候，中國人發現了培傑醫師的醫術。他們把傳統醫師聚集在監獄裡，做獸醫的工作。尊醫的第一份差事是為綿羊做人工受精，後來又接受針灸訓練，去當外科助理。

「剛被監禁時，他們完全不准我行醫，」我的老師說，「很多年後，中國人最後才以『差強人意』的中國醫藥來訓練我。那不是傳統的中國醫藥，而是毛澤東在文化大革命時的所謂醫療法，是以西藥為主，再加上急救和簡單的針灸。他們排斥和抵制醫療的精神根基；禁止我使用任何西藏草藥或療法。中國人利用宣傳，使人民相信西藏草藥全是『廢草』。」

「我在一九八〇年被釋放。在不同監獄關了二十一年後，又回到了謝爾卡村。我發現寺廟全毀了，喇嘛也走了。我在親戚家住了一個月，然後到拉薩拜訪親戚一年，再回到謝爾卡住了一年。」

培傑醫師被釋放後，中國政府因為他的醫藥專長，請他留在日喀則。當時，謝爾卡村的村民也請他回去，因為那兒沒有醫師。接到官方的核准書後，尊醫就回到謝爾卡，見到了家人，也開始開藥和傳法。「培傑醫師是當地的名人，」羅桑．錫度後來堅稱，「人民把他當成照顧窮人的人。」

尊醫總結自己的故事：「一九八三年，我離開西藏進入尼泊爾，來到索羅古布，這裡有一些謝爾卡喇嘛。這一年的年底，我從盧克拉（Lukla）飛到加德滿都。簡單地走訪後，我就到達蘭薩拉參訪達賴喇嘛，請示我未來的方向。」

我很感謝培傑醫師告訴我他的生命故事。往後數年，我將知道更多老師的事。好幾位謝爾卡長者記得醫師不想說的事，都在在說明了尊醫的大悲和大智，譬如他入獄期間，冒險救治一位非常虛弱的中國官員。而最讓我感動的，是培傑醫師在獄中修法所證得的智慧。

「在關在監獄裡，怎麼還能以慈悲心對待那些中國人呢？」在談論「施受法」時，我曾向老師請益。

「我的經驗是我自己惡業的果，」醫師回答，「那是一個修心的大好機會。假如抱持這種心態，也記得士兵也是奉命行事，是業讓他們這麼做的，我就能忍受痛苦。我對中國人沒有嗔恨。」

這些獨到的見解，透露出尊醫深厚的修養。經過那些嚴格的考驗後，培傑醫師便成為一個莊重的長者，是佛教慈的精神體現。

「中國人待我不錯，」尊醫又說，「大體言之，我從這些經驗中學到很多。我覺得這就是正見。」

我不知道培傑醫師所說的「不錯」是什麼意思，但可以肯定的是，還有其他遭遇更差的人沒有活下來；「不錯」可能是指「還活著」吧。身為公開呼籲反對入侵的寺廟行政人員，他理當承受更多的折磨，被監禁的時間也比別人長。

「我被釋放時，我的親戚問我感覺如何，」醫師又說，「我告訴他們，生活當然不好過，但我很好。在那些年裡，我們吃找得到的食物，有時還像牛馬一樣吃田裡的草。我受苦時，就把它視為我的業報；每個人都必須為自己種下的業而受苦。」

「當然，中國人犯下可怕的罪行，」尊醫說，「他們的惡行也是業報的結果。假如我們檢驗這個情形，就會發現毛澤東的業跟他的情緒衝突有關。同樣地，我覺得這是正見，但這不見得是其他西藏人的看法。」

培傑醫師不只是個醫術高明的西藏醫師，他也是一個喇嘛。他對佛法的信心受到究竟的考驗，他面臨了死亡、折磨和絕望，這些經歷再再顯示他對佛法充滿了無比的信心。他把自己的經驗看成一個修性的機會，他不求超越痛苦，只說悲心是幫他渡過苦難的慰藉。對於老師目睹和忍受暴行的當下或之後，究竟出現什麼樣的念頭與情緒，我永遠不可能知道，但是他對壓迫者自覺的愛、諒解和同情，讓我知道這個人達成了某種人性的卓越成就。他的話超越了學理上的理解，因為他是慈心醫療的活見證。

「一旦了解佛法的精髓，就容易產生悲心。」我曾聽年紀較長的喇嘛好幾次這麼說。現在，在知道了尊醫的生命故事，以及故事中的佛法見地之後，我對這位說話溫和的醫師更加欣賞和尊敬。相較於老師以慈心利他（sattvic character）經歷過的事，我不禁認為自己是個自私的人，我很少感激自己的好運，還視為理所當然，也時常因生活中的小小障礙和不重要的煩惱而心煩氣躁。

尊醫如此有尊嚴地度過牢獄生活，使得他的教誨無形中充滿了影響力。這種影響力是來自深入修行，以及在艱難條件下所證得的覺悟。我何其有幸，能擁有這位具有醫療才賦、了解苦因與救苦方法的老師。

「從周圍活動的最小的昆蟲，到天界最高的神祇，都想離苦得樂，」培傑醫師在談到業時說道，「假如從這點來看眾生的無差別性，我們就能修心，對佛法的體悟也會更深。」

「人人都知道，人出生之後必有一死。我們死時，心還繼續尋求再生，這跟業有關。假如我們今生行善，善的果就是安樂。假如我們作惡，就會轉入畜生道受苦。人人都想離苦得樂，但有這麼多人還在受苦，也很少找到樂，因為這是他們的業。人人都要安樂，但假如我們不行善，怎能找到樂呢？」

「我出生在一個奢侈的富裕家庭，在寺廟裡也是有地位的和尚。中國人來了，我身陷囹圄，沒有東西吃，失去先前所有的權力。在寺廟裡，我有美麗的毯子可坐，有華麗的僧袍可穿，在監獄裡卻苦於沒有衣物蔽體，沒有毯子可坐。我了解了業報，因為這些都是我該受的。你該相信業，也想一想什麼是業。」

濕婆之夜

加德滿都巴格馬提河沿岸的帕蘇帕提拿寺，舉行著盛大的濕婆節（Shivaratri）慶典，印度和尼泊爾各地的信徒都來慶祝這一「濕婆之夜」。慶典的高潮，讓加德滿都的黃昏充滿了祭祀聲和音樂聲。身上抹滿灰、蓄留長辮的裸身男子，對著瑜珈之王祈禱與歌唱，冒著濃煙的水煙筒刺激了他們的虔誠。神話世界的幽靈，在陰影密布的神殿中舞蹈。

我緩慢地走過多變的人影和石影，它們宛如被深紅色火光雕刻出來的液態雕像。我心無雜念地走下人行橋讓感官自在地感受這古老的儀式。水在橋下緩緩流動，流經千年來禪定者打坐的石穴、瀕死之人度過最後時日的山坡房舍、金塔和燃燒屍首的階梯等。河的源頭就在喜瑪拉雅雪地的某處，終點則在水氣充沛的熱帶。

一處階梯上燒著一堆柴火。我特意走過去，直到我看見了一個躺在死亡之火裡的人。火焰把屍體燒得只剩肋骨、脖子和頭骨。胸腔內的火最旺，焦黑的骨骼則畫出了胸腔的輪廓。我看著這個與我一樣的人，化成熱、光和煙。

兩個幸運者的屍體，從裹著藏紅色的布中露了出來。當他們被放在新的柴堆上時，就來到了旅途的終點，就在這吉祥的時刻，在這神聖的地方。身穿白袍的侍應走向前來，同時扯出屍體的布，露出了死者的臉，然後在屍體口中放了一把食物、花和油，為他們的死亡祈禱。人群漸漸聚集。突然，一把火碰到他們的臉，霎時羽狀般的火便伸向空中。阿耆尼的軟舌爬上稻草和柴木，喚醒沉睡在無生命肉體中的靈魂，照亮前方的神奇旅程。當死者飛升到下一世時，旁觀者卻只是怔怔地站著。

我轉身離去，一切彷彿是在夢中。我走過通往森林的橋，登上花崗岩階梯，經過濕婆陰莖神殿的朦朧剪影。我的上方是老帕蘇帕提的廢墟，上面長滿苔蘚和藤蔓，這是猴族的家園。

黑暗中傳來一名無形歌者的歌聲，還有簡單弦樂器伴奏的音樂。這串旋律來自另一世，這些節奏來自另一個時代。我聽不懂歌詞的一字一句，但我知道這首歌；歌者正在歌頌造物主。我以不見之眼追隨歌聲，雙足自行踩過石徑，然後停下來聆聽幾個音階，夜晚的涼意也緩緩地吹來。我還是看不見歌者，他只是隱藏在陰影中。溫暖燭光的細小光線逃出上方的木窗，讓我看見溫柔的光徑，接引我走過庭院。

神祕的歌還在唱著，我從來不知道它的由來。或者其實沒有歌者，這只是一首不必以口唱出的獻給梵天的永恆讚歌。或許是死者，正從柴堆升起，穿越黑夜。或許是他們的嚮導，唱出了回歸生命源頭的方向。或許只是一位老漢，是我力所未逮的感官感覺不到的一位老漢，在廢棄廟宇的寂寞中彈著簡單的樂器。

「醫師不該治療進入死亡之口的人。梵天姓名的聲音，是我們該用的藥。那種禪定，將幫助死者進入梵天之身，使來世更好。這才是最後的藥。」

——高帕譯自《脈診》

第十章 濕婆的精子

主成分是汞和礦物的藥，比草藥更好；因為前者的用藥量比後者少很多，病患服用不會感覺討厭，能比後者更快治好疾病，還能治療草藥治不好的疾病。汞藥，無論加不加其他礦物或毒物，都是世間藥物中最好的藥。長期服用不僅能治病，也能強身健體、治癒疾病和預防老化。

——摘自《印度化學、醫藥和煉金術的海洋》（*Rasa Jala Nidhi*）

在我學習阿育吠陀和西藏醫藥的過程裡，再也沒有比汞更神奇、複雜或具爭議的課題了。汞金屬和汞氣體是劇毒，但是吠陀醫者千年來一直聲稱，妥當提煉的汞是藥中之藥。汞藥在亞洲已有漫長歷史和千餘年的臨床實踐，不過現代研究卻沒有探討它的作用。汞毒對人類健康和生態環境造成全球性的極大威脅，但是每一代的阿育吠陀醫師卻信心滿滿地宣稱，唯有精煉的汞藥，能治療許多嚴重和長期的慢性疾病。

我第一次看見印度煉金術、阿育吠陀和西藏的汞藥，就著迷於它們的奇特歷史、好奇於它們的作用，也急於想挖掘更多汞藥的知識和獲得更多製作汞藥的經驗。我越是了解汞藥的複雜和精妙，越是遭遇更多個人和職業上的難處。為什麼有人明知道汞藥在醫藥上充滿爭議、在法律上充滿歧異，也充滿煉金的魔法和宗教的迷信，卻還要探究和提倡服用汞藥？

多年來，這些顧慮阻止我提出這個課題。這是印度和尼泊爾人盡皆知，在西方世界卻聞所未聞的課題。此刻，我相信討論以下製藥煉汞的面向是重要的：首先是汞藥在阿育吠陀和西藏醫藥的重要角色。這兩個醫藥體系均以定，汞藥可以治療對其他療法毫無反應的疾病。其次是汞的高度危險性，它在現代醫藥、牙醫業和工業上的誤用，以及它對人與環境的毒害。第三是煉汞師和醫療化學師對汞的敬畏；假如現代科學和醫藥也以這種態度對待汞，就能終止汞繼續危害大自然。最後，可能也是最重要的問題是：傳統西藏和阿育吠陀有什麼療法，能治療無數因接觸環境中不斷增加的汞、而罹患慢性和急性失調症的病患？

汞金屬和汞的氣體是劇毒。這些抑制免疫系統的強效毒物，能完全抑制細胞的功能，嚴重破壞內分泌系統的荷爾蒙功能，以及心血管系統和生殖系統的機能。但現在的汞，卻是致病微生物用來強化本身抵抗抗生素的能力。

汞是透過呼吸系統、腸胃道和皮膚進入人體的。這種液態金屬和它的氣體在人體內無孔不入，但我們的生理機能卻無法消滅它。它是會蓄積的毒物，人體很少有方法能把它排出體外。汞蓄積在腦部、肝臟、腎臟、心臟、黏膜和其他組織。蓄積的量越多，危害越大。汞以破壞腦和神經系統聞名，許多研究發現，長期接觸低劑量的汞，將造成神經、記憶、行為和情緒的問題。

汞尤其喜歡腺體，它最常大量蓄積在腦下垂體。微量的汞也影響腦下垂體的荷爾蒙製造和調節功能，因而影響所有身體的活動過程。除了破壞腦下垂體的內分泌功能，汞也能減少甲狀腺荷爾蒙的分泌。它對甲狀腺細胞的影響，是該腺體出現癌症的主因。

汞對生殖系統而言也是劇毒，據說是造成精子數量減少、精子細胞有缺陷的原因，它也跟汞污染地區的動物不孕有關。乳汁中也有汞，而且胎兒體內的含汞量比母體組織還要多上許多。濃度最高的是胎兒的腦下腺，會影響該腺體的內分泌、免疫系統和生殖系統的發育。汞會造成生殖缺陷和孩童發育等問題，時常破壞胎兒的腦和神經系統。

汞之黑暗與光明

汞藥最初由帕拉塞爾蘇斯[1]於十六世紀引入歐洲醫藥界，後來它和放血與強效瀉劑都成為早期美國霸道醫藥[2]的主要成分。「感動牙齦」（touching the gum）或分泌過多唾液的方法，是多種疾病的精選療法。其方法是讓病患服用高劑量的汞化合物，以分泌大量的濃稠唾液——甚至一天可達好幾品脫，造成病患的臉頰和齒齦出現嚴重潰瘍或發炎，使組織開始壞死、掉牙或下頷腐爛。這種治療本身造成了一種新的疾病：汞中毒或汞的興奮增盛（erethism），其特色是顫抖、神經痛、癱瘓、抽搐、嚴重貧血、嚴重腹瀉和死亡。

十九世紀末葉，有無數罹患汞中毒和因汞中毒而死的病患。爾後，主要是折衷學派（Eclectic）醫師——即二十世紀初的草藥專家——透過政治力量的協助，這一帕拉塞爾蘇斯的混合物才被禁止使用。該學派領導人物之一的約翰．金醫師（Dr. John King）說過：「在人類已知且造成嚴重傷害的藥物中，以汞的任意使用為最；除了汞，沒有藥物能有它百分之一的能耐，能造成人們對科學藥物的偏見、破壞社群對開業醫師的信心，以及把醫師歸入藥商之列。」折衷學派的醫師開立天然藥方給汞中毒患者，例如以沒藥酊劑[3]這類止血的輸注液（infusion），來控制唾液分泌，停止口腔與喉嚨的潰爛，同時也用植物藥來取代汞藥。對那些因汞中毒而影響全身組織的人，則使用草藥的血液清潔劑、補品和調節排泄系統的藥。這些美國草藥專家的研究和努力，終於中止了醫源性疾病史上悲劇的一章。

儘管汞有段黑暗的過去，它依然繼續被用於工業、製造業和醫藥上。汞可製作溫度計和其他醫療器材、氣壓計、螢光燈、廣告招牌、電器用品、殺蟲劑、含氯產品、油漆、電池、紙張、煉金，以及無數其他產品。它在醫藥上的諸多用途之一是製成硫柳汞[4]，這是一種加入疫苗、治療過敏的保護劑。

汞是人體內最主要的外來物質；美國牙醫每年就用掉約十萬磅的水銀。如今大家都知道，牙齒的汞合金在口中分解釋出的甲基汞（methyl mercury），是最毒的汞化合物。牙科汞合金症候群（Dental amalgam mercury syndrome, DAMS）已經是醫藥界公認的公共衛生問題，科學證據也顯示，所謂的「銀色」充填劑，對病患、牙醫、技師和社群都會造成危險。

印度煉金術的漫長歷史，跟西方世界醫藥和工業上的汞濫用，有著極大的出入。汞是西元二世紀時，由龍樹引入阿育吠陀的。在這以前的煉金師，憑藉數世紀來的實驗，已對汞金屬的化學性質有了重要發現。當時，為了尋找慈悲和無痛的外科手術替代品，印度佛教時期

---

1 譯注：Paracelsus，一四九三—一五四一，瑞士煉金學家兼醫師，曾為西方的治療學引進鴉片酊、硫黃、鉛和汞。

2 譯注：heroic medicine，以瀉劑、催吐劑、發汗劑等烈性藥物治病的醫術。

3 譯注：tincture of myrrh，沒藥具有輕微的防腐、止血和腸胃排氣的功效，所以在醫藥上被用作胃腸的順氣劑和用在牙床與口腔解痛酊劑中。

4 譯注：thimerosal，一種皮膚及黏膜的抗菌劑。

的法王（Dharma kings）便鼓勵以汞做藥的研究，結果便形成了印度煉金術。這種效果極佳的醫藥體系足以取代外科手術，又能符合佛教不殺生的戒律。到了一二〇〇年，藥用汞便流傳到西藏，當地還把汞製成尊醫的「寶丸」。

汞藥（Rasadis）的製造和供應，已有千餘年的歷史，有些還以家族方式傳承了數世紀之久。印度煉金術已經發展為學術界的一門科學，傳授於一百五十多家的阿育吠陀學院，而且也是政府法定的製藥工業。汞藥和補品，是印度次大陸數千位阿育吠陀醫師每天的藥方內容，也是數百萬病患服用的處方和非處方藥。阿育吠陀醫師宣稱，雖然西方世界嚴重的汞中毒現象一度造成大家厭惡醫師，但這種情形在當地卻很罕見，就算有也只發生在診所裡。汞藥只要仔細調配與開藥，便可以治療汞中毒，譬如腎臟中毒所造成的腎功能失調。

千年以來，印度煉金術一直是阿育吠陀藥典中最重要的學科。五十多代來的印度和西藏聖人、煉金師、醫師、瑜珈修士、國王、皇后和各行各業的病患，都依靠汞藥治療諸多重病、保持良好的健康。相反地，西方配製「假水銀」的庸醫，其汞鹽則引起人們嚴重中毒，而迅速招來惡評和恥辱。這些歷史差異的肇因，是因為吠陀醫者和尊醫使用了不同的汞藥，而且用法也跟西方醫師不一樣。

印度煉金術和帕拉塞斯式醫療化學法有三項重要區別：第一，霸道醫藥的醫師使用具腐蝕性的鹽，譬如甘汞和氯化亞汞等；阿育吠陀的汞藥則是惰性形式的硫化汞。西方醫師不使用硫化汞，因為它看起來沒什麼生理功效。不過吠陀醫者卻發現，硫化物確實具有療效。阿育吠陀藥物學指出，硫化汞的主要生理作用是改變小腸黏膜的分泌物，即抑制致病細菌的過度生長和幫助益菌，因而在結腸造成去毒的效果。這類改變腺體功能和調整細菌生態的作用，最主要的間接反應是讓肝臟分泌一種金黃色的膽汁。修復腸道的益菌和刺激肝功能，是治病和維持良好健康的基本原則，也是吠陀醫者如此看重汞的原因之一。

第二項區別則是調製法。印度煉金術以特殊、複雜的提煉過程，把金屬提煉成可食用的灰燼。其中的許多過程無法移出喜馬拉雅山脈的國家之外，是因為它們得使用原始的植物原料。

第三個區別乃是用藥方法。西醫常開高劑量汞藥，可能是把汞中毒的病症當成病癒的徵兆。但吠陀醫者只開短期內服用完畢的微量汞藥。此外，阿育吠陀醫師也極少以硫化物為單一主藥，而是作為瑜珈瓦希（yoga vahi）的藥味之一。所謂瑜珈瓦希，是一種能激發其他物質（如草藥）功效的物質。

就是這些使用汞的化學和臨床差異，使阿育吠陀和西藏醫師大量運用汞。而且他們也宣稱，汞對病患是無害的。阿育吠陀最重要的學者巴格宛．達斯醫師（Dr. Bhagwan Dash）曾說：「臨床顯示，長時間服用硫化汞也不會出現中毒現象。」不過，阿育吠陀醫師也承認，假如不依傳統方法炮製，或者用藥不當，汞藥還是很危險的藥。

醫藥煉金術

我第一次見到汞藥是在培傑醫師的診所。雨季的一個午後，我坐在藥局看老醫師診脈開藥。索南還沒到，他的機車可能陷在淹水的街道上吧！窗外的尼泊爾家庭則站在及膝的爛泥中，唱著一首種稻歌。

我身旁的長椅上，放著一碗碗等待小喇嘛研磨成粉的草藥混合物。我認得最大的碗上貼著「月晶之寶（Dashel Chenmo）」的標籤，這是炮製西藏「寶丸」之一的大純粹月晶丸（Great Purified Moon Crystal Pill）的材料。其他碗裡有許多容易辨認的草藥，例如綠荳蔻、桂皮、石榴籽、甘草根等；也有些神祕的藥草，譬如一大球粉末狀的白色岩石和一穗穗的紫花。我拔出它們時，醫師便以藏文列出它們的名字。

索南在最後一位病患離開後才趕到。培傑醫師開始說明如何準備月晶丸的材料。「我收到一些從西藏寄來的寶石和珍貴金屬，」他說，「它們在西藏已經提煉過了。我現在可以根據原來的方法調製出更有效的月晶丸。大部分藏醫流亡在外後，就無法以正確比例的原料調製這些藥，功效自然減弱了些。我收到的粉末純金的比例較高，還加入一種叫做子石（tzi stone）的特殊西藏寶石。」

這些材料都要加入碗中的草藥裡，還有另一種醫師調製的重要物質：純化汞。

培傑醫師從草藥櫃裡拿出裝了半杯黑色粉末的小瓶遞給我，我接了過來，感覺有些沉重。「吃一點，」他建議，「完全沒毒的。」

我沾了一點嚐嚐，沒有什麼味道。這是許多阿育吠陀和西藏藥方中最出名的藥味，它以恢復免疫力和破壞疾病的能力聞名於世。我能否見識這藥的製法？我心裡暗自盤算和期待著，想要親自目睹印度煉金術的煉金過程。

「要等過了雨季，」醫師回答，「因為必須在太陽下的開放空間調製。」

我坐了回去，咀嚼著煉金術的第一課：耐心。

在那些年裡，我上老師的汞藥課程，對老師的授課內容提出疑問，盡可能閱讀汞藥的文章，也參與汞的調製。漸漸地，我對印度煉金術的基本概念和調製方法，有了初步的認識。

培傑醫師遞給我的是西方早期藥典裡記載的黑色硫化汞。金[5]的《美國藥典》（*American Dispensatory*），是帕拉塞斯醫師的重要教科書之一。該書把這種混合物形容成：「沉重，略帶灰黑色，無氣無味，非結晶的粉末，不溶於水。作用微弱，幾特拉姆[6]的劑量就能持續服用相當長的時間，而且鮮少出現明顯的作用。」但這種印度煉金術稱之為卡嘉利（kajali）的物質，卻幾乎是阿育吠陀所有汞藥的來源。

卡嘉利是把煉過的純汞和硫，放在熱研缽中精煉而成。我學醫期間曾經數次見識這種醫

5 譯注：King，即上文的約翰．金醫師。

6 譯注：drachms，又譯打蘭，一種重量單位。

藥煉金的基本過程。

「在調製汞時，硫和汞必須調成黑色糊狀，」有一天下午，迪瓦利醫師在我們準備製作卡嘉利時解釋道，「加入不同比例的硫，譬如一比一，一比二和一比三，就能改變藥物的形式。它可以是硫化汞，二硫化汞，三硫化汞。」

這個過程跟所有煉金術一樣，既具有精神和神祕的特質，也具有科學上的根據。汞的梵文名字暗示了它的強大力量，譬如帕拉達（parada）就指「濕婆的精液」。汞必須和硫這種具有同等力量的物質混合，才能安全地服用。硫是雪山女神性高潮時的陰道分泌物，煉金師認為它和汞之間具有天然的吸引力。當汞和硫的分子結合時，它們的毒性會變成治療的甘露。硫也被認為是組成月經經血的元素，子宮則是製造卡嘉利的地方。卡嘉利是濕婆和雪山女神的小孩，也是其他藥物的來源。

吠陀醫者和尊醫認為，卡嘉利這種不易溶解、惰性相當強的物質，是治療人類疾病最好的藥物之一。

「卡嘉利被稱為瑜珈瓦希，」迪瓦利醫師繼續解說這個明顯的矛盾，「汞硫化物會影響藥物的吸收和作用，使藥物對特定組織更有效。」

有關這一現象可能的生理解釋包括三個部分：促進小腸分泌消化草藥的分泌物；促進結腸增加對草藥的吸收；刺激肝提高代謝活動，強化草藥對特定組織和器官的親和性。

另一位擁有數十年調製和開立汞藥經驗的醫師，是烏仁達．塔庫爾（Uprenda Thakur）。

當我們看著他的技師調藥時，他告訴我說：「卡嘉利從來不會單獨使用，必須加入草藥和其他灰燼。汞會到每個器官去，所以要加入不同草藥的藥引。汞控制了一切，但我們要用媒介來引導它，還要根據脈象和病症來修正它。」

迪瓦利醫師解釋：「我們開汞藥時，也會有飲食方面的建議。」他強調的是汞和其他物質的相互關係：「為了平衡汞的作用，我們通常建議患者食用寒涼的食物。我們認為汞屬熱，吃香料和熱性食物將使身體更燥熱，也會出現我們不願見到的效果。」

迪瓦利醫師說的就是汞中火元素的活動，那是太陽和原子的光和熱，使得汞對金具有親和力。根據阿育吠陀哲學的說法，汞之火可大量增加身、心和感官的消化轉變，促使身體排除累積的毒素，供給營養給細胞，並且產生能量。汞藥也可提供大量生命氣息，也就是活力素恢復元氣的根本。假如使用正確，汞就能增加生命氣息、火和活力素，恢復三種體液的平衡，讓身體元素和諧運作。最終，如果運用養生療法的目的是要得到靈魂的解脫，則汞可以促進蘇摩的流動。所謂蘇摩，就是神賜的甜甘露。但是運用不當，汞強烈的能量就好比拙火不受控制的生物電流，能造成身體的大紊亂。

汞藥產生副作用的方式甚多，包括錯誤的劑量或不適當的藥引，如燥熱的草藥和食物等。不過，醫病雙方最關注的，顯然是如何正確提煉出金屬的毒性。現代的科學研究和阿育吠陀的漫長傳承，都記載了汞的危險性和毒性。印度煉金術的典籍也描述了汞奪人性命的可能，以及如何依據煉金法來除去毒性。

我和施雷斯薩醫師經常討論汞藥。我曾問她，阿育吠陀學院教導的汞中毒內容為何。「汞對身體不同部位的中毒反應不同，」她回答，「有精神錯亂、灼傷、心神不定、血尿和其他反應。這些症狀都是學校教給我們的。我們也學習如何排除這些毒素，用的就是傳統的淨化法（asta samskar）。如果嚴格依據這些淨化法，就不會出現副作用或中毒的問題。」

印度煉金術利用許多方法來煉汞，這些方法可歸為製作標準汞藥的八階段，或製作上等汞藥的十八階段。最初的階段主要是除去其他金屬機緣巧合附上的雜質，如鉛、錫和鋅等。汞的淨化，是不斷地和羊毛、磚塵、柴、薑黃、檸檬和曼陀羅種籽等物質混合頗久後，再過濾這些接觸過每樣物質的金屬，就能去掉雜質。去除金屬毒素之後，接下來的程序則是清除汞上殘餘的雜質。最後混上薑、蒜和檸檬汁，重複三次後就加以研磨和過濾。完成後的汞，就是標準級的汞藥。假如醫師想製作高品質、高效能的藥，接下來還有更多程序；煉金術手稿還記有無數製作汞藥的配方。

「提煉最重要，」施雷斯薩醫師又說，「假如過程中有一絲絲大意，就會傷害病患和阿育吠陀。只要嚴格遵守提煉法，經典上所說的汞就是『藥中之王』。」

「處理汞是非常危險的工作。」在實驗課和汞藥處方課程期間，塔庫爾醫師都曾提出警告。他說，要讓汞完全發揮功效，必須具備深入的專門知識、完美的藥材、精確的診斷和準確的劑量。「嚴格調製汞藥是很重要的，否則這藥便有毒、有害。必須根據體液對疾病做出準確的判斷，開藥的劑量也必須準確。這樣的汞藥，就是甘露，否則就是毒藥。」塔庫爾醫師跟帕拉塞爾蘇斯的說法大致相當：「所有東西都有毒，沒有東西沒有毒；但劑量本身就是使毒藥化腐朽為神奇，變得無毒的關鍵。」

「我開藥時，總想著藥可能的副作用，」我問了汞藥安全的問題，施雷斯薩醫師回應道，「我不會說阿育吠陀的藥沒有副作用；程度儘管不同，但每種藥都有副作用，不論是草藥或汞藥。」

藥效越強，療效越好，傷害就越大。無論是對抗療法或使用阿育吠陀藥物的所有醫師，都得為自己的醫療結果負起重大的責任。「牧羊人拿起午餐盒走向天堂，醫師拿起藥袋走向地獄。」培傑醫師曾經這麼說過。

汞治療的病例

我師事的所有老師，都有運用汞藥且效果極佳的成功案例。聽完他們的描述，我不得不思考：汞藥治療應如何運用在那些對現代醫藥毫無反應的症狀中？

在所有老師中，辛格醫師顯然對汞藥的應用特別謹慎，也最具有懷疑的精神。即使如此，他還是見證了汞藥的戲劇化療效。一天下午，他說了一則調製一種有名的黑色汞硫化物的故事，那種汞硫化物叫帕瓦娣（parpati）。「在我們貝拉那斯大學的學院，有一種治療結腸潰瘍的帕瓦娣療法，」他說，「你知道這種病可能出現的病變，它是癌症前期的症狀，可能得進行結腸切除的手術，再依靠回腸造口[7]度過餘生。我們只以帕瓦娣進行治療，另外讓病患只喝牛奶，其他什麼都不吃。」

「有一個年約九歲的男孩上門求醫，我們是他最後的救星，否則他只能終生依靠回腸造口來過生活，這將是很痛苦的事。我這個人就是不信邪，沒有眼見為憑的事我絕不相信。我目睹那位男孩每天喝八公升牛奶，最初不斷排便，後來才開始增胖。事隔二十多年，現在的他結了婚，生活得很好。我親眼看到這種效果，但還是有些懷疑。是硫化物耍出什麼騙人的手段，還是我們治好了他？因為這些疾病都有心理因素的影響。我不知道！但我可以向你保證，他沒有因為汞中毒而死！」

阿育吠陀藥典把紅色和黑色的硫化物形容成「肝病的萬靈丹」，可治肝硬化和糞便缺乏赤巴所造成的腹瀉。它們能直接刺激膽汁的分泌，也能治療長期腹瀉。據說它們的作用是替大腸解毒，刺激肝臟分泌出金黃色的膽汁。

塔庫爾醫師跟辛格醫師一樣，在這方面有過傑出的成就。當我詢問汞藥可能造成腎和肝中毒時，他就以汞藥治療腎、肝重症的一些經驗作為回應：「現代藥物無法治療肝硬化，認為它無藥可救。」他說，「我有許多肝硬化的病患，正在治療中的就有五個病例。他們吃了一年半以上的汞藥，幾乎都痊癒了；一般症狀完全消失，肝功能的測試也在正常範圍內，檢驗報告上沒有任何腎臟問題或其他病變。因此，以我的經驗而言，我有信心說汞藥對身體無害。假如汞藥有害，早就傷害那些吃了一年多的人了。」

這是堅實的證據。我希望別人能看到和聽到醫師說話時充滿信心的神采。他的權威不僅來自年齡、經驗，以及長年充當政府阿育吠陀醫藥主任所累積的信心，也是從他結實的體格所散發出來的鮮明信念。

「我有過一個特殊的經驗，」他又說，「有一位病患因為腎臟受損，住在比爾醫院（Bir Hospital）的血液離析部門。當時的他每三天要洗腎一次。我檢查時對他說：『無論什麼醫療程序，請你務必繼續。不過，你也要吃我開的藥，早晚各一劑。』病患同意後開始吃藥，吃的就是汞藥和灰燼。一星期後，洗腎的間隔成了每七天一次，然後是十五天，再來是一個月。一個月後，腎臟科醫師讓他出院，於是他就來找我。我以汞藥和草藥為他提供完整的藥物治療。他三個月後回到比爾醫院，醫師很驚訝，因為他的腎功能完全恢復正常了。人們說汞藥非常危險，會破壞腎，這叫我怎麼相信呢，尤其在我治好一個腎功能很糟的病患之後。」

醫術高明的塔庫爾醫師，毫不遲疑地說出汞會在人體造成這類明顯的治療變化，而這種變化可是會令西醫對抗療法的醫師大為震驚。以我的臨床經驗看來，在面對天然藥物難以解說的良好效果時，有些醫師會不科學地說「反正就是這樣」，而不理會它的結果；可是，好奇心強又毫無成見者，就會對真相大感興趣，也想知道如何才能再有這種效果。

「還有一個病例，」塔庫爾醫師知道我專注地聆聽，於是又說道，「一個系出名門的母親

7 譯注：ileostomy，利用外科手術製作的人工肛門。

罹患嚴重的糖尿病，出現危險的併發症。她看過的名醫從本地遠至德里都有。藥石無效後，她就被帶去注射胰島素。然後她來找我，我們用汞藥治療。結果她的病情開始穩定，血糖降低，現在已經不用吃藥了。」

我心想，這真是很感人的結局。沒有多少醫師曾宣稱自己能治好糖尿病。但這是事實嗎？

「汞藥的歷史，可追溯到佛陀在世的五百年前，」塔庫爾醫師又說，「我是在做善事，只是沒有科學為證而已。阿育吠陀的母國是貧窮的印度和尼泊爾，政府忙著為人民尋找食物和處理許多問題，從來沒好好從事這種研究，真是可惜。」

「依我看，研究這些汞藥和金屬藥物是非常必要的。現代醫師聲稱，阿育吠陀醫師用金屬藥物殘害病患。這是嚴重且危險的論斷。我們該找出證據來排除這種指控。」塔庫爾醫師說道。

我同意。假如要指控這些藥物有毒，就該證明它有毒。在缺乏證據下，沒有事實根據的指控，比沒有事實根據的治療，更不值得相信。

汞藥之辯證

談到汞的毒性，阿育吠陀汞藥具有爭議一點也不稀奇。印度和尼泊爾一些現代的對抗療法醫師批判汞藥，少部分服膺西醫對抗療法的阿育吠陀醫師也做如是想。這場爭議環繞著罕見的汞中毒現象，那是只發生在汞藥製作不良或開藥有誤時。因此，品質管理問題和藥物誤用對所有製藥工業都有影響，也包括阿育吠陀草藥學。

我的所有老師對汞藥的功效讚譽有加，也宣稱沒見過病患中毒，但他們也坦承，製作不精良的汞藥就會致毒。基於這個原因，他們不是親自製藥，就是仰賴聲譽絕佳的長期夥伴代勞。醫師一致贊成，有必要進行汞藥安全和效果的臨床研究，以反駁負面的輿論意見，並且阿育吠陀製藥業為維護聲譽，其品質控管也很重要。

儘管有些醫師不鼓勵汞藥的使用，但它在印度次大陸上，依然是健康維護和醫藥治療不可或缺的一環。印度一百五十所阿育吠陀大學都有汞藥的主要課程，每所大學每年培養五十到一百位畢業生。光是這些醫師開的藥方，以及大量著名公司所提供的不須處方箋即可購得的汞藥，兩者的汞藥年消費想必非常可觀。至少從龍樹的時代開始，這些混合物就是本區域最有名的藥物。它也可能如一些人所說的，早於龍樹一千年前就出現了，這使得數世紀來服用汞藥的人數幾乎無可計數。汞藥被消費了這麼多世代，有這麼多人見過父母和祖父母定期服食，可是，還是有來自現代醫師聲稱「它有毒」的普遍質疑。

我的老師們行醫至今都曾大量使用汞藥。其中，這十位醫師總計數百年的臨床經驗，就開了無數汞藥給病患。塔庫爾個人估計，他曾為四萬多個病患開過汞藥。

施雷斯薩醫師對於指控汞毒的評論，足以代表許多阿育吠陀醫師的看法。我問她是否碰過汞藥中毒的病例，她說：「我們沒見過吃藥方而中毒的病患，病患反而出現良好的臨床效果：有些人病況減輕，有些人完全康復，所以我對自己開出的汞藥非常滿意，沒見過有什麼不好的副作用。」

「其他醫師呢？」我問。

「在印度和尼泊爾，大部分傳統醫師都使用這些藥，」施雷斯薩醫師回答，「每個傳統的吠陀醫者都用汞。」

「那些醫師碰過汞中毒的病例嗎？」

「尼泊爾沒有這種調查。關於這些藥物毒性的謠言和爭議是很多，但沒有人見過汞中毒的病例，因為病患都沒出現這種問題。尼泊爾有許多問題，但很少病患有腎臟中毒或其他由汞造成的症狀。我認識許多服用汞和金的藥物的人，他們都還健康地活著。我們怎能說那些藥有毒呢？」

「據說硫和汞會引起腎臟中毒，」施雷斯薩醫師又說，「但我們都用這些藥來治腎病。以前我們很少用超音波掃描，現在用得比較多。病患四處投醫之後才找上門來，因此他們早有過許多醫療紀錄。我們就根據那些紀錄進行治療，然後才照超音波。許多腎結石病患服用汞藥後，結石就消失了。」

瑪哈塔吉醫師（Dr. R. D. Mahatyagi）在泰梅爾行醫，主要使用汞藥。他說自己為數千位病患開過汞藥。

「你見過汞的副作用嗎？」我在高帕的教室裡發問。

瑪哈塔吉醫師的答案，跟我師事的其他醫師一樣：「從來沒有。我是自己開的藥。」

西迪．高伯醫師（Dr. Siddhi Gopal）高齡九十三，是加德滿都年紀最長、生命力最旺盛的吠陀醫者。有一天，我和施雷斯薩醫師去拜訪這位老人，在他位於帕坦（Patan）的小辦公室裡，我們問起關於印度煉金術的事。

「請問您從事汞的工作有多少年了？」我問。

「自小就開始了，」他回答，「我是我們家第二十代的阿育吠陀醫藥傳人。我在貝拉那斯念書就製作汞，因為我受過訓練。大家時常叫我煉汞，因為我的技藝比較好。沒受過訓練的人可能會搞砸或害怕。」

「你有沒有見過有人因汞中毒而病倒？」

「從來沒見過。」

「你給很多人服用它嗎？」

「很多很多人。」

「你曾聽說汞中毒的病例嗎？」在調製卡嘉利時，我詢問迪瓦利醫師。

「從來沒有，」他回答，「根據阿育吠陀的方法，我們可以改變汞內部的分子組成，讓它具有不同的作用；因此有些汞是無毒的。」

「《印度本草藥典》（*Ayurvedic Pharmacopoeia*）是重要的官方藥書，」這位草藥專家又說，「裡面記載了各種調製法、配方的原料比例、治療的病症等。藥典裡有所有重要汞藥的煉製法。如果汞藥有毒，政府就會禁止使用。不論草藥和礦物藥，大多數阿育吠陀藥物都有政府核定的標準製法，因為有許多公司在生產它們。要控制品質，就必須達到這些標準。」

「你認為公司行號有遵照這些標準嗎？」我有些懷疑地問。

「大部分公司都有。」

討論醫藥煉金的過程時，瑪哈塔吉醫師也指出，有些新公司可能製造品質低劣或危險的汞藥。「我們的典籍警告：沒有仔細焚化的汞毒性很強，」他說，「所有著名的大公司都知道，也值得信賴。可是新成立的公司很多，所以我只用熟悉的公司的產品，它們通常做這行很久了。」

「你見過使用不純汞藥而造成的問題嗎？」我曾問塔庫爾醫師。

「有服用劣質汞藥而罹患水腫的病患上門求診，」他回答。

就如同他毫不猶豫地聲稱汞具有戲劇性的效果，塔庫爾醫師也能無畏地坦承劣藥令人生病。了解了這些，我想他在調製汞藥時，肯定非常小心。

「為了市場的競爭，人們便越來越商業化，」他說，「醫師最好親自製作汞藥。買來的藥，品質參差不齊。不是親手做的，就沒有保證。」

無論使用合成或天然藥物，貪欲和不當都是醫源性疾病的根本。跟所有藥物的調製一樣，安全地煉汞都必須以智慧和誠信為本，但這卻是商業競爭最容易忽略的要旨。缺乏年老煉金師的巧術、知識和精神修為，汞藥的安全性和運用在阿育吠陀的有效性，就會遭受質疑。

然而，即使有大量研究證實小心開立汞藥的安全性，生產品質也保證萬無一失，印度煉金術提煉出來的硫化物，也不可能在印度次大陸外的地區被醫藥界和法律所接受。對那些其他療法無用、唯獨汞藥可能有助於醫療的肝硬化、結腸炎、糖尿病和哮喘病患來說，這真是不幸啊！沒有現代科學的評鑑、純度保證和合格醫師的運用，擁護使用汞藥的議題可能是愚蠢的。那麼，對於把汞藥的有效性視為醫藥事實的阿育吠陀土地而言，又該如何對待這些珍貴的煉金知識和數代的經驗呢？

汞中毒治療法

或許，印度煉金術製藥法對當今世界更重要、更適宜的重大發現，是煉金抄本裡治療汞中毒的藥方。即使我們近年來努力限制汞的工業用途，增加汞的回收數量，全世界仍有大量的汞釋入空氣、水、土和食物，最後在人體內形成毒性擴大的現象。

倒向垃圾掩埋場的醫藥、工業和消費品的汞廢料，流入了河川湖泊，或被當成肥料加到爛泥裡，或因焚燒而散播到空氣中。研究結果顯示，僅僅是美國牙醫界在過去十五年來，就使用了幾乎兩百萬磅的汞，「直接促成」或「間接促成」了汞流入環境的數量。此外，全球每年排出的汞有五千五百噸，主是都是人造來源。我們無法確知，這對環境和人類健康將有什麼長期影響。

可以確定的是，極少量的汞就會造成極大的破壞。只要一磅汞中的幾茶匙，就可污染十八平方英里的湖泊，也足以害死其中的魚類。汞進入湖泊河川後，細菌便透過化學作用把它變成甲基汞。甲基汞進入食物鏈時毒性會增加，因此，肉食性大魚體內蓄滿的汞，可能比水的含汞濃度高出一百萬倍。美國近年來有三十九個州發出健康公告，因為有無數湖泊和水道裡的魚，體內都含高濃度的甲基汞；在北美和斯堪地那維亞半島，汞是魚類污染的主因。全世界最常見的兩棲動物突變，可能也是汞造成的。

當有毒化合物、輻射和重金屬的總體影響，透過動物界來影響人類時，醫師便常常面臨複雜的有機體失調（mutagenig disorder）、免疫系統失調和過敏症狀。直到如今，解除身體金屬毒物的排毒法仍差強人意。假如有人知道如何有效去除器官和組織中的汞，那個人就是煉金師；他們的方法可能對其他毒物的解毒療法有深遠的啟發。

我的老師們對汞中毒的療法看法一致：主藥是硫，而且必須根據個別症狀開藥。

「治療汞中毒的主要藥物是什麼？」在討論汞的調配和運用時，我詢問塔庫爾醫師。

「純淨的硫（Gandak Rasayan），」他回答，「加入不同草藥。硫是一種可以用於任何淨血療法的治療。」

淨血法也是折衷學派醫師的治療方法，他們非常了解汞。

「運用硫的道理何在？」我問。

「硫是唯一能消化汞的物質。汞是濕婆的精液，硫則是雪山女神的陰道分泌物。」

我向瑪哈塔吉醫師提出這個問題時，他回答：「我們的典籍裡有不同章節記載如何消除汞中毒的影響。必須根據特定症狀來治療。有的想吐，有的頭痛，有的痛苦，有的長皮膚病。純淨的硫很重要，把它混入其他東西，藥物的療法就不同了。假如是發熱，皮膚出現滾燙和灼燒的感覺，可以用硫和珍珠粉[8]，就會有很好的舒緩效果。」

從硫在細胞代謝時所扮演的角色，以及它與汞分子的關係看來，以它來治療汞中毒是個大好的主意。硫是肝解毒、酵素反應、荷爾蒙功能、神經組織傳導和紅血球細胞活動的必需品。如同煉金師以神話般的生殖詞彙所形容的：汞和硫在化學上會互相吸引。汞阻止了硫的酵素活動，形成體內許多金屬的中毒反應。如果增加體內的硫供應，能否造成汞的「消化」和恢復硫的代謝活動呢？有些從事汞解毒的先進醫師，目前就以硫化合物來治療汞中毒。

天然的硫有毒，食用前必須提煉。提煉過程相當簡單，只需要硫、奶和精煉奶油。我幾次目睹這一煉金過程，發現不同醫師的做法幾乎都一樣。

有一天，高帕帶了一位苦行僧來我家。他說這位長鬍子的巴巴有多年炮製阿育吠陀藥物的經驗，善於調製藥用礦物。根據這位上師的指引，我和高帕在鐵盆裡融化了好幾公斤新鮮

8 譯注：praval pisti，在滿月下加玫瑰水一起研磨而成的珍珠粉末。

奶油，括去泡沫，留下明澈的精煉奶油，再倒入黃色的硫結晶。

結晶沉到盆底融化，形成深紫色液體。沸沸揚揚的液體開始釋出金色的金屬小球，再慢慢浮上表面。我們的老師說，這些是有毒的礦物雜質，必須要括乾淨。

硫經過精煉奶油的煮沸淨化後，就倒入布中過濾。棕色沉澱流掉後，布上就只剩嘶嘶作響的明亮含油礦物。我們把形成的硫塊放在一鍋牛奶裡以慢火熬煮，然後把牛奶倒掉，以清水清洗剩下的硫塊。這整個過程又重複了兩次。

現在，硫的萃取物已經完成，再把它磨成細粉。這些細粉呈略白的黃棕色，散發出淡淡的泥味，而沒有硫原來的味道。上師表示，萃取硫的過程跟調製藥物一樣，清洗的次數越多，煉出來的硫就越純；現在的硫，是可以放心服用的安全藥物。

除了利用硫，阿育吠陀還有其他治療汞中毒的方法。五大純淨療法（pancha karma therapy）也是可用的解毒法，尤其針對宿疾（purva karma），可先以藥草蒸浴，再用精油按摩；組織油酸鹽（tissue oleation）、促進循環和排汗等的聯合療法，對許多跟DAMS有關的症狀都很有效。此外，在鼻子吹入煎藥、果汁、油和粉的鼻療法（Nasya），也是一種治療牙齒汞中毒的重要方法。這兩種淨化法可根據病患需求，以不同原料的組合不斷加以修正。

運用簡單的阿育吠陀醫藥原則和印度煉金術的藥方，或許能創造出一種很有效的汞解毒程序，而且是完全運用天然的物質和療法。這種方法的程序之一，可以在硫磺溫泉進行，它以五大純淨法為基礎，使用已知對除汞極有功效的食物和草藥。只要人類繼續濫用汞和其他環境污染物，就很需要懂得從體內排除污染的自然主義醫師。就像早期折衷學派醫師面臨霸道醫藥的災難，現代草藥專家在未來的醫藥領域想必會扮演重要角色。

「我們何不談談汞？」我問辛格醫師。

我和施雷斯薩醫師來到教授位在司納芒葛拉（Sinamangal）的家庭辦公室。我坐在他桌前的硬直背椅上，施雷斯薩醫師則盤膝趺坐在靠牆的診療桌。辛格醫師靠回躺椅，身穿棕色的日常衣物。

「哦，我不認為自己有資格談論汞。我對它始終不太感興趣。」他回答，帶著談論博學課題前典型的謹慎態度。

「你開過汞藥吧？」我堅持。

「哦，很少。」

「你這輩子大約為多少病患開過汞藥？」

「哦，不知道，好幾千人吧！偶爾才開一次。我的第一優先是不開藥，那是最好的治療。其次是一點點藥，假如依然無效，才逐漸增加藥物。」

「我承認自己有使用，但我完全反對推銷，」醫師直率地說，「我們相信它有效，這是千真萬確的，但我不會讓大家服用。汞的藥效極強，不能當成一般沒有處方箋就可購買的藥。只有稱職和訓練有素的阿育吠陀醫師，能在醫院開汞藥。不可以讓人任意服用。印度和尼泊爾的阿育吠陀公司在櫃臺售賣這些混合物，我認為這是不對的。汞在人體可能會造成某些我們還不清楚的反應。」

「我自己用這些汞藥，我必須保證它們的調製法正確。我說的不是化學過程；你可以有化學上的純汞，但這種純度跟阿育吠陀說的純度不同。對我們來說，提煉淨化意指『製作……以便適合人類服用』。這是個漫長的過程。我認為，這是理解這些藥的線索所在：為何它們有效？為何它們可靠？」

「我不反對運用汞藥，也完全不在乎能否以科學證明它的功能。它們已經用了數世紀，我也親自見證了它的功效。但它的製作方法，應該嚴格遵守典籍的記載；我不確定現代科技會有這些程序。我看過服用汞藥而腎出問題的人，我相信那是調製法不依特有方法所致。」

假如汞藥依嚴格的阿育吠陀規定炮製，也由訓練有素的專業人員開藥，辛格醫師便贊同使用，不過他不贊同在西方世界推廣。

「這些汞藥可能完全無毒，可能非常有效，但為了梵天的緣故，我要非常小心。」他激昂地堅持著，「是誰開的？來自何處？如何調製？」

醫師停頓了一下。「我小的時候，唯有父親、伯叔公和有些人有資格煉汞。其他的人都不會去碰這玩意兒。就要這麼謹慎，那是一種本能。不是因為有毒，而是出於尊重。汞非常珍貴，處理時要抱持敬意。這們他們對汞的一種禮拜。」

「汞是濕婆。」施雷斯薩醫師說道。

「濕婆！」外科醫師也贊成，「這是他們對汞的敬意。」

第十一章 善現世界

尋自念言，吾等積惡彌廣，故遭此難，親族死亡，家屬覆沒。今者宜當少共修善，宜修何善？當不殺生。爾時，眾生盡懷慈心，不相殘害。於是眾生色壽轉增，其十歲者壽二十歲。

——佛陀《佛說長阿含第二分轉輪聖王修行經第二》

藥師佛降生的土地曾是個壯麗的自然世界。在原始森林的真實藥房裡，蘭花馥郁的垂簾花園裡充滿綠色的甘露、補藥和毒物。廣袤的藥用樹木，使清新的空氣中充滿樟腦、檀香、肉桂、柏樹和松木的香氣。遠山的空闊冷僻，庇護著一些奇特罕見的物種。它們的葉片懸在晨露的凝膠中，葉肉蘊藏著苦澀的強效生物鹼。在藍綠色的瀉湖中，熱鬧的水生植物流過閃亮、初長的珊瑚礁世界。大草原在色彩的波浪中綿延起伏，所有芳香植物的根全埋在沃土裡；頭頂上的蒼穹一如下方平原的廣闊，這是成群的野生動物安心吃草的地方。

以草藥多和藥效強聞名的地方，是醫師和學徒採藥的目的地。瑜珈修士在高山草地內調製長生不老藥，運用的材料是融雪澆灌的豐富野花、出自他們荒野裡僻靜住所的讚歌，以及激勵他們進入甚深禪定喜悅的美。商人攜帶草藥和香料商品，走在從地中海攀越喜馬拉雅山到中國的漫長商路上。疲憊的旅人在冒煙的溫泉中找到安慰，泉水中有鹽和硫的結晶。地底充滿珍貴金屬和寶石的血脈。廟宇式的醫院或宏偉或簡陋，供應該區最傑出的醫師的熟練技術，也是法王贊助的醫藥學習中心。這些景象都化現在醫藥上師那神奇世界——即善現——的幾何圖畫中。

藥師佛王國的壇城不僅是片淨土，它也以西藏獨特的藝術風格，描繪了至今依然廣布在印度次大陸的莊嚴生態和財富。如今，藥師佛治療王國的圖像，已經成為一片消失的生物和植物奇觀之褪色記憶，那個夢境曾經可見無始以來的自然之美和力量，如今卻像是從人類靈魂中蒸發了的海市蜃樓。

瀕臨滅絕的年代

我們生活在一個生物滅絕的年代。從人類微不足道的短暫生命看來，全球性的變化正緩慢且細微地悄悄展開；從近代歷史這一較大的脈絡來看，這些事件發生的程度和速度，根本就是生物圈的陡然殞歿。僅只兩代，父母一輩認識的森林頓時成了少年的原野。目前在那些原先遍布郊區和步道的地方，也聽不到鳥兒的鳴囀。洛杉磯高速幹道占據的土地，至到最近的曾祖輩時，還曾是豐富植物和各種動物的家園。曾祖輩的曾祖輩們看見的世界，我們根本無從了解：這片大陸上有從大西洋綿延至密西西比河的古森林，庇蔭著許多文化，而這些文化的祖先，還是從造物者的黎明中步出迷霧的。假如這些巨大的變化發生在如此接近的年代，我們根本無從想像曾孫輩將降生在什麼樣的世界。

沒人確實知道瀕臨絕種和近來已絕種生物的分布情形，或者它們彼此有何密切的關係，因為我們才剛開始窺見微生物界、動物界、植物界和地球上四大要素系統的行為，這是一個互動複雜的巨大網絡。近來的研究估計，二十年內，世上超過百分之十的植物物種將會消失。這數千種植物象徵著無法植回的數百萬年的生態演化。可以肯定的是，我們再也無法從那些絕跡的植物、草、灌木、蕨類、仙人掌和蘭花中造出無數藥物；我們將嚐不到無數食物和珍貴營養；我們將喪失能量、纖維、布料、紙張、木材、精油、樹脂和其他珍貴必需品的新來源。

也沒有人知道，這許多植物的消失，對與它們共棲的微生物、昆蟲和動物會有什麼影響；反過來看，對人類又有哪些影響。現代研究終於揭示了原住民千年來對後代兒孫的教誨：我們的生命，依賴那些被我們忽略、視為理所當然、不費吹灰之力就能毀滅的微小且看似無足輕重的生命形式。沒有蝴蝶、鳥類和其他的小寶物，植物就不能授粉和繁殖，大地重要的維生系統就不能充分運作，以維持人類的生命。廢物的分解會變慢，氧氣的更新會減少，泥土不再肥沃，大氣的平衡會被破壞。

植物是一切生命、健康和繁榮的根本。假使我們破壞植物多樣性的根本，使它們不再能淨化水流和空氣，不再能保護泥土和更新泥土，無法再支持動物的生存，不能提供人類食物、藥物、衣著和遮蔽，那麼，我們的文明注定會墮入疾病、貧窮和暴力的深淵。假如水質遭廢棄物與致癌物質污染，假如空氣裡充滿石油化學製品的蒸汽和紫外線，假如海洋受到有毒物質污染、森林被砍伐殆盡、街巷充滿飢餓的人，結果必然會是健康水準日漸惡化，不分國家、種族、宗教或經濟地位者都死於傳染病。因為我們的食物來自同樣的土壤和海洋，呼吸著同樣的空氣，喝同樣的雨水。

在尼泊爾，這些並不是遙遠未來的假設性問題。三十年內，加德滿都谷地已從令人聯想到善現的田園國度，變成一片充滿令人窒息的污染、不幸的人口過剩和文化腐敗的土地。加德滿都的墮落，也是所有備受折磨的城市的體現；而這個國家的森林、樹林和農地的大量減少，也是全世界天然資源消失的典型例子。加德滿都的醫師此刻面臨的，是因為不可飲用的水、不可呼吸的空氣，以及難以生活的社會條件所造成的急遽增加的疾病，而他們自身也在受苦當中。藥物的好處是能減輕病痛，壞處是在製造疾病。假如這些情形繼續惡化，不論是傳統或現代的醫藥體系，最終都會無能為力，保健也會變得毫無意義。

現代醫藥發展的限制、西醫頭痛醫頭腳痛醫腳的治療弱點，以及在缺乏堅實的科學和道德基礎下利用強效藥物治療的危險，都是發生在加德滿都的不爭事實。如同許多未開發國家的醫師，尼泊爾醫師也任意為幾乎每一種病症開出各種抗生素。最新一代的抗生素可從一般商店購買，也可以任意使用，因而造成高感染率的疾病和抗藥性疾病。而最需要現代臨床治療的人，卻沒有能力支付醫藥費用，這個問題在貧富差距擴大時更顯嚴重。在鄉村裡，配發的困難、庫存不足和缺乏訓練有素的人員，在在妨礙藥物和治療的有效運送與利用。政府的保健政策受到跨國製藥公司支配，並未禁止藥物用在不道德和危險用途上，譬如，在第一世界國家被禁的藥物，在此並沒有被禁賣。在這些條件下，對抗療法的藥物，不僅無法避免或控制傳染病的到來，事實上透過製造和傳播過程，藥物反而成為傳染病的共犯。

即使在最好的醫療條件下，合成藥物也有內在瑕疵——既不能排除體內毒素，也不能更新生命力——因而無法治療未來的疾病。所有疾病最終都跟這兩種生理過程有關，但它們現在卻遭受環境污染和食物鏈被破壞的持續壓力。對抗療法沒有藥劑可以去除體內（尤其是肝臟）持續累積的化學、金屬和放射性毒物，也沒有增加和強化人體抵抗與免疫的能力，只會越來越無效和不適用。世界各地的醫師已經看到，人類正面臨廣泛的生態危機，更多病患罹患複雜的過敏和免疫失調疾病，而致病來源則是充斥在家庭、工作場所和食品裡的許多有毒物質。許多醫師沒警覺到這些問題的來源和影響範圍，沒接受治療這類疾病的訓練和方法，開出的藥反而增加身體中毒的負擔，使潛在的致病原因更加複雜。

現在，針對我們的環境和身體，我們比以前更需要植物界無私貢獻的治療贈禮，以達到保護、強化、滋養、更新、清潔和排毒的目的。植物不只是治療中毒症狀和未來營養不足的藥物，也能淨化地球的自然環境、排除造成傳染病的環境因子。當抗生素的紀元結束、合成藥物也宣告無效時，光合作用的奇妙創造者就能以陽光、淨血的葉綠素、抗菌的精油和生物鹼、維生素，以及它們體內蘊藏的複雜微量元素，來治療我們的疾病；也能以全球性的規模，提供科技和科學不能給予的飲用水、可呼吸的空氣與肥沃的泥土。

當大地生了病，越來越多人遭逢現代藥物無法治療的病苦時，我們對植物藥的需求就會增加，而擅長天然療法的醫療人員也會繼續受到尊敬、獲得認同。草藥產品已經是快速成長且產價約數十億的全球性工業，也是農業中成長最快的領域。但是，傳統亞洲醫藥和它們的整體哲學，不是只有醫療和經濟發展的趨勢；更重要的是，它們正幫助無數人尋找一種更健康、更令人滿意的生活方式，也提醒眾人意識到，大家其實得依賴環境的健康才能生存。草藥和傳統治療知識的持續需求，可以在社會改革的優先順序上造成革命性的變化，催化人們保留荒野的行動，發展以植物為主的無污染經濟，建立可維持生存的生態系統。「在所有農業的新領域中，」世界銀行的報告顯示：「栽種藥用植物是造福世界最有效的方法。」

植物是所有動物的食物；當植物結合人類的智慧和慈悲時，就是文明的基礎。在集體健康惡化的激發之下、有利可圖的植物市場之經濟刺激下，以及阿育吠陀和其他傳統闡明的整體哲學的指導下，一場全球性的園藝復興於焉興起。這股復興的力量，將把消極的無明變成維繫生命的智慧，帶來以地球為中心的精神文明之繁榮。這是藥師佛善現王國的象徵意義：由覺心統治一個神聖的社會，眾人和諧地生活在茂盛又健康的自然環境中。

我們能否創造一個可以培養人類最高潛能的生態天堂？假如這個烏托邦夢想無法達成，那麼，把經濟建立在和平、有意義地利用無毒與再生資源的國家，能否享受經濟的繁榮和良好的健康呢？假如這理想化的目標無法達成，是否有足夠的人可以找到足以維生的生計，至少也確保後代子孫能有一個適於居住的世界？這裡的每個方案，都奠基於我們和植物界的關係。

假如我們問藥師佛：「您可以給我們什麼來保護和恢復大地的元氣？」我們只需要看看佛的手和心，就可知道答案。這片匯集在藥師佛心底的善現曼陀羅，聲稱為了文明的繁榮，必須以愛和智慧來統治文明。天神的手以無上的慷慨伸向我們，向我們展示耗盡世界、危及孩子未來的貪欲之解藥。祂優美的琉璃指拿著一支結果的訶梨勒樹枝，象徵植物界再生的繁殖力，其中也包括所有人類努力的成果；祂提醒我們，大地是無私的，要維持大地的肥沃，只需要以感激之心溫柔的照護它。

當佛陀傳授醫療的藝術和科學時，世間頓時化成醫藥世界，充滿祂所賜予的大量樹木、灌木、草叢、草、藤蔓、小藥草和大小動物。善現是個神話王國，讓神醫在其中從事崇高的悅性工作，以煉金法炮製消除眾生之苦的長生不老藥，也提供了威脅人類未來環境的危機之解答；那是一個精神文明的森林花園，等待著眾人再度栽種、培植、收成和分享。在這綠色的曼荼羅中，不僅有過去榮景的視野，還有對全新世界的期待。

尼泊爾的腐壞

我和高帕開車沿著滿是塵埃和污水、冒煙的車子與疲憊群眾的街巷前行。曾幾何時，在加德滿都塞滿龐大人口和人類絕望之前，我曾在這片古老土地的異國風情中找到快樂。但是現在，在發燒的疼痛和燃燒之肺的咳嗽中，我只尋求心靈的不動情和平靜。我們的車爬過交通阻塞的街道，緊閉的車窗阻斷了可怕的煙氣和喧鬧聲。

當我看著自己的疾病，映現在四周憔悴的臉孔和沮喪的眼睛時，我執便馬上消解了。我正在受苦，可是同樣的苦惱、同樣是喉嚨中經久的燒灼、同樣的頭疼、同樣的腸子糾結，別人不知比我強烈多少倍。在這發熱的狂亂中，人比較容易了解智慧隱士的警告：從迷人的高峰到可怕的深淵，輪迴是座火海和充滿銳器的戰場，我們在當中終究一無所獲，只除了悲傷。

我們的車在一個角落轉彎，因為陷入擾嚷的人群而動彈不得。

「發生什麼事？」我問高帕。

「他們為了爭奪政府的兩個議席在打架。」他回答。

過去數年，尼泊爾政府從腐敗的君主政體轉變成更腐敗的國會，政治越來越不安定。這個國家深陷於經濟衰退，市政服務全都停擺。民眾聚集在刺耳的擴音器旁，城市裡到處都是集會和遊行示威。每逢選舉之日，投票區就必須封鎖起來以免發生暴亂。信仰毛澤東主義的游擊隊在轟炸警察局，國境內到處都有暴力事件；在佛陀傳授平靜之道的地方——比哈爾（Bihar），富人因為以暴行對付窮人而被報復斬首。

我們的車一寸寸地走過情緒的風暴和刺耳的號角聲，高帕正想著破壞這個國家的無用和腐敗的政客。「大家說他們會有所作為，」他說，「錢卻不斷消失。各種外國援助都來這裡。他們會為新建築放下柱石，弄得熱熱鬧鬧的，然後什麼也沒完成。但這也是人民的無知。他們認為現在已經民主了，可以為所欲為了。」

我們進入沿著杜巴大道（Durbar Marg）分布的車流，群眾終於遠離我們背後。我因為發燒流了一身汗，想關車窗太熱，想開窗又有可怕的有害空氣。我們背後的喜馬拉雅山峰，在一片煙霧中幾乎看不清了。在山坡高處，全球性暖化融化了冰河，威脅著要淹沒高山上的湖泊，且為下方的村落帶來大災害。與此同時，砍伐森林也帶來了旱災。水在加德滿都谷地是很稀罕的；不久前，巴格馬提河終年都在流動，現在卻只剩下乾涸的河床。長長隊伍的人龍等著珍貴的幾升水，家庭的水管毫無用處。

我們經過提供洗濯和飲用水的石栓。這些泉水的傳說，告訴我們密教的巫師如何做禮拜與獻祭祈水。在人們記憶可及的時空，水不斷在整片谷地中流著。泉水下凹的壁龕依然有一座小聖壇，表示人們對水的感激之情。而今，這些流水都已經斷絕了。在這繁忙的十字路口，婦女們不再聚在一起清洗明亮的沙麗，然後穿著衣服適度地洗浴一番。

人們挖井抽出地下水，所有的石製水龍頭再也沒有水了。地下水位下降，污水系統失靈，污染增加，人們只得飲用被腐臭的化學物品、石油化學製品、重金屬、排泄物、致病微生物和寄生蟲所污染的水。不久之後，藉水傳播的傳染病將折磨每一片大陸，戰爭的爭奪對象將會是水，而不是石油。

我記得，嘉醫師曾生動地闡釋古代闍羅迦醫藥的教誨。「傳染病的源頭是不誠實的政府，」這位吠陀醫者說過，「政府的領導不夠誠實，人們會認為這是善的生活方式。當家庭受到這種不誠實的影響，人們便接受不善的生活方式，他們的行為對世界會有加熱的影響。這些雜質混入空氣後，便干擾了水和雨的元素，繼而造成旱災和歉收，整個國家開始出現飢餓和乾渴。當飢餓和乾渴影響到人民，他們便開始吃不好的食物，變得營養不良，因此便出現各種傳染病。」

「阿育吠陀教導人們該說出真相，」醫師繼續說明如何打破這種極端的循環，「我們該祭拜飢餓和乾渴，獻上祭品和祈禱，參與精神活動，而且要保持善良之心。」

透過祈禱，尤其是在火供中獻香的祈禱，能使天空降下及時雨。當社會和諧且關懷自然，並透過儀式供養天國的男女諸神，諸神感到高興，就會降下豐富的營養。若我們忘記自己和天地的基本關係，傲慢地以為我們可以隨意褻瀆天地，自然界就會派遣疾病，把我們從無明的昏沉中重新喚醒。「眾生依食而生，」《薄伽梵歌》如是說，「食物來自雨神；雨水出於祭祀；祭祀源於有為。這種周而復始的循環，在此界人若不去順應，活著亦屬虛生。」

什麼樣的祈禱與獻祭，可以將世界帶回平衡的狀態？我們是否要放棄執迷於燃燒空氣的化石燃料和石化製品、因年久和破壞隨時會爆炸的核電廠、撒在泥土上無數噸的致癌農藥、讓世間充斥著無用消費產品的噴放毒氣的工業呢？企業是否會放棄發明更危險的科技產品的壯志？誰將放棄渴望控制他人的政治權力？哪一個國家將放下武器照顧饑民？我疼痛的眼睛望著四周的景象，這是在街道漫遊的飢餓乞丐和無家孤兒們既新奇又可憐的夢想，這些人只能帶著疾病生活在腐爛的垃圾堆裡。在恐懼和貪婪的祭壇上，我們似乎已經選擇犧牲大地和大地上的居民了。

加德滿都的氣氛充滿上天的啟示，它充滿瘟疫的惡臭，等待從老鼠出沒的巷弄那嚴重的貧窮中竄身而出。印度爆發肺炎，恐懼的觸角也延伸進尼泊爾。城市淹沒在自身製造的廢棄物中，若全球性傳染病的波浪從這些城市開始湧出，又會有什麼後果呢？當地診所的人手和配備不足，而且被疾病和死亡淹沒了。這裡甚至沒有足夠的柴火燃燒階梯上的死屍。這曾經美麗的喜馬拉雅王國，已成為世界未來的可怕圖像。

加德滿都的矛盾

車子經過比爾醫院。醫院的黑玻璃和潮濕的混凝土牆，述說著即將來臨的醫療服務崩潰。它跟其他醫院一樣，是能抵抗各種已知抗生素的細菌培植地，也是可怕傳染病的發源地。無數愛滋病病例從這種地方開始散播，方法是再利用未經消毒的皮下注射器針頭。我心裡想，當整個國家成為已開發國的垃圾場時，窮醫院如何處理醫療廢棄物和放射性物質？一個雙腳畸形的少年在人行道爬行；這難道是未來世代在科技陰影下生活所要付出的代價？

車子繞著蘇瓦揚布山，經過環道再離城朝西駛去。路旁亂七八糟地堆著毀壞的交通工具，空氣瀰漫著有毒的篝火。當鄰近的生活區域擴大到谷地時，鄉間的美麗稻田年復一年逐漸消失。一度為加德滿都谷地增色的翠綠田地，已經被混凝土的痲瘋疥癬所征服。為了滿足建設的要求，到處林立的磚廠便把黑煙噴到山林空氣中。

我們經過谷地邊緣的軍事檢查站，停下車子，慢慢爬上查格都山後的山坡。下方往印度而去的路上塞滿卡車，以U字形的曲線上上下下。我們所能看見的，是喜馬拉雅山脈那崇高的山峰，隱隱飄浮在朦朧的煙氣中。我們已站在高速公路上方的有利位置，空氣中還是瀰漫著柴油的味道。我們靜靜坐著，太陽落入夜晚的橙色和棕色陰影中，取而代之的是一陣涼風。希馬列城（Himma Leh）的寶石在漸漸聚攏的黑暗中昏暗地躺著。

「加德滿都將來會怎樣？」我問高帕。

「十年內會成為一座死城。」他回答。

在這片受污染的土地能找到如此多的妙藥，真是個矛盾的悖論。就阿育吠陀對世間所有的奇蹟和可能的利益而言，尼泊爾只是個既甜又苦的海市蜃樓。這裡有聰明寬厚的醫師、貴重的舊抄本、豐富的植物資源和煉金實驗室，那些尋找治療和古典醫藥知識的人還期待些什麼呢？但是，加德滿都已經成為一宗活生生的悲劇。許多尼泊爾人一有機會就會離開這個國家。

高帕始終是個哲學家。「到處都有末法時代，上師，」他說，「現在每個地方都毀了。」我在四周看到的景象，有許多跟我的家園一樣。塔樓上的棕色煙霧，從一度富饒的聖瓊琴谷（San Joaquin Valley）升入高空，那是加州農業的心臟地帶。燃燒枯乾的田地時，空氣中便飄著濃厚的污染物。農夫灑農藥時，要身穿戰備服裝坐在毒氣雲霧中，讓噴霧器爬過一排排蔬菜。日復一日，我聽著病患述說為了惡化的健康求助的故事：

「我早上才過了一半就累得撐不住，必須上床去。」

「我去年冬天感冒，六個月後還沒有痊癒。」

春夏時節，果實纍纍的果園還不斷灑上化學藥品。孩童在有毒的水道遊戲，或久病躺在當地醫院的癌症病房，他們都是農業污染地下水的受害者。

「我們小時候時常跑在噴霧器後面，因為喜歡聞DDT的味道。現在，我的身體內長了數百個淋巴癌的腫瘤。」

「我女兒自小就罹患腦腫瘤。她有嚴重的偏頭痛，月經週期也不規律。」

「我十五歲的兒子股骨中長了骨癌。」

「起初他們以為是卵巢囊腫，後來認為我的輸卵管出了狀況，後來又認為是克隆氏症[1]。我越來越痛苦，現在他們發現是淋巴瘤。」

低飛的飛機是灑農藥的工具，毫不在意地面上人們的生命。

「農藥灑在我們家的屋頂上時，我接連好幾天出現劇烈的頭痛，最後只好搬家。」

「我沒想到摸那些化學藥品會讓手起變化。」

「自從清洗化學槽之後，我就病得很重，但沒有人找得出哪裡出了毛病。」

「比我年長的朋友不是操勞過度，就是慘死。」

風吹過廣大的不毛之地，吹過被棄置的農具、腐蝕的化學槽和空盪盪的畜欄，把長不了植物的表土揚上天空。

我和高帕都沉浸在自己的思緒中。黑暗籠罩著查格都山，我們站起身來，準備下山。在這片飽受污染的大地上，什麼藥能治療我們呢？

就在現代心靈發展的某個角落，我們失去和簡單與敏感的心靈智慧之聯結，以及我們對土地、植物和動物的喜好與同情。這種精神和自然的分離，影響了文化的各個層面，包括醫藥。醫藥研究一方面既利他地尋找減輕疾病的方法，另一方面卻也麻木不仁地將科學簡化成經濟利益的追求，既在打擊疾病，也在製造新的苦難。在與工業、農業、軍事和生物科學的複雜關係中，現代醫藥雖然有珍貴的發明，其中卻也包括許多不該公諸於世的發明和方法。研究人員忽略了無上直覺的聲音、良知的深層指導和其他眾生的感受，一心只在民眾、動物和環境上進行危險、痛苦和毀滅性的實驗。醫師雖然宣誓遵守希波克拉底的不殺生、非暴力誓約，可是服膺對抗療法的西方醫藥機構，依然面臨醫源性疾病、政治腐敗和有毒廢棄物的後遺症。這些都是毒害神聖醫療藝術的無明暗影。

因失去使用醫藥的清淨智慧而帶給世間的最深傷口之一，就是現代抗生素所造成的微生物的抗病突變。抗生素的植物材料，如蘑菇、海藻、地衣和製造生物鹼的植物等，都是醫藥歷史上常用的藥材。毫無疑問地，有些人因為服用其中某些物質而死亡，也有些人因為不稱職的草藥師和醫師而遭受痛苦。不過，與現代西方大量生產的合成藥物不同的是：傳統亞洲醫藥從來不是許多醫源性疾病的根源，不會威脅大量人類和動物的健康，也不會破壞食物鏈和生態環境。整體醫學反而可取而代之，是解決抗生素藥物漸趨無效、微生物毒性趨強的辦法，例如阿育吠陀的學問，以及這些哲學所教導的關於全體和諧的溫和典範。傳統原住民以植物為主的藥物和療法，不像我們這個支配自然的社會所創造的生物侵略性化合物，它們是滋補的、強化的、淨化的和調養的，而且可以提升個人、社會和生態的平衡。

---

1 譯注：Crohn's disease，一種腸道發炎的疾病，起因不詳，可能跟免疫系統有關。

要說明傳統東方和現代醫藥這兩種對立典範、世界觀和結果的差異，對抗療法的病原理論[2]無疑就是最好的例子。致病細菌干預正常的生理功能，乃是人類、動物和植物許多嚴重疾病的起因。隨著微生物理論的發展和微生物學的產生，以創造「奇藥」、殺死細菌入侵者為理論依據的製藥新世界，於焉誕生。

在阿育吠陀的國土，貧窮和污染造成的傳染性熱症是日常生活的一部分。醫師用的就是具有抗菌功能的植物和礦物，來炮製出有效治療細菌感染的藥。不過，令人好奇的是，阿育吠陀哲學並不強調疾病是由細菌引起，或強調消滅細菌的課題；反而強調以飲食、草藥補給和日常衛生來提高身體的免疫功能。

吠陀醫者的細菌論

在一堂和辛格醫師與施雷斯薩醫師談論的下午課，我問了阿育吠陀對細菌致病的看法。

「自然界有細菌、病毒，有所有的東西，」施雷斯薩醫師回答，「人類始終接觸到它們，卻不會時常生病。根據阿育吠陀的說法，任何存活在肺裡或消化系統中的致病原都是無害的，只有當人的免疫能力降低時，才會出現問題。」

「尼泊爾每個街坊都有一個肺結核病患。根據微生物理論，假如你接觸他們，你就會患上同樣的病。然而事實上，並非人人都是肺結核病患，因為大家的免疫力、抵抗力和體質都不一樣。根據阿育吠陀的說法，疾病的起因不是外在或內在因素，而是因為體液不平衡；細菌不是根本原因或主要關注，而是次要問題。體液平衡時，身體就能對抗那些次要因素。」傳統醫藥哲學聲稱，細菌只在身體虛弱和不平衡時才會大量繁殖，因此不是致病的根本原因。

「妙聞特別提過感染的狀況，」施雷斯薩醫師詳盡說明，「他曾以詩章形容疾病傳染的數種方式：『藉由身體接觸、呼吸、交換使用過的物品、透過蒼蠅。』他也有舉例和描述疾病的病情，如痲瘋、結膜炎和肺結核。由此可見，阿育吠陀也有一些傳染病的概念，也有寄生蟲和細菌。」

「然而，疾病的產生通常還有幾個重要因素，仙人（rishis）曾以籽在田地生長為例來說明：只有種籽是不夠的，還需要適當的土壤、水分與空氣，具備所有條件後，種籽才會生長。疾病的產生不是因為有細菌。我們的全身都有腦膜炎雙球菌（meningococcus）和肺炎雙球菌（pneumococcus），但不是每個人都患有腦膜炎和肺炎。是我們的身體反應造成了疾病的生成。」

我們生活在一個充滿細菌的星球。細菌是大地最豐富的有機體，總重量遠超過所有生命之和。人體內住著非常聰明的微生物社群，包括數百種細菌、病毒、酵母菌和其他有機生

2 譯注：germ therory，一譯細菌理論，說明微生物入侵人體而致病的一種學說。

物，數量非常驚人。一平方英寸腸子裡的微生物量，遠比地球上的人口還多。以細菌而論，人的皮膚上有一兆細菌，口中有百億細菌；腸子蠕動後，馬桶沖走的就有千億細菌；在消化道中泅泳的，有三百多種不同細菌。總之，總共有大約一百兆的有機生物住在人體裡，幾乎全都和諧地共存共榮，也和我們和諧地生活在一起。

這些有機物在健康的維繫上扮演了重要角色。消化道的微生物幫助消化各種食物，製造身體需要的維他命，破壞化學毒物。它們黏附在腸壁內爭食營養，形成一個保護的菌落，以對抗入侵的有機物。它們具有天然的抗生素，能破壞致病的有機物。我們擁有健康、消化能力和免疫能力，都得歸功於體內微生物菌落的複雜智能。

「阿育吠陀認為，致病的基本原因有三種，」辛格醫師又說，「第一是感官和感官對象不適當的配合關係，也就是過度、不足或反常。第二是做了違背良知的事。第三則是時間的因素，就像季節一樣。而在這三個原因中，細菌又是屬於哪一種呢？只有在這些情況的促使下，細菌才會成長。因此，重點是在田地、適當的土壤、適當的氣候，而不是在種籽。老醫師說細菌不是問題，他們強調的是身體的鍛鍊。」

路易士．巴斯德（Louis Pasteur）是微生物學之父，也是現代科學提倡微生物理論的開山祖師。他認為細菌是致病的因，這種想法在當時就是科學家廣為辯論的議題。巴斯德臨終前說出他最後的看法，有點類似阿育吠陀的觀點：「細菌是微不足道的，知識領域才是一切。」

雖然阿育吠陀藥典有各種類似強效抗生素的植物藥，然而，能促進身體的抵抗力，維持組織和體液的平衡，才是治療的首要目的；去除微生物的毒性則是其次。大部分傳染性熱症的方劑，是立刻「攻擊」病原體和「維持」身體的活力。在西方崛起的製藥工業發現，追求「神奇子彈」就能乾脆地消滅細菌，遠比改變生活方式、以天然方法增強免疫力等預防方法更有利可圖。經過了四個抗生素世代，這種「攻擊」哲學導致的長期後果，已經出現在微生物界了。

適者生存始終是自然界的法則。化石紀錄顯示，細菌在地球上至少有三十五億年歷史。細菌出現在各種環境，可以生存在其他生命不可能生存的地方，例如溫泉滾熱的水裡和海洋的極深之處。就如同細菌一樣，據說在南極冰塊中發現的活菌，已經在地球上生存了一百萬年。自從細菌開始出現在地球，就一直在適應環境的挑戰，適應競爭者的有毒物質，更是對抗人類化合物攻擊的佼佼者。

在抗生素的影響下，最脆弱的菌種死了，最堅強的菌種則突變求存。這些越來越毒的菌種把新的基因傳給後代，使得我們需要更強效的物質來控制那些突變的世代。普通種類的細菌經過突變，變成更多新的菌種，於是爆發了「超級傳染病」和舊疾病——如肺炎和淋病等——的抗病菌種。在增強無益的有機物時，抗生素同時也消滅了健康的微生物群落，從而削弱了有益的有機物的功能。服用抗生素的總體結果是：人體的免疫力和生命力降低了，容易造成微生物過度成長，被入侵的微生物再次感染，並累積致病的殘餘毒素。中醫認為這種效果是在「治標而削本」，只根據症狀來治療，不點出致病的原因（譬如營養不良），使得致病細菌得以在組織內繁衍，並未排出體內原先存在或生病過程形成的污染物（譬如阻塞過多的痰液），也沒有恢復或激起免疫的「根本」，來抵抗後來的再度感染。

假如科學家想慎重地徹底改變全球的微生物環境，已經不可能找到更好的法子了。數十年間，我們在微生物的土壤中栽下嚴重失序的種籽，現在那些種籽正企圖開花結果，想要終結這個抗生素時期。對抗療法典範的根本短視——忽略和低估生化干預對自然界複雜智慧的深遠影響——沒有比現在更明顯的了。從醫藥致病學到的惱人教訓是：在無法以增強抵抗力的療法醫療時，至少也要保存那些危及人類生態的療法。當現代藥物無效時，醫聖的精神智慧和提高活力的療法，將再次在醫療方法上扮演主要角色。整體醫學的典範強調和諧，以及跟其他生命的協調，以便深入靈魂的世界，甚至引起一場傳統植物醫療體系的復興，譬如阿育吠陀。

「我告訴你一則故事，」辛格醫師說道，「一個令我更加相信阿育吠陀的故事。我在貝那拉斯大學治過各種尿道發炎，起初我們是診治病狀，再開阿育吠陀藥來消炎。這不就是我們的目的嗎？整個看病的框架完全依據現代科學觀點：細菌感染讓尿道發炎，而吃些抗生素就能治好。我用過幾種阿育吠陀藥，也治好了發炎的症狀，但是細菌還在體內。而服用抗生素，細菌和病狀也都會消失。這兩種情形唯一的差別是，服用抗生素數週後，發炎情況又會捲土重來。」

「有那麼一位特別的病患，他是貝那拉斯的重要人物。醫師無法排掉他腎臟中的結石，於是就切除他的腎臟，就這麼簡單。他只剩一顆腎，但也受到感染。他們用各種抗生素治療，也都無效。後來他來找我，我用阿育吠陀藥醫好了他，可是細菌還在。」

「一段時間後，他又發作了。我抓抓頭想著該怎麼辦，然後發現我們錯了！因為我們根據現代觀點來診治疾病，沒考慮到三種體液或任何傳統醫藥的特徵，這不是阿育吠陀的精神。於是，我想嚴格地根據傳統阿育吠陀的方法來治療他。我根據他的龍、赤巴和培根來分析，以阿育吠陀的觀點來決定該怎麼做。」

「泌尿生殖管道疾病的偏盛體液是下行的『風』（apana vata）。下行的風控制輸尿管，職司所有的排泄功能，所有骨盆器官的狀態。假如風液機能失常，所有的排泄活動就會混亂。於是我決定治療他的下行風，整個治療的概念架構改變了：不是治療尿道發炎，而是治療紊亂的下行風。」

「那麼，治療下行風的良方是什麼？三種體液都各有療法：如果是培根，就催吐；如果是赤巴，就通便；如果是龍，最好的療法是導劑灌腸（basti）。我想用導劑灌腸法來治療。我去找內科部門的人，研究哪一種導劑灌腸法最適合這個病患，最後決定了兩種：一種是妙聞的配方達舍莫[3]，另一種是著名的摩羅衍油（marayan tel）。」

3 譯注：dashmool，意為十，即十種藥草的配方。

「我讓病患入院，停止服用所有抗生素，進行導劑灌腸的治療。十五天後，學生送來尿液培養的報告：『老師，結果是負的。』我只是回答：『你認為自己在十五天內創造了奇蹟嗎？你一定改了結果。你是不是叫病理師改成負值？我不相信！送去給另一個人化驗看看。』重複檢查兩次後，終於證明這種方法有效。」

「他的症狀是下行風造成的，所以我針對下行風來治療，而沒有直接治療腎臟、膀胱或病菌。這樣做非常符合邏輯，他的症狀變輕，病菌也沒有了，對我來說真是個奇蹟。我真的不敢相信！於是我們就這樣治療另一個病患，一個又一個，直到治療了三十或四十個病患。所有病患的尿液培養菌，都由正值變成負值。」

「然後，我那些使用現代醫療法的同事就說：『你真扯啊！醫師。你把那東西放進直腸，告訴我們是在排除膀胱的細菌，真是鬼扯！』於是，我和他們協議道：『把診斷結果是培養菌正值的尿道發炎病例，都讓我的學生治療。我保證不用抗生素。結果你們自行判斷吧！』他們辦到了！現在這成了標準療法，大家都用這種方法。」

體液系統的整體醫療是以無毒的方法來治療，這將會是未來的醫療方法，譬如辛格醫師所描述的下行風療法。目標非常明確的合成物質，是要制伏微生物、排除人體生化作用的不平衡，干預身體的治療機制，如此反而降低了免疫力，破壞了體液的健全，造成醫源性併發症。相反地，阿育吠陀是以恢復體液相關生理系統的平衡為原則，來活化身體內在的自療能力。面對不斷增加的全球污染狀況，醫師將被要求停止使用增加身體毒素負擔的合成物質，改用減少身體毒素負擔且以植物為主要原料的藥方。

培傑醫師在當中國醫師的外科助手時，就已接觸到早期的抗生素，也能整合出西方和西藏對感染疾病的理解：抗生素是預防和治療免疫失調的重要用藥。近年來，兒童使用的抗生素數量達到空前高峰，使得有一代敏感的青少年始終背負著抗藥細菌的負擔。根據西藏醫藥哲學，利用抗生素壓制孩童常見的發燒症狀，是在抑制人體免疫系統的發育。

「很多醫師認為發燒容易治療，」尊醫向我解釋：「開寒性藥物就能停止發燒，譬如抗生素，但以後卻會造成更嚴重的病。」

醫師仔細說明，過早以抗生素治療「未完全形成」的發燒，會造成毒素向全身移動，繼而成為再發性疾病的起源，最後成為更嚴重的病。培傑醫師聲稱，慢性退化疾病和癌症的肇因之一，就是早期發熱症狀的處置失當。他的論斷，跟其他整體醫療體系的原則是一致的，例如順勢醫療理論[4]；現代研究結果也證實，發燒對免疫系統的發育有重要影響。

根據尊醫的說法，「未成熟」的發燒過早被壓抑，會變成「隱匿」的發燒。「把感冒和傷風錯誤地以強效藥物治療，就會變成隱藏在體內卻未被治好的病症。外表看來病是治好了，可是因為它是隱藏的，其實非常難治。」用來形容這種隱藏性發燒的類比，是一把熄滅的火，只遺下小小的餘燼在冷灰中發光。這點餘燼還存有沒治好的發燒的潛伏毒素，它將逐

4 譯注：homeopathy，山姆．哈內曼於一七九六年提出的治療方法，強調以毒攻毒的治療原則。

漸消耗身體的活力，讓身體容易一再感染疾病。如果再碰上第二個致病因素，譬如營養不良、睡眠不足，就像是風吹過餘燼，可以再次點燃火花，使先前的疾病再次復發。

老師以這個簡單的觀念，讓我理解臨床上最常見的症狀之一：未被治好的童年熱病，數十年來間歇地重複以抗生素治療。從氣喘到自閉症，這種長期用藥直接或間接造成的病症和衍生的症候群，可說數不勝數。科學調查已證實，發燒是在發展身體的抵抗力；我卻更欣賞這位僻遠西藏喇嘛廟裡的醫師，如何以一種現代醫師無法掌握的方式，來了解這一治療的原則。

根據傳統醫師的智慧，正確處理初期熱症的方法，是要先「催熟」發燒；這使身體活化它的生熱防疫法而催熟了發燒。接著發燒會被「固化」，意即毒物被集中在身體某處。最後階段則是「殺掉」發燒，也就是施藥鎮壓、中和毒素。在傳統醫療體系中，所謂治好發燒，根據的是仔細觀察脈搏、舌頭、尿液和症狀的微細變化，並持續修改藥物。這是比較個人化且費時的治療法，現代診所不可能做得到。

「根據以上三階段治病者，堪稱良醫。」尊醫告訴我。

依照這一規則，就能強化免疫系統，促進免疫系統發育，擊敗病原體，使得病原體賴以生長的黏液質土壤恢復健康狀態。結果，孩童時期的發燒得以完成，不再以未完成的過敏症狀、免疫缺陷和長期疲勞等狀態進入成年時期。

未來我們需要更強的免疫力，因為即使是最健康的環境，這世界對我們的身體也有很高的要求。何況現今面臨末法時代，這些挑戰更會有增無減。

辛格醫師為他的細菌論述下結論時，問道：「你讀過蕭伯納[5]寫的〈醫師的窘境〉（A Doctor at Large）嗎？文中某處指出，有一天，我們會有一種可治百病的藥，而且我們也不會生病。可是，這一天並沒有來臨。我們有所有的抗生素，但細菌繁衍得更快，我們還是會患病。我們終究要照顧到細菌這個領域。在這脈絡下，我們可以看到阿育吠陀的力量。無論利用多少抗生素，我們都不能把身體裡的細菌趕盡殺絕。它們與我們一同生活，我們最好學習與它們和平共處。我的看法是：讓我們過共棲的生活，而不是抗菌的生活。」

真正的健康之道

我每次在加德滿都的逗留，都是個嚴峻的考驗；從生病到康復的旅程，是我花時間和博學、了不起的老師們相處所付出的代價。當我躺著發高燒，因胸膜炎的氣喘和痛苦的肺部感染而不得安眠，或者忍受另一陣痛苦的腹瀉時，一切似乎非常諷刺：我學習阿育吠陀，卻又染上可怕的疾病。

然而，我生病不是因為阿育吠陀的任何缺點，我復元也不是因為現代醫藥的力量。我生

5 譯注：George Bernard Shaw，愛爾蘭劇作家兼評論家。

病的原因跟這谷地中的每個人一樣：水被病毒、細菌和寄生蟲病原體等污染，空氣裡瀰漫著毒塵，街道上布滿毫無遮掩的穢物，以及由交通工具、燃燒垃圾的火和沒有法紀的企業所排放的有毒煙氣。我的免疫力在尼泊爾食物不夠營養的情形下變弱了，我的體液因為許多污染物、營養不足和氣候變化而失去平衡，成為利於感染的沃土。

影響人類的無數疾病，都源於少數幾個根本原因：營養不良、免疫力差、生化毒素（biotoxicity）和微生物感染。這些致病的根本原因，主要是生態和社會環境變差所致，而這些情況，又是因為源於人類心靈而導致的行為所造成的。如同大多數亞洲地區和印度次大陸，在尼泊爾，個人和集體健康都受到兩種擴散的危機所威脅：過時的家長制生殖習俗，造成人口過剩；森林砍伐，破壞了生態系統和生物多樣性。由於這些干擾因素，導致了土壤腐蝕、沙漠化、旱災、水災，以及大量移民湧向過度擁擠的城市；而這些情況，又形成貧窮、污染、犯罪、墮落、家庭破碎、傳染病盛行，以及掙扎著求生存。根據阿育吠陀和西藏醫藥哲學，這些苦難的根本原因就是無知：心靈的混亂和無明短視的自我中心，阻止我們有效地利用內在智慧，來幫助自己解除痛苦。

我不斷地聽老師們說到，預防疾病是醫學的主要目標。我的老師教導病患，以「正業」這種促進健康的養生法來避免疾病，進而以一次改變一個人的方式來改變社會。古代聖人會稱讚這樣的老師是無上的治療者。中國醫藥認為，人生病了才想到健康，就好像等到房子著火才挖井取水。在理想的情況下，我們該努力增強因體液健全與平衡而產生的天然抵抗力。

然而，當身體因營養失調而衰弱時，當每次呼吸和每一餐都可能是排泄物和化學污染的來源時，沒有人能無限期地不生病。預防醫學的成功，得依賴集體智慧巧妙地對付導致疾病的環境因素，因為我們的生活是共棲的，跟整個生物圈的健康都有關係。

「外在世界有土地、水、陽光、風和天空，」嘉醫師曾經指出人體和環境互相依賴的關係，「這些外在元素也存在於我們體內：我們的體溫，譬如胃中的火、血的溫暖、肝臟代謝和眼睛的光芒，都是陽光的形式。身體的孔竅、體腔、器官的空間和不同管道，則是各種天空。我們的說話和呼吸、行動、小腸的聲音等，都是空氣元素的活動。我們的體重、骨骼和其他固體形式，都是土的元素。痰、血、淋巴液和其他身體的液體，則是水的元素。我們先研究外在世界，並由此來了解內在的身體。」

這類想法發展出來的人類與地球生態系統的關係，是一種當下、深廣和息息相關的感激之情。思考五大元素在人體和周遭世界的循環，就能學著感知這些組成內在生理結構的元素，也能透見內在與外在環境的不可分割性。正見存在是由五大元素和合而成，因此是無常的理悟，可以減少自我的妄念，激起「無有的智慧」，從而幫助我們感受到自己是眾生的一部分，而且完全是虛妄的。這種生理上的精神了悟，和它所喚醒的生命悅性，可以消除無明的貪欲和暴力，以及無明對地球造成的破壞。

古代醫藥傳統包含大量的治病方法、如何根絕病因的實際知識，以及指導人們恢復健康環境的複雜哲學。或許，阿育吠陀對世間最珍貴的貢獻，乃是它對健康的定義：體液、組織、轉化和排泄物之間的平衡；心、感官和靈魂的快樂。真正的健康之根源，在於和大自然力量的和諧相處，這也是精神文明成熟的結果。這種長期生態平衡、以全球環境為本的健康，唯有以悅性覺醒來創建一個充滿愛、尊敬和培育人類、植物與動物生命的社會，才能達成。這是善現的醫藥上師王國，是一幕繁茂的天然財富美景，唯有為一切眾生利益而行慈悲法的文明，才能獲此贈禮。

如同一面佛性的鏡子，善現映現的是人類創造繁榮、啟迪文化的能力。結合普遍真理、生態和醫藥，藥師佛圖示象徵的曼荼羅蘊藏著不同層次的教導，可以幫助我們成為稱職且溫柔的大地治療寶藏的保護者。凝視著閃亮的善現寶圖，我們就能望見過去文明的植物財富，一個生態重建的新紀元的開始，以及完成重建的方法。善現是我們期待的美麗、健康和幸福，那時，人心已經確定在造物模式中的真正位置，我們的生活也能再度追隨與自然和平共處的古老節奏。

現在，有太多人意識到了這無謂的渴望：貧瘠的農田勉強長出即將消失的農作物，為了生活和燃料而破壞當地最後的森林，在過度擁擠的城市裡掙扎求生。我們正失去祖先長久熟悉的古老植物世界，但是，那座森林花園依然留在我們的細胞和心靈，等待重回人間。儘管許多人開始感受到疾病、飢餓和沒有衣物蔽體等情形，但人類意識的精髓永遠都是神聖的；醫藥上師住在人人心中，那聖境曼荼羅既充滿治療的食物、水和藥物，也匯聚在每顆心靈裡。

藥師佛的慈悲從天界降生人間，獻給我們一支天國的訶梨勒；祂的琉璃指上結著寂靜法印，點醒人們拯救生態的方法：樹木。假如我們留心神人的指導，有一天終將發現自己安居在善現國度壯麗的醫藥森林中。

妙見世界長滿了各式樹木。檀木和樟腦讓空氣充滿提振精神的香氣，沉香提供珍貴的烏德油；胡椒樹柳枝般的枝幹結著辛辣的胡椒子，桂樹散發出刺鼻的香甜氣油；而高大的印度楝樹的樹葉和樹皮，則能提供味苦的抗生素。各種訶梨勒繁茂地生長，包括印度酸醋栗（sour amla）這種抗衰老的專家。石榴和其他水果充滿飽滿的汁液、精油和藥用種籽；桂樹角豆般的豆莢在微風中擺盪；松樹、柏樹和杜松釋出香氣，杜鵑花則以淡色花朵描繪出印象派的景象。

這些奇樹曾使大地增色不少，讓大地出現了人類。即使我們破壞它們，它們也繼續默默地供養我們。樹木餵養我們，治療我們，保護我們，賜給我們豐富的資源。它們既帶來雨水，也防止雨水帶來災難。它們抓著土壤，讓土壤再度肥沃，淨化我們流溢到土地上的毒素；它給我們氧氣，淨潔天空。因為樹木，眾生才能飲用淨水和呼吸。破壞樹木，則泉不流，井乾涸，草木枯萎，動物消失，暴風雨增強，沙漠也開始來臨。假如想為後代子孫留下家園，每個國家就該再度栽種樹木，關心自己的林木遺產，在城內和周邊重新栽種森林，這將充實和支撐我們的文明，也能完成藥師佛的悲願。

如此一來，藥師佛將再度伸出半透明的琉璃手；茂盛、結實纍纍的訶梨勒，代表著重建環境的所有植物物種。

植物化毒的生理功能，可淨化地球的五大元素。許多樹木、灌木、草和草本植物，能有效去除我們草率傾倒於世界各地的毒物。有些特定物種如高山生長的遏藍菜（pennycress）和曼陀羅（datura），可以把高度累積毒素的金屬和化學製品，轉化為比較不具危險性的形式，或是濃縮它們以便未來再加工。白楊（poplar）可用於淨化乾洗用化學藥品和石油產品破壞的土壤。而種植向日葵可以吸收鍶（strontium）和銫（cesium），這是一種業經證明可以中和車諾比爾（Chernobyl）核電廠周圍輻射的方法。水風信子（water hyacinth）則可處理污水。當現代世界的化學、金屬和輻射廢物增加，致病的影響也隨之增加時，植物矯正學（phytoremediaton）會成為人類最主要的生計之一。把具專門療效的作物種植在軍事基地、核電廠四周、化學溢出物的土地上，我們就能更進一步走向善現的淨土。

照顧植物的同時，我們也會被植物照顧。當疾病、飢餓和混亂不斷蜂擁而至，文明和植物王國的重建將會越來越迫切，而善現就會從這片沃土中生出。當眾人意識到得依賴植物王國獲取食物、藥物、衣著和蔽蔭時，或許能促使社會拋棄一些過時、危險和浪費的習慣，開啟一個以植物當家的新紀元。在城市花園、農業森林和生態村落中，一度遠離大自然節奏的家庭，可以再度呼應植物發芽和結果的不斷輪轉，逐漸重歸和諧的生命之流。當那個時代來臨時，我們將了解藥師佛曼荼羅的另一層意義：以清淨（sattvic）之心種植的人，收割的也是清淨的食物和藥物。當社區森林和花園城市在每個大陸繁衍時，所有的國家或許會開始轉變成善現世界的淨土，那是神聖的看守者在覺悟的珍寶之宮平靜工作之所。假如我們巧妙地播下生態慈悲的種籽，我們的收成將是許多祝福，也能延長我們的壽命。

其實，我們手中也握有可以除病的醫藥枝椏，一如藥師佛散發的光芒。一位澳洲的蒸餾業者，準備以蒸汽萃取芳香的桉樹，供應一種具有強化呼吸道功能的甜樟腦精油給擴大中的世界市場。一位印度農夫致力採收印度苦楝，因為其中含有殺蟲、抗菌和殺精子的物質。看守珍貴檀木樹林的人採集最優質的心材，以滿足最具鑑賞眼光的香水商人的需求。尼泊爾村民採收印度酸醋栗——天然維他命C濃度最高的水果，藉由和森林分享抗衰老的藥物，為社群賺取收入。如同這些例子，無數來自森林和善現花園的贈禮，都是健全社會的根本。

要治療人類古老的創傷，復興佛教文化，取決於生態的復甦。環境復甦是大家有志一同的目標，不同種族、族群、經濟和宗教背景的家庭，必須聯合起來共同面對生物圈崩潰的威脅。遵照藥師佛無言的悲願來種植樹木、潔淨天空和海洋，以清淨心從事全球保育，我們就能忘記那長久以來分裂的衝突。社區和國家聯手關心植物、動物和未來的世代，就能中止那段強加痛苦於他人的漫長歷史，喚起真正的精神覺醒。假如能創造一個花園世界，我們就能獲得那天國中全面照護的金色訶梨勒。善現的種籽正從荒蕪的土壤、髒亂的城市和末法時代的嚴峻貧窮中發芽成長，而希望的嫩葉，也將迎向展開全新一天的朝陽。

跋

西藏神祕醫藥和瑜珈術認為，人死後外在氣息停止，黑脈與白脈會繼續流動。白脈的活動從腦部開始漸漸消滅，往下在心臟終止。黑脈的活動從腹部開始向上減弱。兩者在心臟會合，意識便離開身體。

——培傑醫師教授的奇妙經絡，出自《後密續本》（*The Later Tantra*）

尊醫即將往生。「老師得了胃癌，已經病入膏肓。」博達那的朋友高帕從加德滿都打電話來。他說：「快，他活不久了。」他每隔數天就到廟裡替老醫師看診。「他食不下咽，話也不多。他只說會試著等你。」

我數天後抵達加德滿都。庭院中有幾個小喇嘛在打雜。尊醫的學生阿旺．索巴跟我打招呼：「他在樓上。」

「情形如何？」我爬上階梯時問道。

喇嘛輕聲回答：「走了，今天早上。」

我站在階梯上，讓這則消息進入我的意識，也等待自己的一些反應。空寂中充滿庭院的聲響，我們默默相覷時猶然滿腹狐疑，不知道接下來該怎麼做。悲傷，但不意外；失去，但完全是意料中事。樓上窗戶裡傳來喇嘛的誦經聲。

「去跟他的兄弟說說話，他能幫你。」阿旺說。

我們靜靜步向羅索．桑丹（Lobsang Samten）的房間。老喇嘛抓著我的手，他的前額抵著我的前額，哭了起來。我們同聲哭泣，四周是一屋子年長的西藏親戚。

「他大約十五天前停止進食，得用靜脈注射補充營養，」羅桑說，「今天凌晨三點左右，他的循環開始變慢，一小時內就往生了。臨終前他的臉色晦暗，但現在又恢復了光澤。他的下半身已經僵硬，但上半身的心臟周邊還是暖的。我們覺得，這些徵兆表示他在做最後的禪定。」羅桑和我四目交投，眼底盡是悲傷和對兄弟的愛重。「他臨終前提起你，還叫高帕請你快來。」他低頭再度飲泣。

尊醫裹著毯子坐在臥榻上，身上蓋著絲巾，頭上戴著一頂尖頭的黃色噶魯巴帽（Gelugpa）。他看來很小，臉上堅毅的表情栩栩如生，彷彿進入死亡時是所有心念都對治一切皆空的現象，而徹見究竟的涅槃。我記得羅桑曾說過，尊醫來世還會繼續修行。這位老醫師的形象依然鮮明。我眼看一個人枯死如此，卻又能感知他生命的活力，真是令人既驚奇又迷惑。我跪拜在老師的屍首旁，額頭觸地，雙手在頭上合十頂禮。

我留在床邊，謙恭地跪在這位優秀的老師前面。他的一生很有意義，他的付出和成就、工作和體悟、痛苦和靈感，是一座高高屹屹的成果之山。我想到他的精神修持和純淨的道德操守，如何幫助他以慈悲的高貴心態，容忍那些不人道的痛苦；想到他如何治療那如許多的人；想到謝爾卡靈寺如何由於他的毅力和誠心奉佛，而從文化浩劫的灰燼中再度矗立於世。我覺得自己渺小淺薄，充滿世俗的塵染，自命不凡又自我愛重。

在死亡面前是沒有退路的，靈明覺知就安居在屍首的內心，在四周誦經的喇嘛內心，或者出自我的內心。那唯一的道已經投降了。我感謝尊醫傳授給我的一切，感謝他傳授給這麼多人的一切，也感謝他為身旁無數人所做的佛法事業。我慢慢站起來，踱向角落的一個座位靜靜坐下。喇嘛長葛隆們（Gelungs）繼續以低沉的嗓音誦經，我的身體不再動搖，沉浸在一片深沉的寧靜和溫暖中。

我第二天又來致敬，也向羅桑打聽葬禮的事。洪亮的誦經聲在寺院的門廊迴旋。年老的葛隆們繼續在尊醫的房裡誦經，祈求他下一世證得解脫。我悄悄進來坐在已故的醫師附近。他的右鼻孔淌著一滴血，這表示他的意識正離開他的身體。

我的人坐著傾聽那慰人心弦的洪亮聲音，但我的心卻專注地尋索尊醫的存在。他此刻離我很遠，深深沉入未知之境，回歸生命的本源。即使他人死了，但他的教誨永遠長在。

我留在尊醫的寺院過夜，明天好參加他的火葬。他躺在我的隔壁房安息，他的心已超越日夜，飄盪在儀式鈴聲和節奏起伏的誦經聲波中。僧眾不斷誦經，祈求佛陀慈悲的庇護。全寺上下所有跟隨老醫師修行的成員，日夜不停地忙著為他準備一場最後法會的必需品。這是他一生辛勞的結果：無論遠近或老少的社群成員，都來瞻仰他俗世的和修持上的成就。我躺在厚重的西藏毯子下，聽著誦經聲入眠。我們預計清晨五點出發，在破曉前抵達火葬場。

突然，我驚醒了。我望向窗外，旭日已經東升，指針指著七點。怎麼會這樣？我睡過頭了嗎？錯過跟尊醫訣別的時刻嗎？喇嘛忘了叫我，讓我一直睡嗎？我滿腹狐疑地坐在床上，這才從夢境中慢慢醒了過來。再度睜開雙眼，鬧鐘上的螢光指針指著四點半，外面一片漆黑。起床的鑼聲不久就響起，葛隆們繼續誦經，僧眾在階梯跑上跑下，還有一個年輕女尼送來茶和早點。

尊醫於五點被抬出房間，那裡是他過去五年來配藥、開示和修法的地方。他的身體裹著橙色僧袍，臉上蓋著黃絲巾，頭上放著一頂描繪諸佛菩薩的帽子。眾僧讓他筆直地躺在裹上絲布的盒子中，再為他披上錦繡罩子。最後的遊行開始了，隊伍中有海螺喇叭、敲打的鐃鈸、打擊的鼓和揮動的香。我們步下階梯，進入庭院冷冽的黑暗中，尊醫被抬上小卡車。大家擠上貨車和卡車後，車子就駛過加德滿都冬日黎明的無人街道。

「這裡叫拉馬丹（Ramadan），」羅桑．錫度在抵達目的地時說，「藏人把這裡當成聖地，因為這裡是毘濕奴馬提河（Vishnumati）和巴格馬提河的交會處。尼泊爾人比較喜歡去帕蘇帕提（Pashupati），不過，那裡有時會有下等人來舉行葬禮。」

僧眾忙著擺放柴堆，捲開儀式用的地毯，然後把尊醫抬出卡車。我們只能站在旁邊看。一切就緒後，東方的天空已露出魚肚白，舊曆年最後一次上弦月也高掛天上發光。最後，把尊醫放上柴堆的時辰已到。僧眾除下他身上的衣物，將他半裸地抬到長形的金字塔上，放入其中，再蓋上僧袍和帽子。接著，僧眾面河坐在庭院上，開始誦經。

阿旺．培傑醫師在二月七日旭日東升時火化。一個小和尚從葛隆們手上接過火把，點燃柴堆。一團煙竄入藍綠色的天空，把老醫師的靈魂送入最終安歇的空間。火焰升起時，一隻老鷹緩緩飛過河邊階梯，低空盤旋著，然後停在附近的電線上。渡鴉鳴叫著，成群白鳥盤旋復又停下，一群水牛百無聊賴地坐著，參觀當地寺廟的旅人來了又去。

我看著尊醫的身體進行最後的變化。他在慢慢融化，化現成明亮火熱的巨濤。他的生命在我們眼前升起，如同一幕海市蜃樓，映現出一些關於他的經驗的記憶。他的言語和教誨的回聲響徹雲霄，然後，火中傳來一個業已消失的藏人的聲音，以及儀式的音樂和誦經聲。當他的意識回歸寂滅時，階梯上猶然發出熾熱的火花。

和尚們偶爾在火焰中倒入精煉奶油、乳香和香柏，並且翻一翻炭火。餘燼滅後，他們在灰燼中找到醫師頭顱骨的小碎骨——舍利子。一切都結束了。熾熱的太陽掛在加德滿都的天空。僧眾捲起地毯，收起儀式用的工具，吃完寺院預備的食物，再度爬入卡車。眾人離開後，老鷹從棲息的地方飛起，盤旋在清晨的天空，復又消失。

我又飛走了。經過加德滿都上空的薄霧，轉過鄰里和梯田，穿過銀色的白雲和晦暗的山峰，飛過流入臺拉三角洲的泥河。臺拉三角洲正逐漸消失在進入孟加拉的棕色地平線上。

我心裡想著施雷斯薩醫師的去處。她的心沉浸在病患的痛苦裡，那些病患都以她沉著和令人放心的性情為最後依歸。在可怕的中世紀街巷某處，她或許會想起我，想起我們曾討論要為她謀取更好的生活（個人的與職業的）；她可以帶著智慧的財富、慈悲，以及一袋袋治療婦女病的草藥甘露，前來美國建設她的花園和醫院。

辛格醫師呢？或許正帶著不切實的希望和挫折坐在電腦前，想著如何克服尼泊爾醫藥世界中的無知、腐敗和冷漠。我能想像塔庫爾醫師呷著茶與人分享知識和經驗，迪瓦利醫師翻讀索引尋找瀕臨絕種的喜馬拉雅物種，嘉醫師在為病患把脈，阿利爾醫師唱誦節奏優美悅耳的梵文韻歌。而高帕正坐在唵阿育吠陀研究中心的竹林中，顯然正在思考關於阿育吠陀之學的志向，以及如何經由神通、天神的祝福和他那些沒精打采的員工辛勞的工作，來完成他的志向。

飛機下方，平原上迂迴的河流宛如岩壁石畫上的蛇，在午後的陽光下閃爍著眩目的水銀色。我可以自在地離去，可是，有好多事情在離開加德滿都後才能想像得到。我的肺不久就不再有濁氣，每一口呼吸不會再吸入煤煙、有害蒸氣和粉末狀的穢物。我的咳嗽會好轉，肋骨的疼痛會消失，消化系統能恢復正常。狗依然整夜吠著，烏鴉在每天清晨來打招呼，我卻行將離去，帶著我的念頭和記憶獨自留在其他山間。我是自由的：我可以自由地面對挑動心弦的飢餓乞丐和無家可歸的孩童；自由地和密友討論他們渴望到美國工作、不計較微薄工資、只想攢點小錢回家的事；自由地面對招引我注意的店員、嘟嘟車中一雙雙要去惡劣環境工作的疲憊眼睛；自在地蹲在惡臭的廁所裡；自在地面對窗戶下方躥上來的燃燒垃圾的煙火。

平原消失在層層霧靄和柱狀的雷雨雲下方。我的心奇怪地感到不滿足。我記得謝爾卡靈寺仁慈的僧人在我脖子圍上絲巾的感覺。我記得那些想要拯救尼泊爾草藥的菸草商會議裡熱情的招呼和道別。當施雷斯薩醫師告訴我眼前的艱難時，我看見她眼中的哀傷，也聽到她家人好客的親切話語。我想像拉曼坐在太陽下研磨黑石缽裡的硃砂。我記得希瓦普利山中森林的流水。印度洋出現在雲霧消散的空隙裡，氣流在熱帶溫度下變成了紅銅色；之後的一切都是灰的、懸著的、靜止的。我突然想到，自己究竟多久後才會回來這裡。

火是生命的必要元素之一。火爐中燒的是岩石玫瑰（cliffrose），它的形狀和硬度跟石南木（manzanita）相差無幾，它燃燒出來的高溫非常適合燒飯。我的手臂、肩上與背袋上都是樹枝，我揹著它們穿越摩哈維沙漠曲折的灌木林，攀上這個洞穴。人只有在把燃料搬上陡坡時，才會對火的珍貴有一番全新的敬重感。我揮汗如雨地走在山徑上，才想起尼泊爾村民的日常所需，只有辛苦地背負著走上一大段路才能得到。

此刻白天已過，斑鳩不叫，土狼已出來活動了。我坐在宮殿般舒適的陋室，四周是在跳躍火光中露出雅致輪廓的大花崗石、流動的微風和淡藍色的月光。石頭表面如此緩慢地因風化而脫落；大約每一世紀才有一片小石皮散落地面。石頭的花紋和肌理，彷彿是原始時代的藝術品。煙霧逐漸飄入主臥室，再從南方的入口飄出去，反倒沒被嚴寒的氣流推出北方的門戶。四下一片闃靜，我聽得見沉睡野花上、閃耀星光的露珠。

移開放置炊具的平石，我預備著祈禱用的火。我把杆子擺放出舉辦儀式的樣子：每邊各有兩支，四支組成一個V形。這是男女相愛的象徵，兩者的結合就形成明亮炭塊的產物。我規律地慢慢把炭朝外推，組成一個半月形，讓它們的光輝化入夜晚的冷冽中。炭火燒久後就變成灰白色，並把最後的熱獻給土、水和天空。

古老的力量（Ancient Power）是阿利爾醫師所謂的天神，祂以火來呈現自己。從太陽的高熱行經星際間數百萬英里的虛空，流過天空潮濕的裹覆，來寵愛地球上各地的植物葉片。植物的回應是將光線的盛宴，轉化成糖、蛋白質、纖維、油、生物鹼、食物和藥物。這一美好的燃燒祝福發源於石子祭壇，已經流傳久遠。火在何時出現？又出現於何地呢？它來自無窮的時空，甚至以前從未存在過。

觀火是一種道的學習。火是個有主見的長者，它跟自身居住的樹林自有交情，有它自己跟風的交談，也有自己的意識。它跟我們的身、心和靈的關係，是我們從來不曾想過的。香濃甜美的植物祭品冒出縷縷輕煙，帶走我們的祈禱，打開界與界的門戶，好讓那些照看我們的力量能聽見、看見、感覺到它們。我們的意念在心與心間進行微妙的交談，並追隨著香氣而去。

火焰呈銅黃色，木頭冒出縷縷舞動的神祕藍煙。這些堅硬、乾燥、線條雅致的枝條燒出的餘燼，飄出從淡金黃色、亮橙色到深紅寶石色的光譜，然後又在一呼一吸間回復原狀。「火是上師，」高帕曾經說過，「它是濕婆的口；火焰則是濕婆的舌頭。」它透過心本自具有的直覺和觀想功能跟我們溝通。我撥撥柴火，注意力集中在祭壇上光的變化，等待它開口說話。

我想起老師們慷慨地把知識和智慧傳授給我，我該如何回報他們的仁慈呢？假如我有大黑天令一切順遂如願的力量，或是汞賜予那些擁有精神福報的人，我將以它們來為世間提供清淨之藥。我將賜予自由的禮物給我的良師益友，讓他們實現自己的夢想。

政府已授命辛格醫師負責提升和發展阿育吠陀之學，讓它成為官方認可的保健制度。草藥花園是一間使用天然藥物的小醫院，也是鄉村健康營隊慷慨的贊助者；許多國家的熱情民眾，也會因施雷斯薩醫師和漫長假期而光顧這裡。高帕將振奮地尋找一間煉金的實驗室、最純的汞，以及等待揭開調製哲學家之石的祕密的上師。羅桑．錫度將不斷製出質地最好的西藏藥物，以繼續培傑醫師服務窮苦大眾的志業。無數資源將如陣雨般落下，贊助迪瓦利醫師的計畫以挽救他喜愛的植物。嘉醫師將接獲許多來自病患的感恩，以及因阿育吠陀學而成功誕生的男子和消化系統轉為健康之人的祝福。塔庫爾醫師將有許多機會提升國家偉大的醫藥傳承。阿利爾醫師會有健康的身體，有更多年歲和他人分享珍貴的藥物。我希望卡瑪拉和賈格第斯能到西方開始新生活。至於尊醫，他現在已經超脫世俗，我只希望他知道我對他至深至切的感激。

但我沒有這種神通，也沒有能完成其中任何一樁心願的財富。我詢問火，我該如何行佛道呢？為何我對世間漠不關心卻又被它的苦難感動？我有利他的想法，但這想法卻也令我受挫，我該如何是好？

我沒有可以獻出的東西，只有一袋山間拾來的香松木，還有一份感激之情。我將它們獻給濕婆在壁爐中舞動的舌頭，以紀念那些把知識之海中珍貴的點點滴滴教授給我的人。我掌中托著松葉的粉末，心裡毫無雜念，請求世間之光賜福給我的老師，無論他們身在何處，此世或在彼岸。我的手指劃過熔化的風景，點點樹脂粉末從指縫間落下，被我的意念化成翻騰的祭品之雲。當煙霧散去時，我在火中看見眾生的心、讓生命成長的太陽和星系充滿生氣的創造力這三者的相互關聯。

我撥一撥餘燼，觀看微風吹拂它們。我想起自己研製、品嚐和採集的野生食物與草藥，也想起它們在人類歷史的每個文化中，如何滋養與治療無數個世代。我手中握著神聖的常綠松木，我的心則和眼前溫暖的火焰進行交流。

火和我的內在圖像說話，告訴我陽光如何喚醒冬眠的植物，喚醒它們潛藏的生命力，激起它們想要伸展、抽芽、生根、成長、擴張、飲水和呼吸的內在欲望，並且在形成營養種籽的繁殖行動中耗盡生命。它告訴我冬天回來時，一切動植物如何向內進入地底生活，如何保護和儲存珍貴的液體和體熱，如何在地底下夢想著春天到來。現在我知道，在火中放入祭品，是直接獻祭給可以喚醒生命的力量。松木像雪片般落入餘燼，一瞬間燃放出一種柔和的暗藍綠色光芒。它煙霧般的手指飄入空中，透露出意念如何經由火的轉化能力飄向四方。

火熄了，洞穴霎時落入一片黑暗中，而四周的闃靜也透入我心深處。餘燼猶自發著熱，它們的熱情溫柔卻也刺骨。我將最後的祭品丟入紅色炭火中，發現祈請是超越概念、語言和理解的。

我沉睡在大地的子宮內，太陽爐床發出點滴的芳香光線溫暖著我。風把我藏在腹肚中帶著我走過夜晚。在金星升起時，我平安地被送達黎明伸出的臂膀中。

致謝

本書的出版是眾多機緣、多人辛勞的真誠奉獻、朋友和家人寬宏仁慈的結果。

若非亡母艾琳・華特森（Arlene Watson）留下的許多資料，我不會長期專注於此。

若非父親詹姆斯・克羅醫師（Dr. James Crow）努力和傑出的編輯技巧，我勢必還在猶豫本計畫能否圓滿完成。他參與每階段的工作，從到喜馬拉雅山的徒步之旅，到最後的校訂工作。這是我這一生最快樂的事之一，其價等同於一本書本身。

傑克・佛隆（Jack Forem）和夫人羅貝塔（Roberta）真誠深摯的情誼，把本書從黑暗帶向光明；本書所以能成形，多半受到他的承諾、耐性、交際手法和寫作技巧的影響。

我最感激書中提到的醫師和學者，有西藏的、阿育吠陀的和中國的，還有其他有所貢獻卻沒被記下的人：阿旺培傑醫師（Dr. Ngawang Chopel）、羅桑・錫度醫師（Dr. Lobsang Dhonyo）、阿旺・嘉參醫師（Dr. Ngawang Gyaltsen）、阿旺・索巴醫師（Dr. Ngawang

Soepa）、畢奴巴拉沙・阿利爾醫師（Dr. Bishnuprasad Aryal）、卡瑪德嘉醫師（Dr. Kamadev Jha）、洛克德拉・辛格醫師（Dr. Lokedra Singh）、納倫德拉・迪瓦利醫師（Dr. Narendra Tiwari）、薩莉塔・施雷斯薩醫師（Dr. Sarita Shrestha）、瑪哈塔吉醫師（Dr. R. D. Mahatyagi）、烏仁達・塔庫爾醫師（Dr. Uprenda Thakur）、藍・布里卡亞・沙胡醫師（Dr. Ram Brikhya Sahu）、西迪・高伯醫師（Dr Siddhi Gopal）、里西藍醫師（Dr. Rishi Ram）、伊斯烏・烏巴達雅醫師（Dr. Ishwor Upadhaya）、余孟生醫師（Dr. Man Sang Yu）、基藍・杉卡（Kiran Sankar）、卡比拉吉・哥達那（Kabiraj Kedarnath）、高伯・比米（Gopal Premi）和拉曼・班達利（Raman Bandari）。

我旅居尼泊爾時承蒙多人的熱心幫忙，有高帕・烏比迪（Gopal Upreti）和唵阿育吠陀研究中心（Om Ayurvedic Research Center）的職員；哥達・烏比迪（Kedar Upreti）和喜馬拉雅山草藥私人有限公司（Himalayan Herbs, Pvt. Lmt.）的職員；索南・托布雅（Sonam Topgyal）、嘉姆索（Jamtso）、吉哥梅（Jigme）、伊芙・米察爾（Yves Michaud）；茵迪拉・塔巴（Indira Thapa）和博達那謝爾卡靈寺（Shelkar Ling）的僧眾。

至於對我的代理人琳恩・富蘭克林（Lynn Franklin）和她的職員，我要致上至深的謝意，還有那些讓本書開花結果的人：彼得・溫伯格（Peter Weinberg，他是本書原稿的「教父」）、菲立普・郭德堡（Philip Goldberg，感謝他開始時的指導和鼓勵）、杰瑞米・塔赤（Jeremy Tarcher，感謝他看出本故事的潛能）；溫蒂・胡貝特（Wendy Hubbert，感謝她精巧的顯影技術和敏銳的編輯眼光）；以及在每階段給予協助的所有塔赤（Tarcher）／普特南（Putnam）的員工。

有幾個人讓我在漫長旅途中有歸家之感，這幾個人物值得一提：感謝住在夏威夷火山區哈利·卡拉尼（Hale Kalani）的戴安娜·威爾（Diane Ware）；感謝馬克（Mark）、卡瑟琳（Kathleen）和伊安·贊貝斯（Ian Chambers）借出他們空置的神聖洞穴；感謝大衛·霍華德（David Howard）和凱·布朗費德（Kay Brownfield）同意讓我使用大南方岬（Big Sur）的成長棧（Growing Edge）和峽嶼船塢（Channel Islands Marina）的帆船；感謝麗莎·麥肯尼（Lissa McConnell）和約翰·坎伯（John Campbell）在坎貝利亞（Cambria）的小屋；感謝瑜珈修士阿倫·德瓦（Arun Deva）在好萊塢的隱居之處；以及比爾（Bill）和艾倫·華特（Ellen Walter）舒適的長沙發和他們的慰問。

書中的藥師佛是拉雷根（Ray Regan）的傑作；薩莉塔·施雷斯薩醫師的照片是家父提供的；禁食佛（fasting Buddha）的照片是大衛·霍華德（David Howard）提供。還有尼吉山（Nickki Hill）提供的創意；戴安娜·里妮（Dianne Rini）和沙拉瓦地·布爾曼醫師（Dr. Sarasvati Buhrman）在編輯上的協助，還協助施雷斯薩醫師到西方來。

內人珍特利·高格（Gentry Gorg）不懈的祈請和無條件的愛是本書的滋養，使它能順利完成。

國家圖書館出版品預行編目（CIP）資料

尋找藥師佛：尼泊爾的山居歲月／大衛・克羅（David Crow, L. Ac.）著；余慧敏譯. -- 四版. -- 臺北市：馬可孛羅文化出版：英屬蓋曼群島商家庭傳媒股份有限公司城邦分公司發行，2022.01
面；　公分. --（當代名家旅行文學：MM1150）
譯自：In search of the medicine Buddha: a Himalayan journey
ISBN 978-986-0767-58-2（平裝）
1. 藏醫
413.0926　　110020769

【當代名家旅行文學】MM1150

尋找藥師佛：尼泊爾的山居歲月
In Search of the Medicine Buddha: A Himalayan Journey

作　　者❖大衛・克羅（David Crow, L. Ac.）
譯　　者❖余慧敏
封面設計❖陳文德
內頁排版❖張彩梅
總 策 畫❖詹宏志
總 編 輯❖郭寶秀
編輯協力❖劉玲君
行銷業務❖許芷瑀

發 行 人❖涂玉雲
出　　版❖馬可孛羅文化
10483台北市中山區民生東路二段141號5樓
電話：(886)2-25007696
發　　行❖英屬蓋曼群島商家庭傳媒股份有限公司城邦分公司
10483台北市中山區民生東路二段141號11樓
客服服務專線：(886)2-25007718；25007719
24小時傳真專線：(886)2-25001990；25001991
讀者服務信箱：service@readingclub.com.tw
劃撥帳號：19863813　戶名：書虫股份有限公司
香港發行所❖城邦（香港）出版集團有限公司
香港灣仔駱克道193號東超商業中心1樓
電話：(852) 25086231　傳真：(852) 25789337
馬新發行所❖城邦（馬新）出版集團 Cite (M) Sdn Bhd.
41-3, Jalan Radin Anum, Bandar Baru Sri Petaling,
57000 Kuala Lumpur, Malaysia
電話：(603) 90563833　傳真：(603) 90576622
讀者服務信箱：services@cite.com.my
輸出印刷❖中原造像股份有限公司
四版一刷❖2022年1月
四版二刷❖2023年11月
定　　價❖480元

ISBN：978-986-0767-58-2（平裝）
ISBN：9789860767599（EPUB）

城邦讀書花園
www.cite.com.tw